体の使い方を変えればこんなに疲れない！

岡田慎一郎
Shinichiro Okada

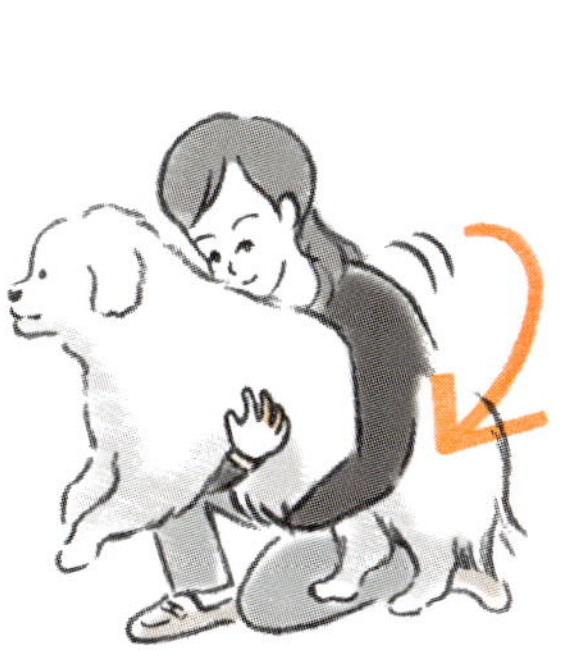

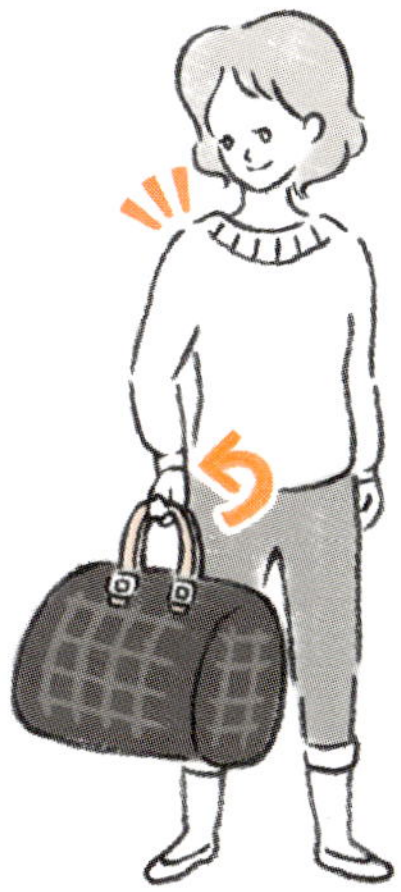

はじめに

通勤時の駅の階段の上り下りがきつくなってきたり、宅配便の荷物が重いものだと運ぶのも一苦労。ましてや、育児や介護などではさらに負担が増加。それほど大変だと思っていなかった、炊事、洗濯、掃除なども体を動かすのがおっくうになってきて、腰痛や肩こりになってしまった。そんな中で一日が終わると、どっと体が疲れてしまう。そこで、一念発起して、毎朝のジョギングを始めたり、スポーツジムに通って筋力トレーニングをして体力をつけようとしたものの長続きしない……。いつの頃から か、そんな悩みをよく聞くようになりました。

しかし、わざわざトレーニングをして体を鍛えなくても、私達の体は、本来、重いものも運べ、家事も長時間行えて、走り込みをしなくても、駅までの道のりや階段の上り下りなどは楽々歩き、走ることは可能なのです。

鍛えなくてもそのようなことが可能な理由、それは体の使い方を合理的に工夫するからです。この本では、筋力に頼らず、体に負担をかけない合理的な動き方を具体的に紹介していきます。そして、実際の生活の中で合理的な動きを応用して活かしていきます。先に挙げた日常生活の様々な場面も、取り組みの中で、「あれ、いつの間にかラクになって、疲れない」と気づく日がきっと来ると思います。

今までの、筋力や持久力をトレーニングして「身に付ける」という発想から、トレーニングはせずとも、今ある体のまま、体が本来持っている力や動きを効率よく「引き出す」ことへの取り組みに導くことがこの本の狙いです。

実は、疲れず、力も出せ、持久力も発揮出来る体を、誰もがすでに持っているのです。長年の固定概念から、そういった身体能力を上手く出せなくなってしまっているだけなのです。本書での取り組みは、そんな皆さんの眠っている体の可能性を目覚めさせるものです。

それでは、早速、体を動かしながら体感してみましょう！

岡田慎一郎

もくじ

1章

疲れない体の使い方

理論・基礎編

合理的な体の使い方ができれば、日常動作はもっとラクに楽しくなります。ポイントは全身の連動性にあり。体に本来備わってる力を引き出すための理論を知り、正しい体の使い方を身につけていきましょう。

1 体の使い方の公式

合理的な体の使い方

体を疲れさせずに動くために必要なのは、合理的な体の使い方を実践することです。合理的な動きができれば、無駄な筋力も使わずにすみます。また、合理的に動くということは体への負担が少なくてすむので、体を痛めずに長時間でもラクに動けるようになります。そして動いている中で、適切な筋力もついてきます。

合理的な動きとは全身をくまなく動かすこと、つまり全身の連動性が高まっているということです。私達は、体を部分的に使って動いてしまいがちで、全身をうまく動かせていない場合が多いのです。その結果、大きな関節に負荷が集中し、腱鞘炎、ひじ痛、ひざ痛、腰痛などを引き起こすことにもなります。

しかし、いきなり全身を連動させるといっても難しいものです。そこで、全身を下半身／上半身／体幹の三分割にし、それぞれの役割を紹介、チェックし、どのように実践に活用されていくかを紹介していきます。

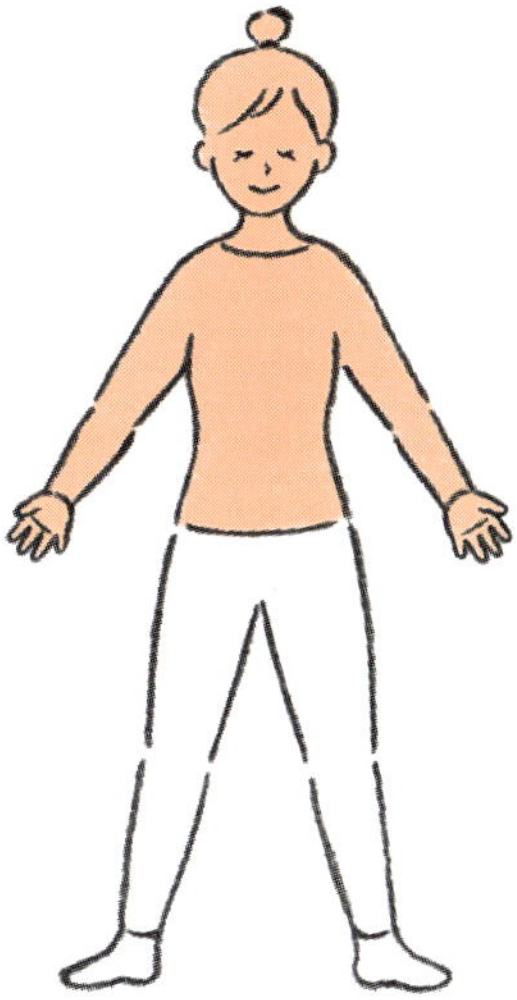

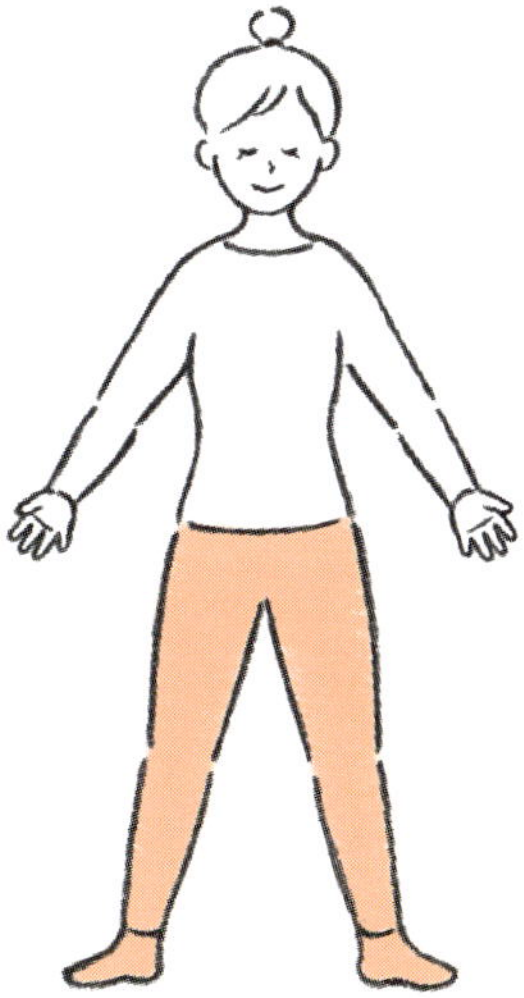

●下半身

下半身は動きの土台となる部分です。土台は安定を保ちながら、動くことができないといけません。「安定」と「動作」、一見矛盾しているように思えるこの2つの事柄を両立させることが、下半身の重要な役割と言えます。

●上半身

上半身は相手や物との接触点です。接触がきちんとできているかどうかで、動きの伝わり方がまるで違ってきます。相手や物ときちんと接触できていると、動きの合理化がはかれます。相手や物との接触の効率を高めることが、上半身を使うときのポイントになります。

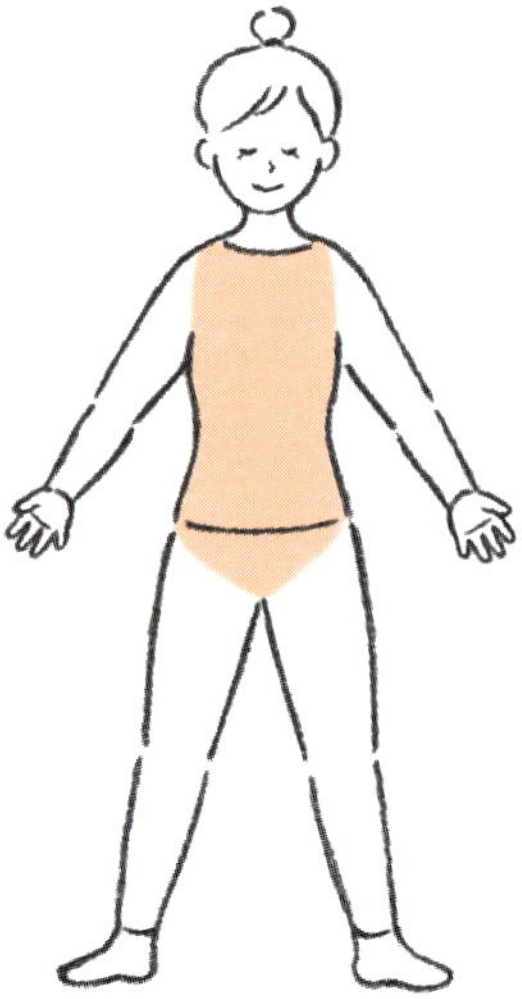

体幹

体幹は下半身と上半身を「つなぐ」要の部分です。体幹は言い換えれば「姿勢のポジショニング」。下半身と上半身をつないで全身の連動性を高める役割を担っています。体幹（姿勢）の状態が崩れることは、上半身と下半身の動きが分断され、全身の連動性が途絶えることです。全身の連動性が途絶えた結果、腰一点に負担が集中し、腰痛を起こしやすくなります。

2 下半身のチェックと改善

動作の土台となる下半身。その下半身の中でも一番大事なのが、股関節です。股関節が動きにくいと、体を部分的にしか動かせません。しかし、股関節が全体的に動かせると、全身が動いてきます。つまり、全身を動かす源が股関節というわけです。それでは、どのぐらい股関節が動かせるのかチェックしてみましょう。

股関節のチェック（＝草取りの動作）

関節を動かせているかどうかのチェックは、昔ながらの「草取り動作」でできます。

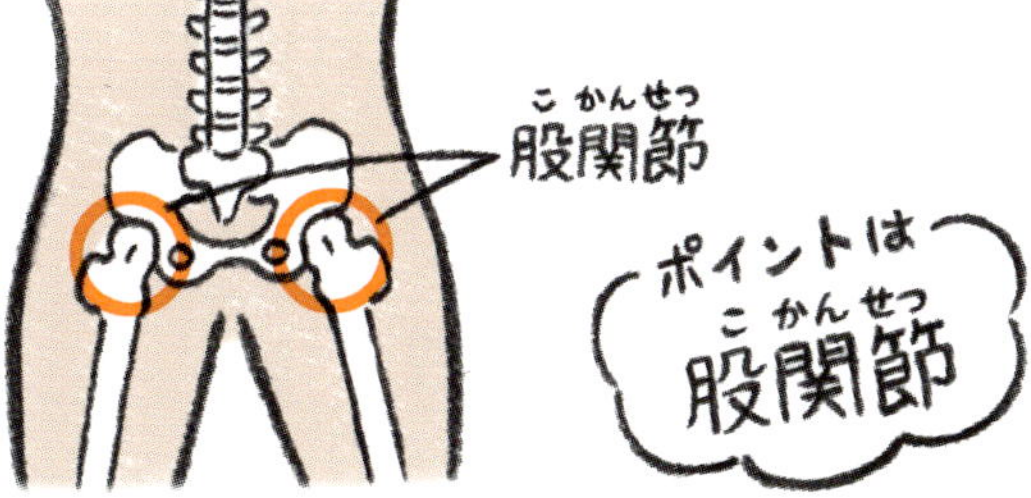

❶しゃがむ。
❷しゃがんだ状態で前に進む。
❸くるりと回転して元の場所に戻る。
❹左右に動く。

この動作がラクにできるようならば、股関節が合理的に動かせている状態です。辛《つら》いならば、股関節があまり動かせていない状態といえます。

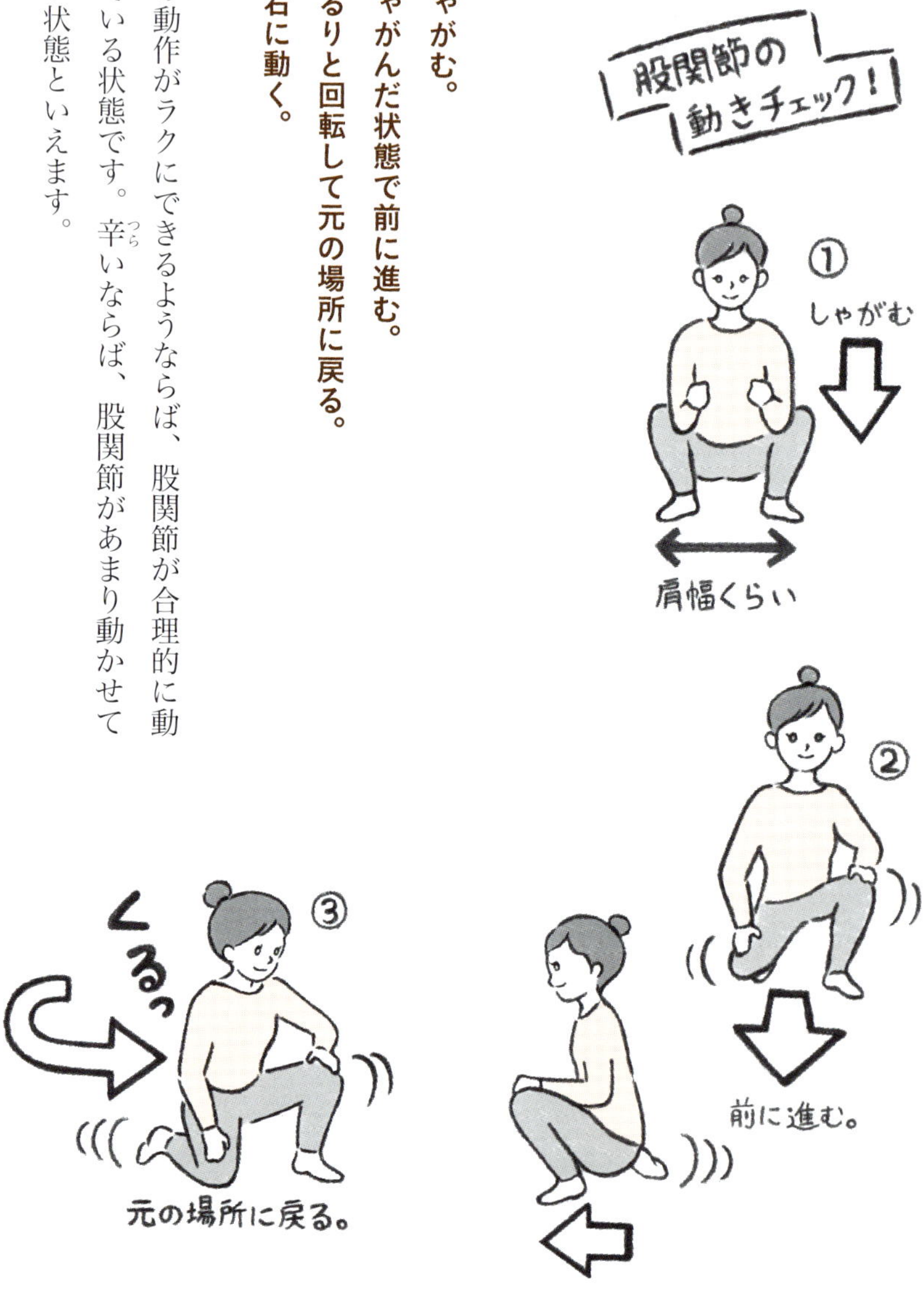

●股関節角度90度でも成りたつ洋式生活

「草取りの動作」が辛い場合、その理由は、私達の生活スタイルにあるかもしれません。今、私達の生活は、ほとんどが洋式です。そしてその中で、もっとも股関節に影響を与えていることが、椅子に座るという生活動作です。椅子に座るとき、股関節は90度曲がれば、ほぼすべての動作が完結します。椅子に座るときも、洋式便座に座るときも、ベッドに寝るときも、生活動作は股関節を90度曲げるだけで完結してしまっているのです。

●股関節の開きが120〜130度は必要な和式生活

それに対して、和式生活では、股関節を90度曲げるだけでは成りたちません。中でも一番困ってしまう動作が排泄動作

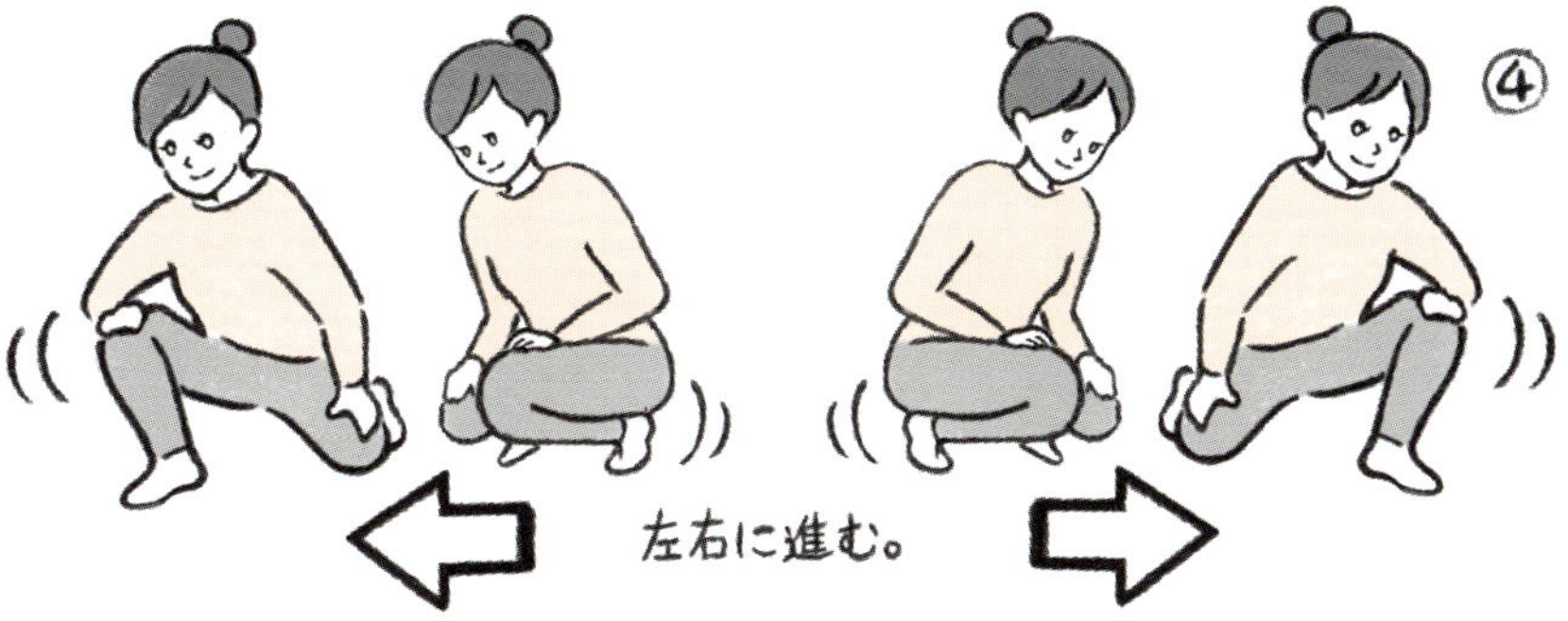

です。洋式便座だったら股関節角度は90度で済みますが、和式便座にしゃがむには股関節の可動域が120〜130度は必要です。和式生活では他にも、座ったり、寝たり、起きたりと、股関節の可動域を、非常に幅広く使っていきます。股関節の可動域が幅広く使えれば、足腰全体の筋肉もきちんと使えてくるので、筋力も引き出せ、負担も軽減し、結果、体を痛めにくい合理的な動きが行えるようになるのです。

和式生活をすれば誰でも良い動作ができるか

では、和式生活をすることが良い動作をするためのポイントかというと、それは正確ではありません。和式生活を行っているのにも関わらず、体を痛め、合理的な動きになってない人も少なくないからです。それらを分ける理由は、「運動センス」の有無です。運動センスが良い人は何をしても、どんな生活をしても合理的な動きを引き出しやすい一方、運動センスに欠ける人は、洋式であろうが、和式であろうが、合理的な動きが引き出しにくいのです。

しかし、運動センスの欠ける人でも、明確なポイントを踏まえれば、センスの良い動きに近づき、身につけることも可能になります。

草取り動作のポイント（＝ひざ中心の動きと股関節中心の動きの違い）

草取りの動きからは、ひざ中心に動いているのか、股関節中心に動いているのか、という差が明確になります。

うまくいかない人の場合、ひざ関節中心に動くという癖が付いていると思われます。

この原因はどこからきているかというと、椅子の立ち座りです。ひざ関節中心に立ったり、座ったりしている、つまり洋式の生活スタイルです。洋式の延長線上で、しゃがみ、動こうとすると、ひざ関節中心に足を振り出し、ぎこちない動作となります。ひざ関節というのは、基本的に曲げたり、伸ばしたりしかできない関節です。ひざばかり使っていると、針金の同じところをずっと曲げ伸ばししているのと同

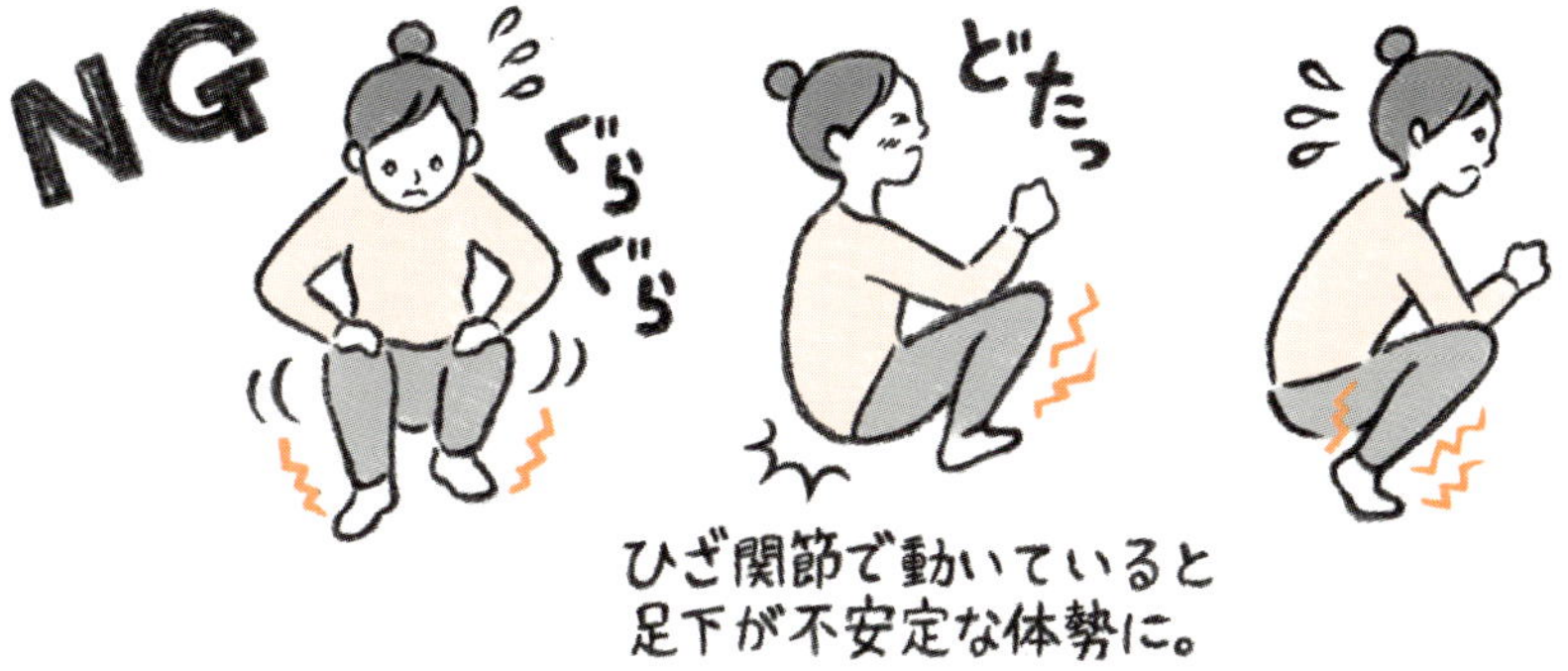
NG
ぐらぐら
どたっ
ひざ関節で動いていると
足下が不安定な体勢に。

じで、負担が集中します。また、大腿の前側の筋肉を中心に使ってしまい、内側、裏側が、あまり使われません。

対して股関節は（ひざ関節同様、股関節も当然、曲げたり伸ばしたりはできますが）広げたり、閉じたり、回したり、逆にも回せたりと、要はたくさん動くのです。部分しか動かないひざ関節よりも、たくさん動く股関節を使ったほうが合理的に動けます。

具体的には、股関節からひざを倒すことによって、太ももの裏側、内側、前側を使うことで、力も出しやすく、負担もかかりにくく、よって疲れにくくラクに動けるようになります。

この動作ができている人は、実は、畑仕事をしている高齢者の中にも結構存在しています。ただ、意識してやっているという人はほとんどいないと思います。仕事はできるだけ疲れずに続けたいのですから、体が自然に工夫したということなのでしょう。

ここからは、合理的な股関節の使い方を引き出せる動作を紹介します。

ももの内側、裏側の筋肉の効果的な使い方

通常、足腰を鍛えましょうというと、いわゆる屈伸運動＝スクワットが中心に行われています。スクワットはやり方によっては、ひざに負担がかかり続けてしまいます。また、太ももの前側の筋肉ばかりを使い、内側、裏側が適切に使えていない、つまり、部分しか使えていないことにもつながります。

下半身を全体的に使うために提案したいのは、股関節を中心に動かすことです。肩幅の1.5倍から2倍ぐらいに足を広げ、腰を下ろしていくと、太ももの前側が使われてきます。ここからつま先、ひざ、股関節を同時に広げていくことで、内側も使うことになります。さらに、股関節、ひざ関節を90度まで落としていくと、裏側も使います。立ち上がる時も、そのまま立つのではなくて、つま先、ひざ、股関節を閉じながら立ち上がっていくと、裏、内、前と全体を使うことになります。

この応用形が相撲の四股です。四股は股関節全域を使うことで足腰全体の筋肉を適切に使い、負担を分散し、疲れにくい合理的な動作が引き出せる効果を含んでいます。

この動きはフルマラソンとリレーに例えることができます。42キロを1人で走れといわれると

大変ですが１０００人で走るならば参加可能でしょう。股関節の使い方のメリットはリレー、駅伝に似ています。ずっと大腿の前側ばかりで行っていた動きを、前も、内も、裏も、裏も、内も、前もというふうに、リレーのバトンを渡していくように、チームワークとして動作をしていきます。１人の単独プレーの状態から、体全体を使ったチームプレーに切り替えていくのです。

この動作によって、股関節を使いやすくする準備ができ、実践につなげやすくなります。

股関節の使い方

❶ **肩幅の1.5倍に足を広げる。つま先を外側に向ける。**

❷ **腰を落としていくにしたがって、つま先、ひざ、股関節を外に広げていく。**

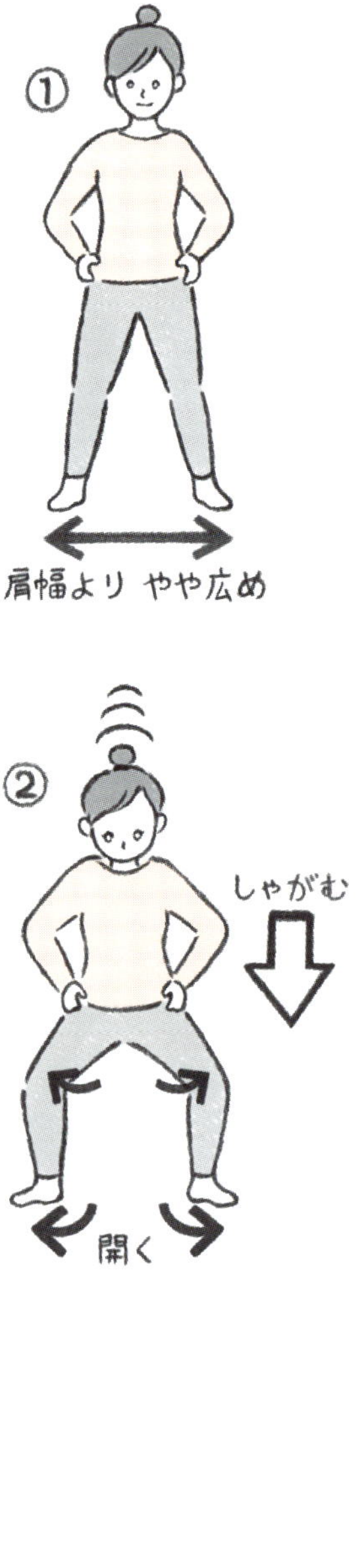

❸ 無理のないところまで腰を落とす。ひざの角度を90度になるぐらいまで腰を落とせると、ももの裏側の筋肉も効果的に使える。

❹ つま先、ひざ、股関節を閉じながら立ち上がる。

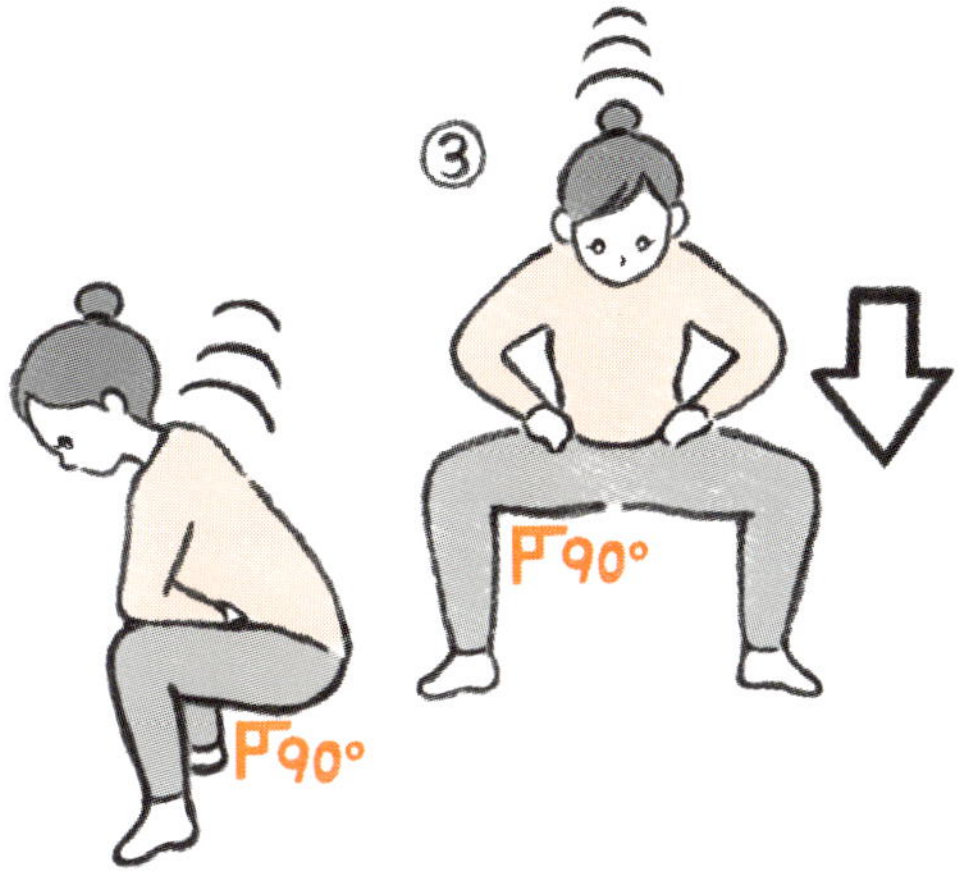

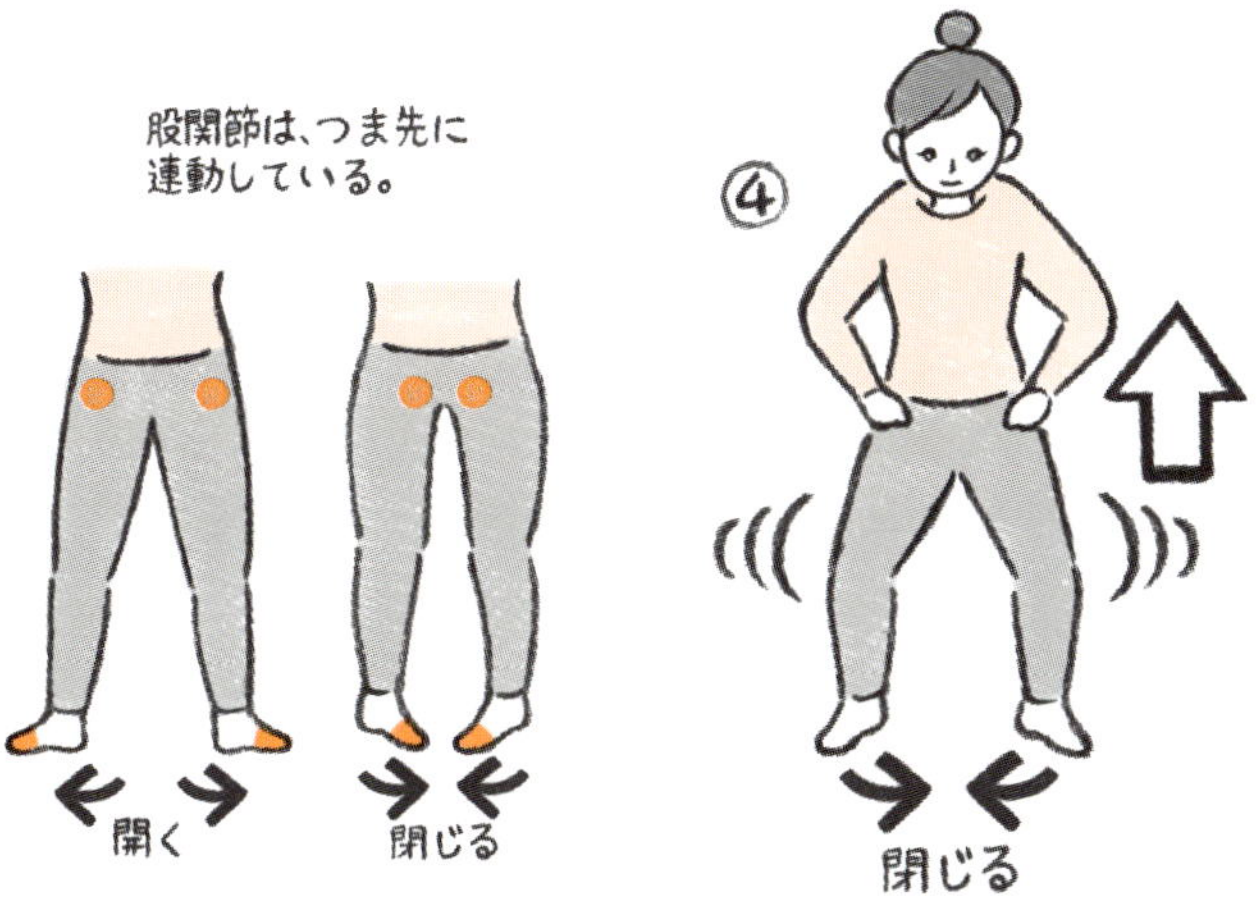

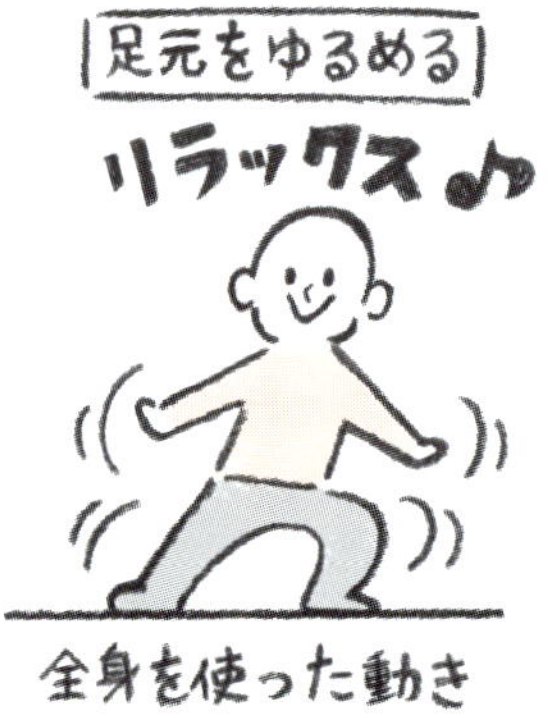

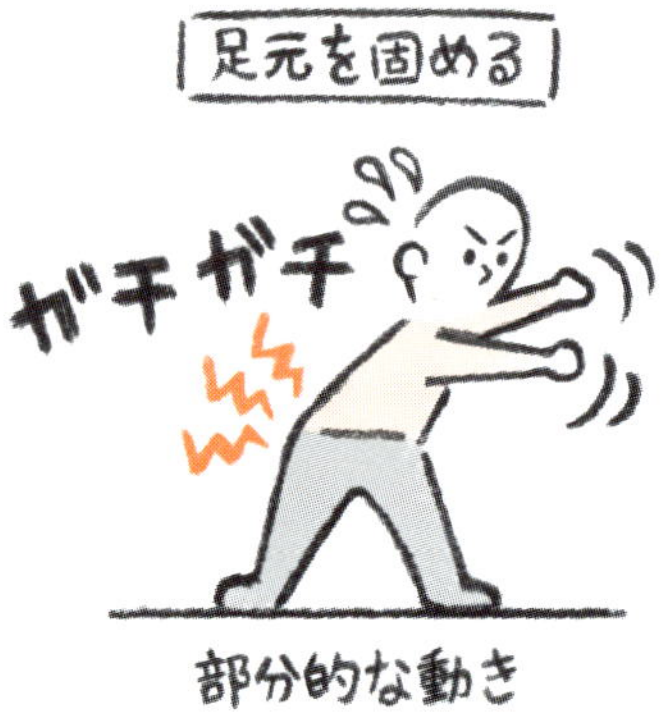

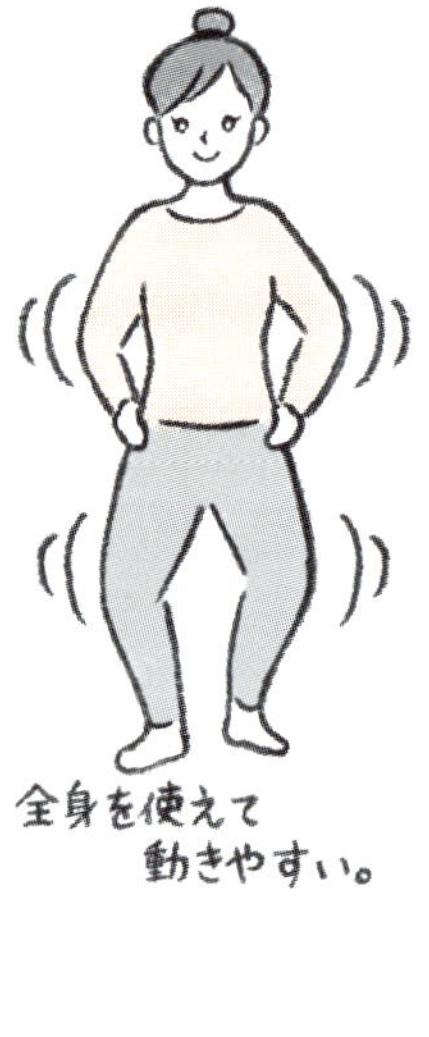

股関節はつま先に連動しているので、つま先を外に向けると、股関節も外に広がります。反対につま先を閉じれば、股関節も閉じられます。

足元を固める＝股関節の開閉ができない状態＝動きの制限、緊張

足元をゆるめる＝股関節が自由に開閉できる状態＝全身を使える、リラックス

3 上半身のチェックと改善

上半身の役割は物や人との接触点。しかし、手先、腕先だけ使っていると、手首やひじ、肩に負担が集中してしまいます。赤ちゃんを抱いたり、介護で高齢者を抱きかかえたり、荷物を持ったりして腱鞘炎になるというのは、そのあらわれです。

手先、腕先だけで動作を行うのではなく、腕と背中を連動させることがポイントです。背中は、背筋に代表されるように、人体で最も大きな力や動きが引き出せるところです。背中と腕とをしっかりと連動させることにより、大きな力が引き出せるとともに、肩やひじなどにも負担がかかりにくくなり、痛めるリスクも軽減していきます。

まずは、背中と腕とがどれぐらい連動しているかをチェックしてみましょう。

背中と腕の動かし方チェック

「ひじを動かしてください」と言われるとひじのあたりだけ動かそうとしてしまいますが、ひじを動かしているのは背中です。腕は背中から動いているのです。ただ、背中と言っても範囲が広いので、ポイントとなるのは、両肩についている肩甲骨。肩甲骨の内側と外側に背中の筋肉がついています。肩甲骨を左右に広げたり寄せたりすると背中全体が動くことがわかります。肩甲骨のこの動きを腕に伝えることが大切です。

❶ 腕を前に伸ばし、手の指を軽く握り合わせた状態で、ひじのあたりだけくるくると動かす。

❷ 腕を前に伸ばし、手の指を握り合わせ両手の平をつける。両手をぎゅっと握り固定した状態でひじだけ動かす。

❸ 両手を前に伸ばし縦にぐーを握る。その状態でひじだけ動かす。

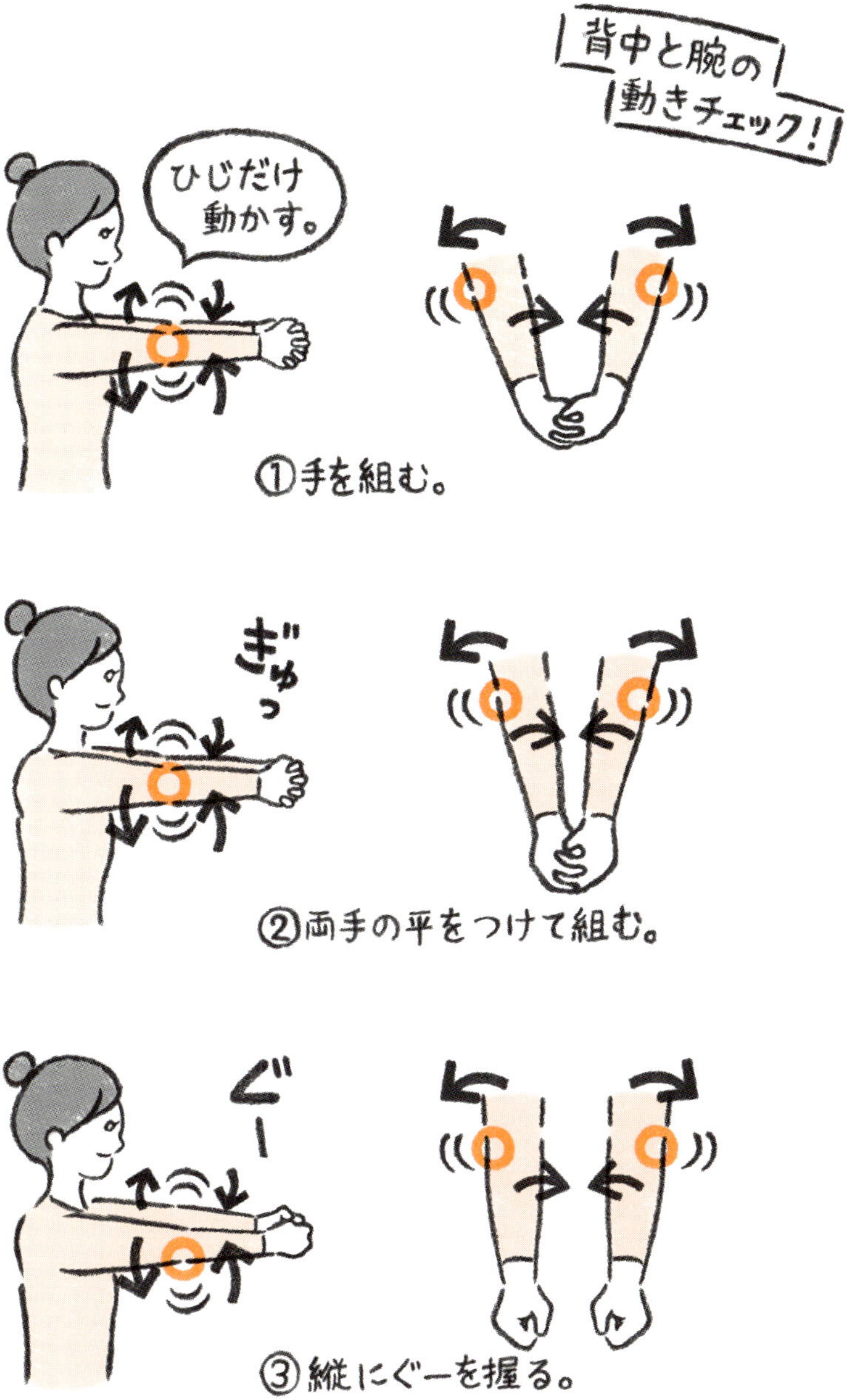
背中と腕の動きチェック！
ひじだけ動かす。
①手を組む。
ぎゅっ
②両手の平をつけて組む。
ぐー
③縦にぐーを握る。

肩甲骨の動かし方

❶ 両手を前に伸ばし指を組んだ状態で、肩甲骨を広げたり寄せたりしてみましょう。広げる場合は胸をくぼませ、背中を丸めて股関節・ひざも曲げます。顔を下に向けると肩甲骨が最大限に広がった結果、ひじ関節が横を向くことになります。

❷ 次に肩甲骨を寄せます。股関節・ひざをのばして胸をはっていき顔を天井のほうに向けていくと肩甲骨が寄っていった結果、ひじ関節が下を向くことになります。

肩甲骨の動かし方

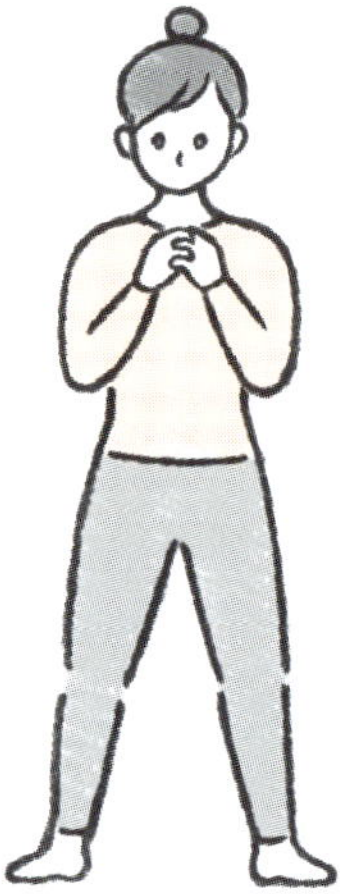

胸の前で手を組む。

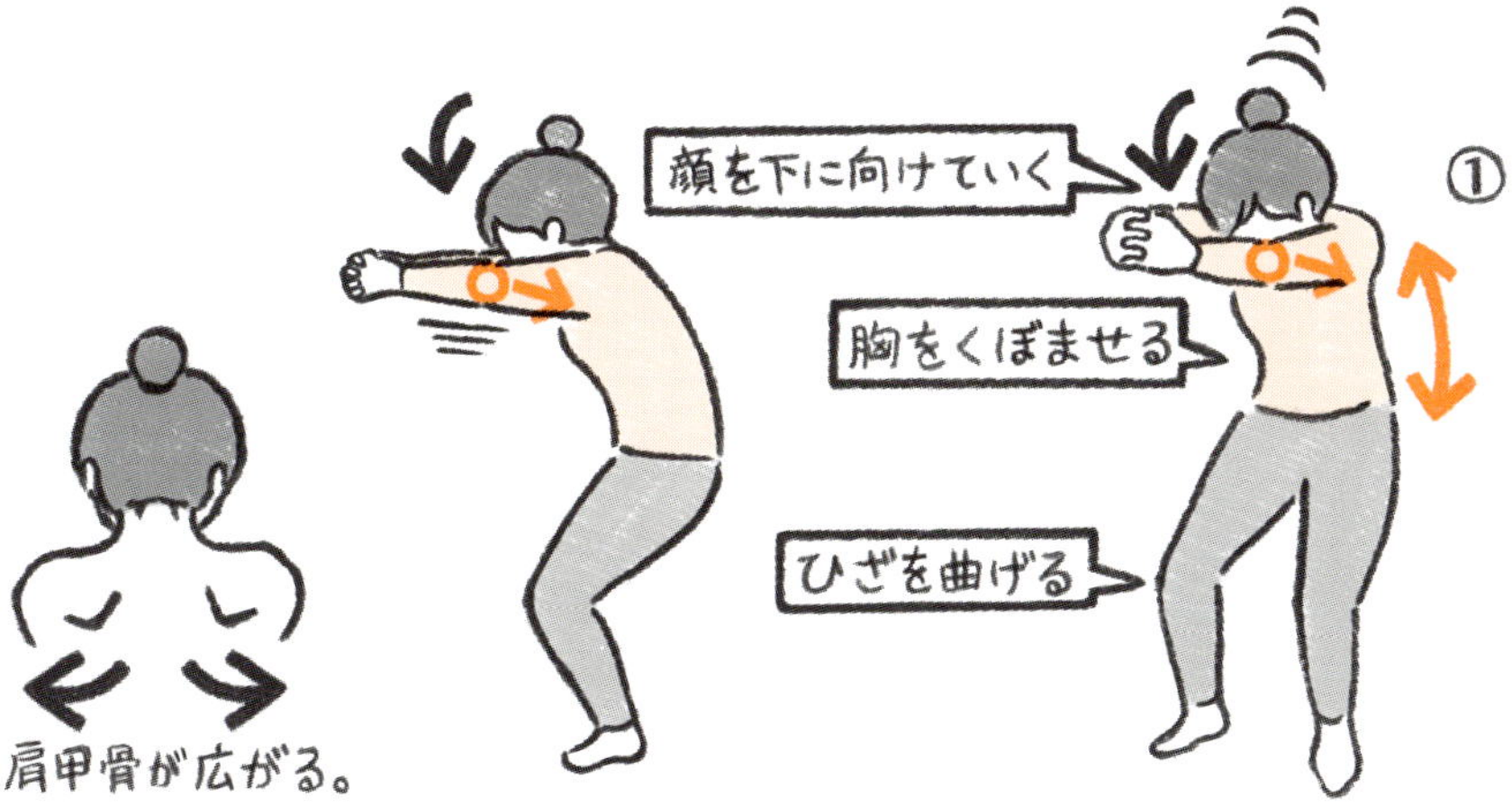

肩甲骨が広がると、ひじは横を向く。

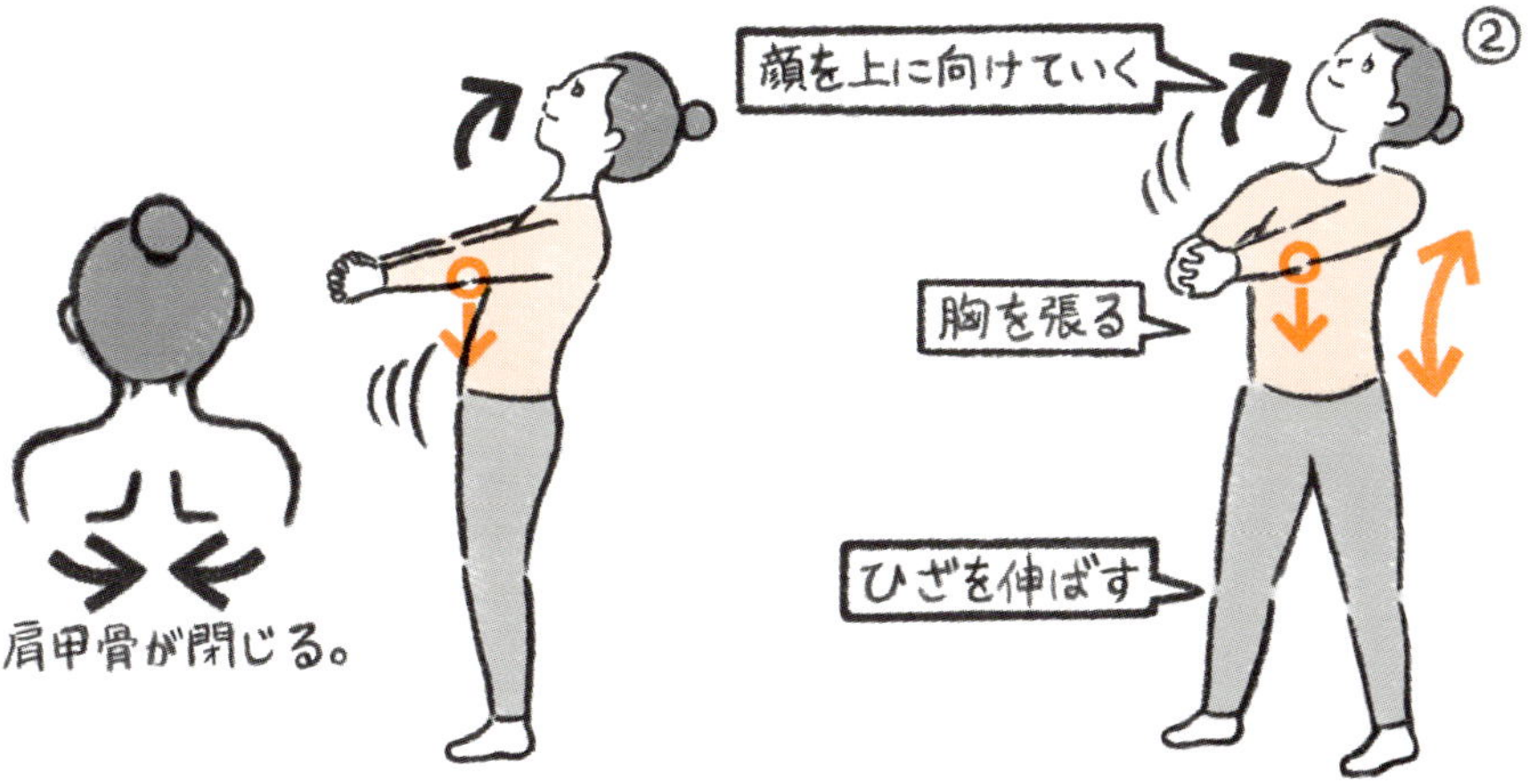

肩甲骨が閉じると、ひじは下を向く。

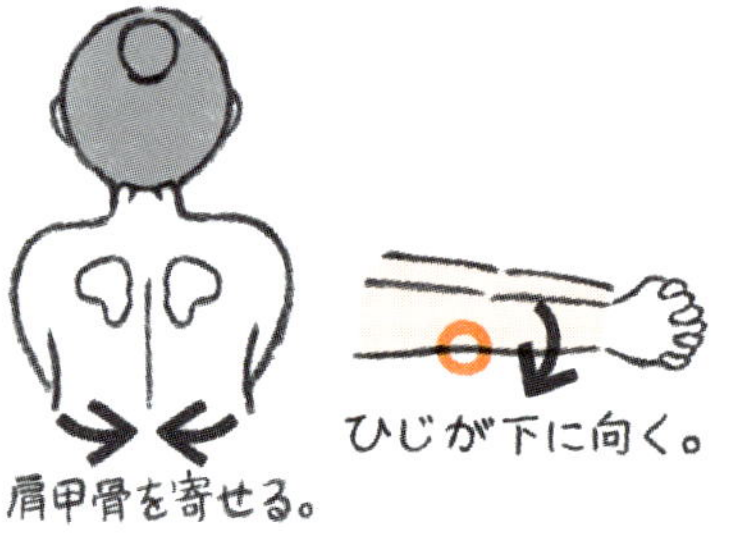
ひじが下に向く。
肩甲骨を寄せる。

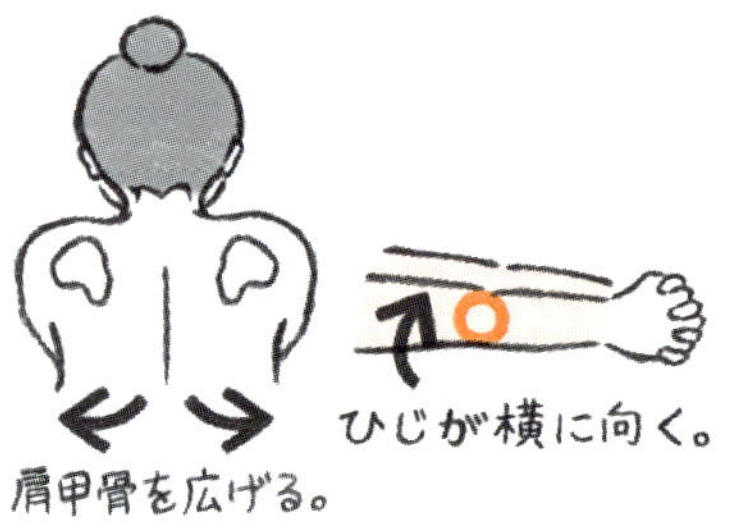
ひじが横に向く。
肩甲骨を広げる。

確認すべきことは、肩甲骨を広げる↓ひじが横、肩甲骨を寄せる↓ひじが下、という動きがスムースにできているかどうかです。

つまり背中と腕とが連動しているかどうかがこの動きから見えてくるのです。しかし、なかなかなめらかに動かせる人は少ないでしょう。特に③の拳を固定しない状態では精密な背中と腕との連動性が要求されます。

私たちの生活は便利になり、手先腕先で動作をしてもさほど困らない状態です。つまり、背中の動きを引き出さなくとも生活が行えます。しかし、ずっと手先、腕先で生活動作を行っていると、肩、ひじ、手首に負担が集中し、痛めやすくなります。

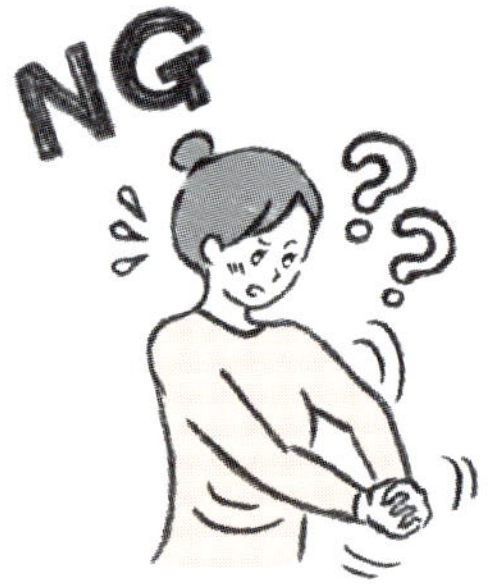
NG

チェック動作をしてみると、上手くいかない場合が多くなってるのも、その影響です。
そこで、背中と腕とを適切に連動させる動作を行ない、改善していきましょう。

背中と腕を連動させるには

「手を組んだまま腕を前にのばす。次に縮める」という動作を何気なく行うと、私たちは肩から先、腕だけしか動かさない傾向にあります。

やはり、背中が使われていないのです。そこで、背中から腕を伸ばし、背中から縮めるというように、背中と腕の連動をしっかりと引き出して行ってみましょう。

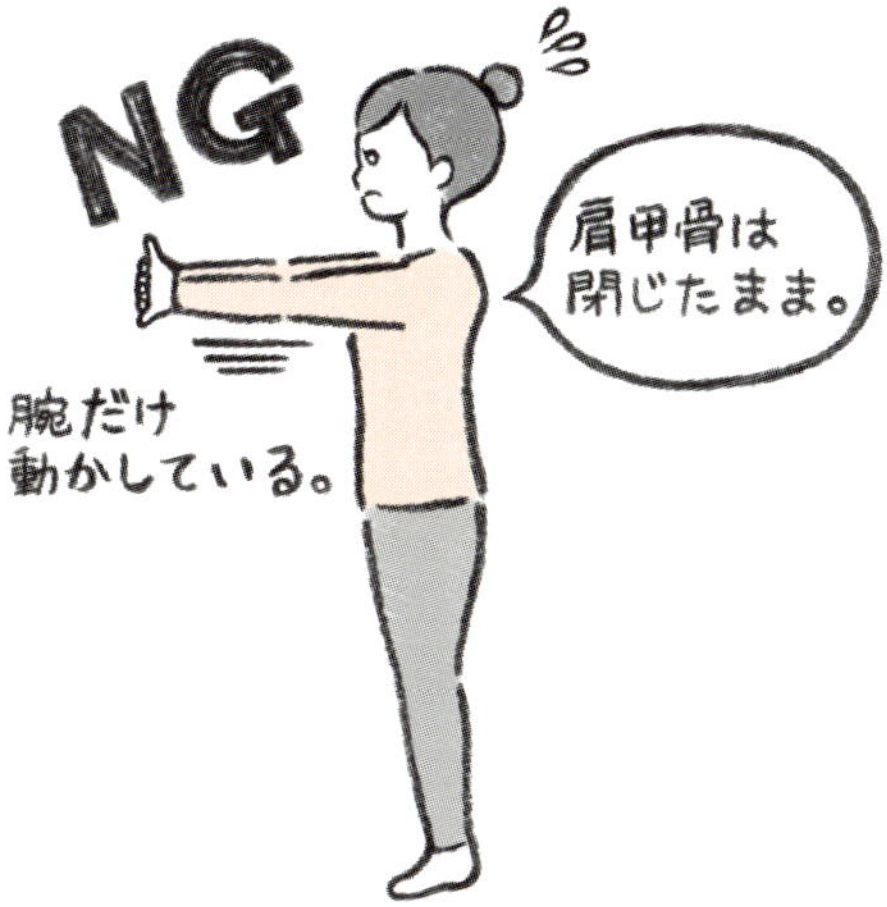
NG
肩甲骨は閉じたまま。
腕だけ動かしている。

背中・腕の連動のさせ方

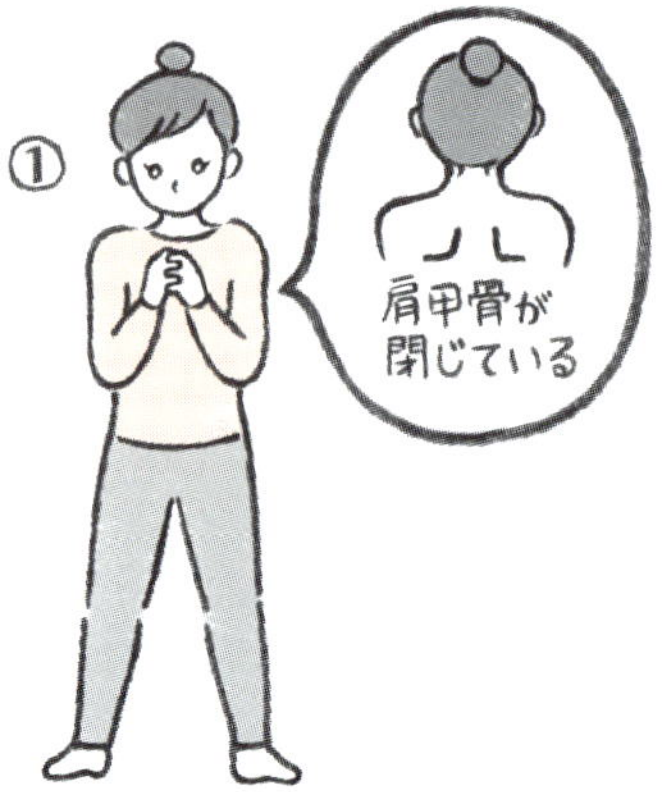
①
肩甲骨が閉じている

胸の前で手を組む。

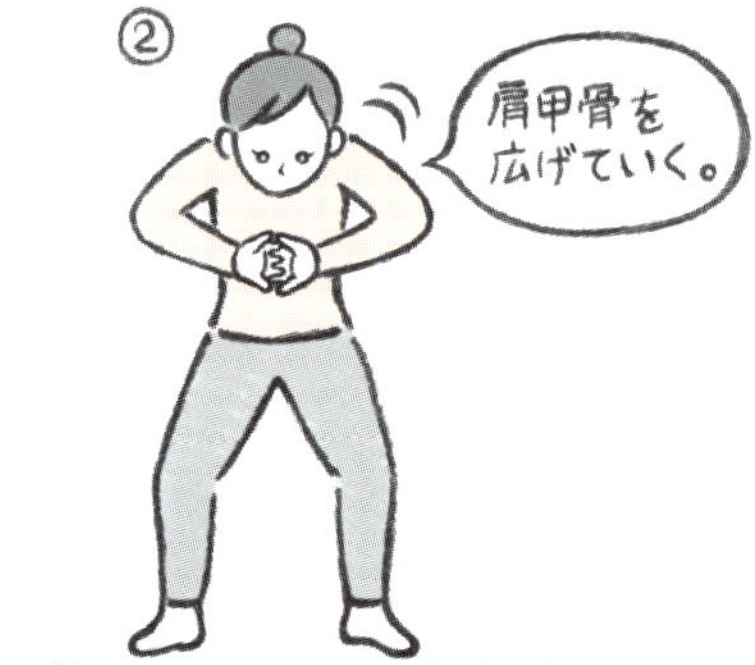
②
肩甲骨を広げていく。

手首を返しながら、腕を伸ばす。

❶～❸ 肩甲骨を広げる。

↓胸の前に手指を組んだ腕を引き寄せた状態から、胸をくぼませ背中を丸め、股関節&ひざを曲げて手首を返しながら腕を伸ばします。

※肩甲骨を閉じる。

↓曲がった状態のひざ&股関節を伸ばしながら胸をはっていきます。その結果、肩甲骨が寄り、腕が元の位置に戻ります。

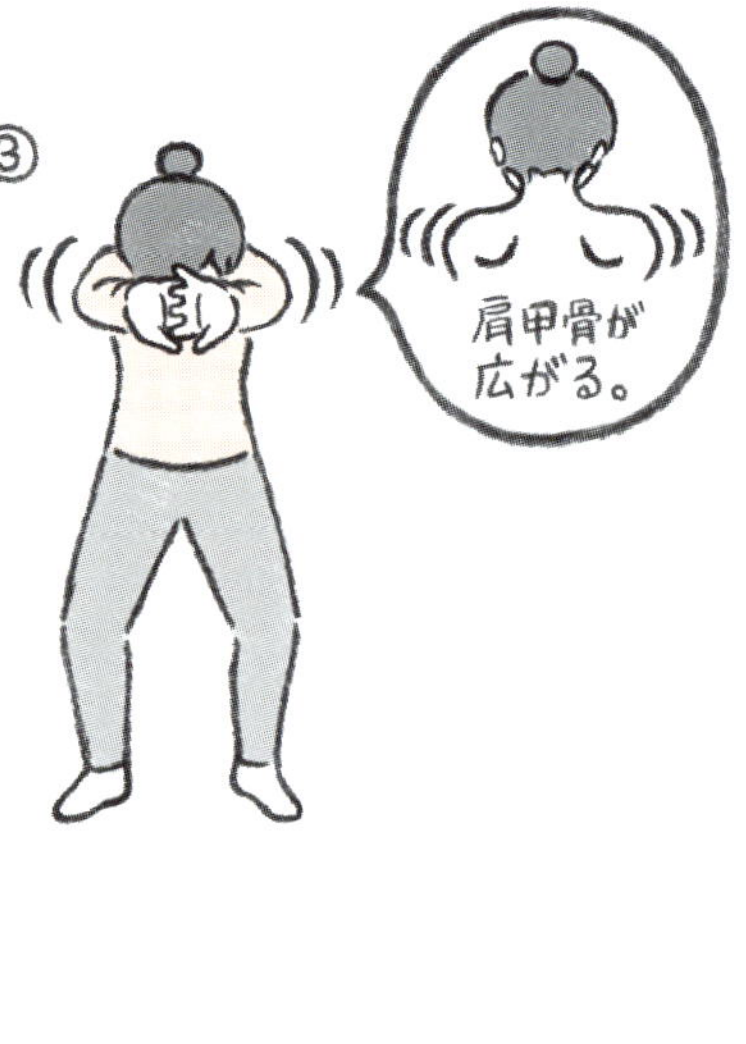
③
肩甲骨が広がる。

腕が伸びるのは肩甲骨が広がった結果、腕が縮むのは肩甲骨が閉じた結果、という動きが意識できるようになると、背中と腕とを一体化して動かせるようになります。

腕の動きが肩関節中心から肩甲骨中心に切り替わると、肩を痛めにくくなります。

●猫は背中と前足が連動、しかし人間は……

そもそも、背中と腕との連動は四足動物だと当たり前に見られることです。猫の前足と背中の動きを思い出してみてください。非常になめらかに動かせています。しかし、もし飼っている猫の背中がコチコチで前足だけしか動かせなかったとしたら？　すぐに異変を感じて獣医さんに駆け込むことでしょう。実は人間の状態はまさに、背中がコチコチ、腕だけしか動いていない状態。人間とは退化した動物である、ということは様々な場で言われていますが、まさにその状態なのです。

ただ、人間としての言い分はあります。四足動物は四点で支えられて立っているため、肩にあたる部分の負荷は分散されやすいのです。一方、二足歩行を行う私達の場合、体重の１／10の重さに等しい腕一本を、常時肩・背中にぶら下げているため負担がかかっているのです。

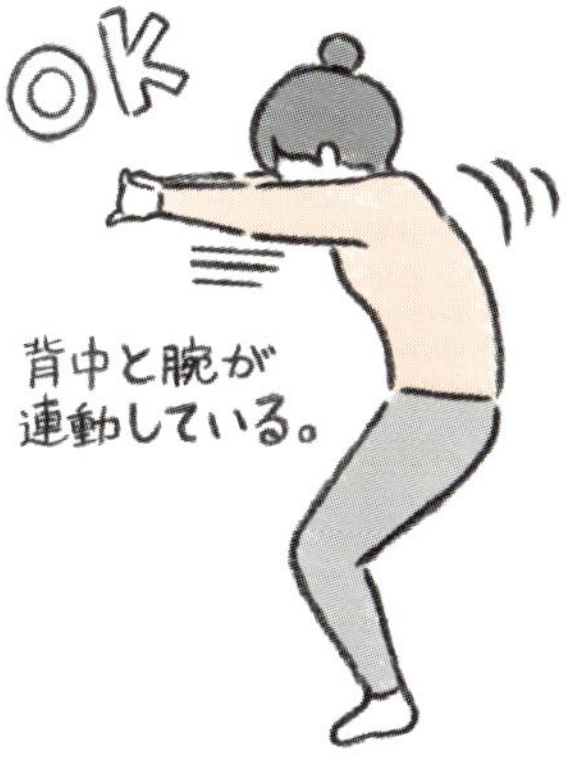
OK
背中と腕が
連動している。

意識しないと使いにくい背中と腕ですが、背中と腕との連動性が高まることは、負担なく大きな力や動きが引き出せることにつながります。ここからは、その実験を行ってみましょう。

◉「手の甲から」でパワーアップ

通常、日常生活の中では、手の平で物を抱えたり、赤ちゃんを抱っこしたりしているでしょう。しかし手の平から抱える方法は、腕だけの力しか使わず、さほど力も引き出せないのです。けれど手の甲から抱えることで、背中と腕を連動し負担なく大きな力を引き出せるようになります。

❶ 手指を組み、手の平を上に向け、腕を伸ばした所に、もう一人が手を乗せ体重をかけながら押し込む。（↓すぐに崩れる）

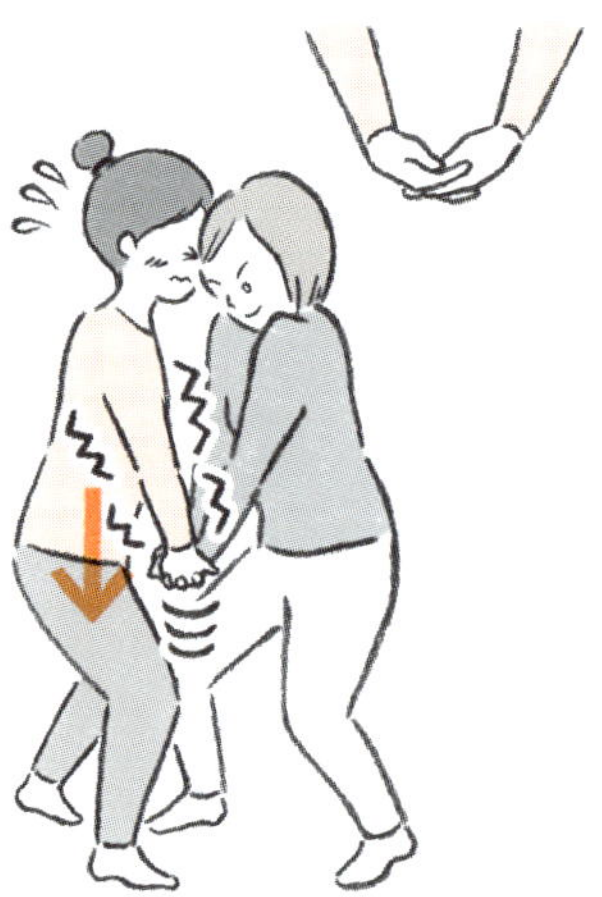
① 手の平を上にすると…
腕の力だけで対応する。

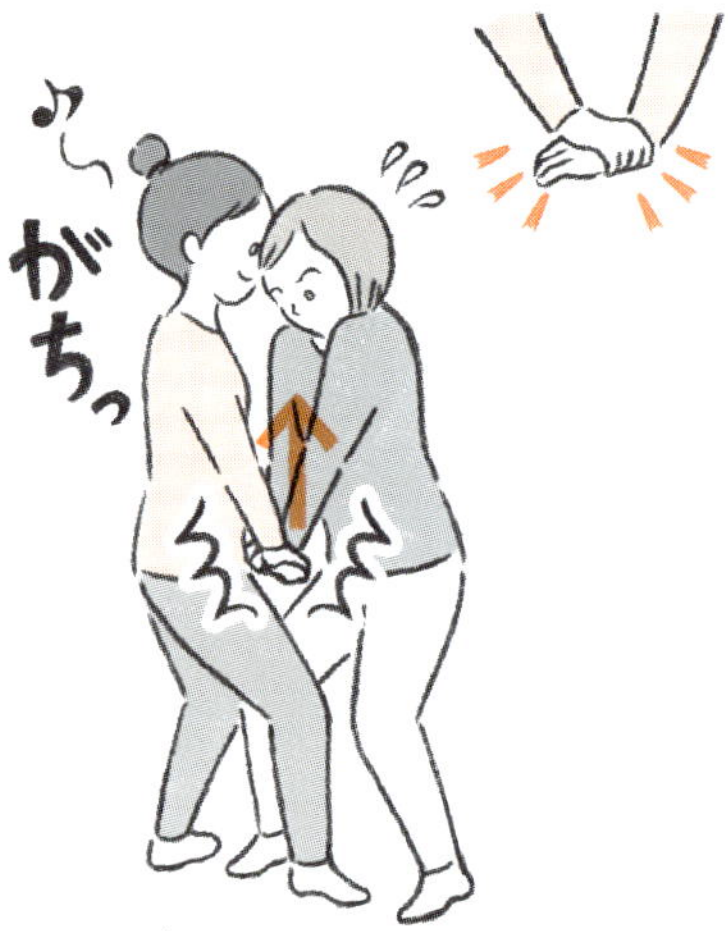
② 手の甲を上にすると…
がちっ
背中と腕が連動して対応する。

❷手の甲を上にして握り、腕を伸ばした所に、もう一人が手を乗せ体重をかけながら押し込む。（→らくらく耐えられる）

手の平と手の甲とでは、力の出方、伝わり方がまったく異なることがわかります。手の平を組む場合は、腕を動かしやすくなるため上腕二頭筋を中心に使ってしまいます。しかし、手の甲を組んだ場合は、腕は動かせるものの上腕二頭筋に力が入りにくくなるため（力こぶがつくりにくくなる）、腕は本来の相手をのせるという接点の役割のみに集中し、跳ね返す大きな力は肩と背中を中心とした、全身の連動性によって引き出せるようになります。つまり、腕だけの単独プレーから、背中と腕とを中心としたチームプレーに切り替わるので、大きな力がラクに出せたのです。

◉日常生活での手の使い方

手の甲からの方が力は引き出しやすいのですが、そのままでは日常の中で使い勝手が悪いというのも事実です。やはり、手の平を使ったほうが安定感とフィット感があり使いやすいのです。

そこで、手の甲からの力を、手の平からも出せるようにするための動きを身につけましょう。

椅子やダンボールなど、大きな物がラクに持てるようになります。

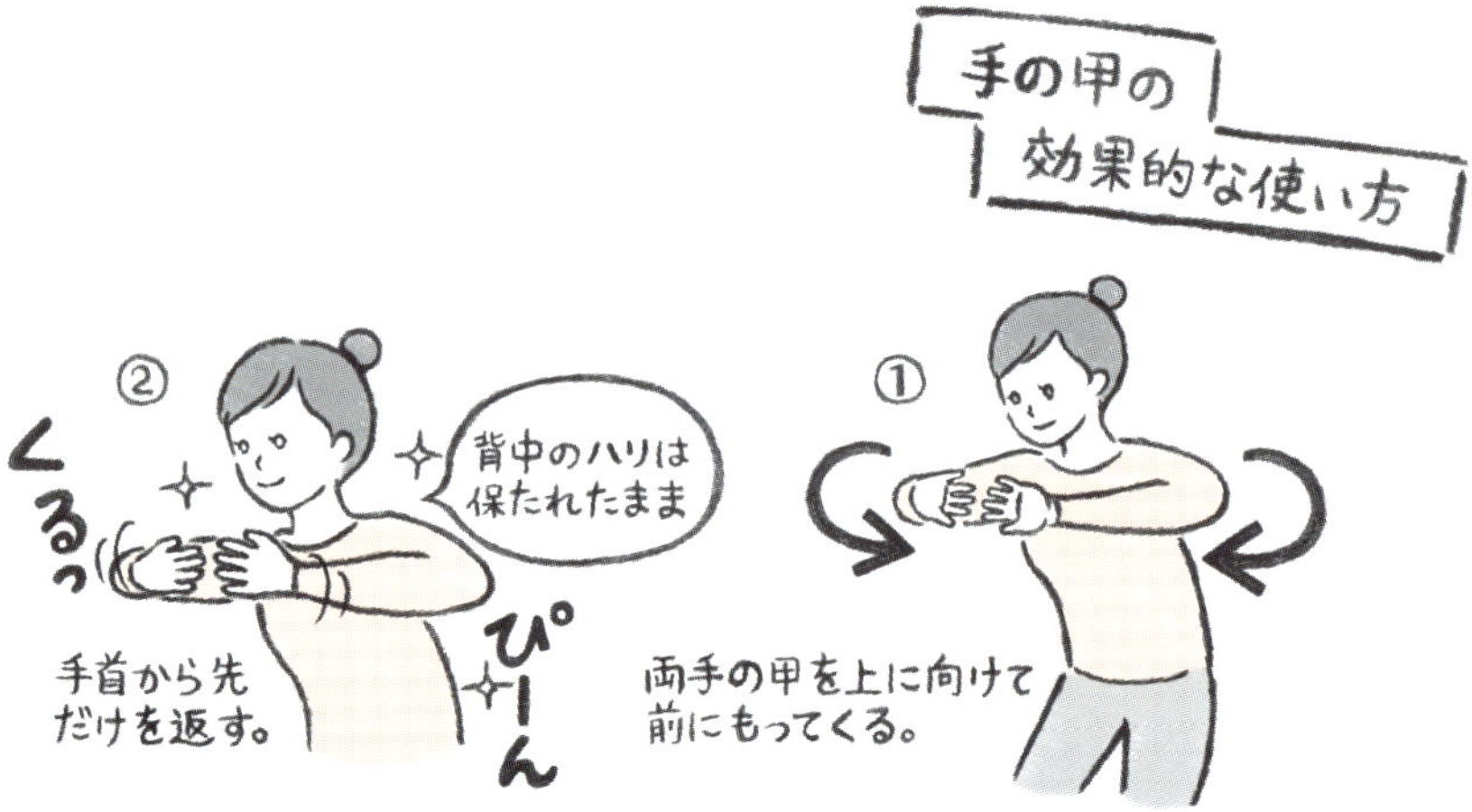

◉手の甲の効果的な使い方

❶肩幅ほどに足を広げ、手の甲を自分の方に向けて腕を大きく回す。

→両肩の肩甲骨が左右に大きく広がり、背中に適度な張りが出来ます。この張りにより背中の力が腕に伝わりやすくなります。手の平を返してしまうと張りがとけて力の伝達効率が落ちてしまいます。

❷背中の適度な張りを保ちながら、手首から先だけを返す。

→手の平からでも、背中と腕とが連動し、大きな力がラクに出せるようになります。

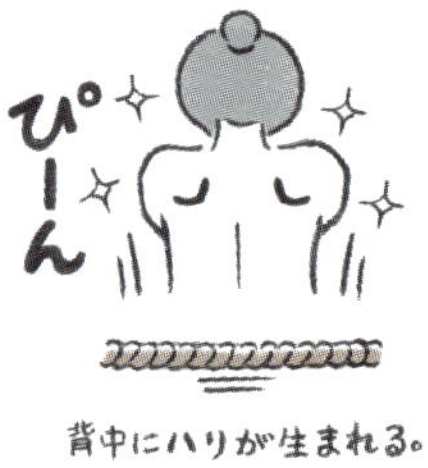

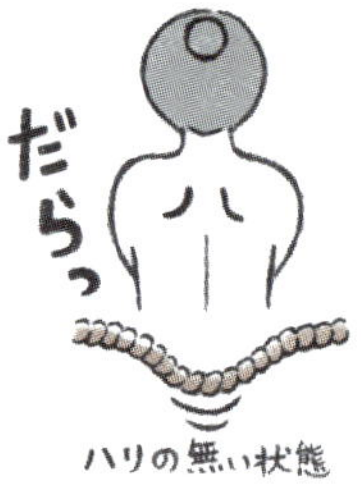

●肩甲骨の動きを引き出す補助運動

そもそも背中がコチコチで動きが伝わりにくいという人も少なくありません。その場合は、急がば回れで、まずは肩甲骨の動きを引き出せるようにすることが重要になります。

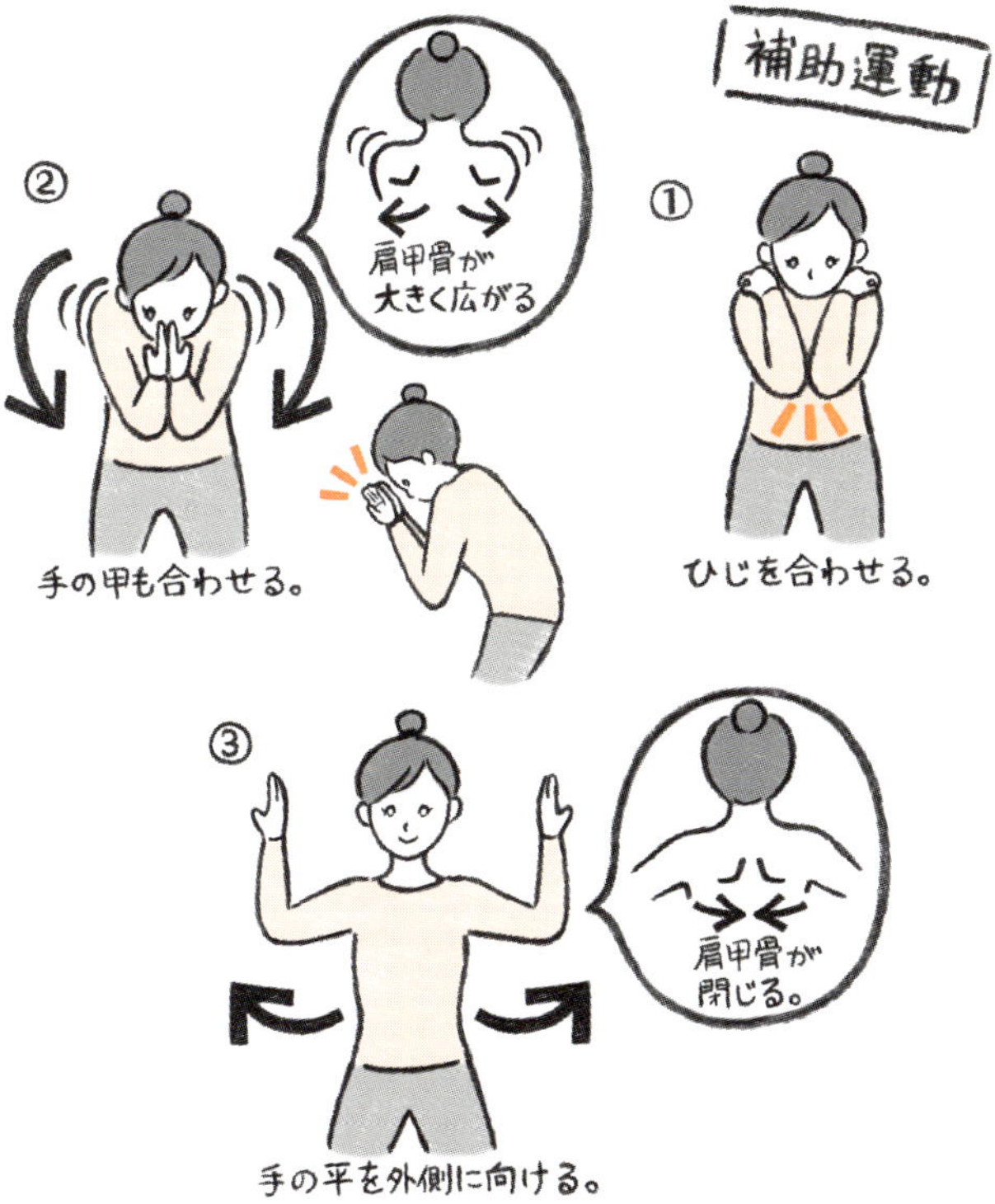
補助運動
①
ひじを合わせる。
②
肩甲骨が大きく広がる
手の甲も合わせる。
③
肩甲骨が閉じる。
手の平を外側に向ける。

❶右手を右肩に、左手を左肩に置き、ひじを合わせる。

❷手の甲から二の腕にそって付け合わせながら、胸をくぼませ背中を丸める。

↓肩甲骨が大きく広がった状態。

❸手首を返しながら（手の平を360度回転させながら）腕を開いていくと、肩甲骨が寄ってくる。

↓手の甲とひじを合わせることで肩甲骨が広がり、手の平を外に向けることで肩甲骨が寄ります。

この動作によって肩甲骨を中心に背中全体が動いてくる感覚が養えます。適切に行えるようになると、10回程度の動作で体が温まり、ウォーミングアップ効果も得られます。背中は最も表面積の大きな筋肉で、それをしっかりと使えると血流が増大し、結果として体温も上昇するのです。体を適切に使うことは、思わぬ特典もついてきやすいといえるでしょう。

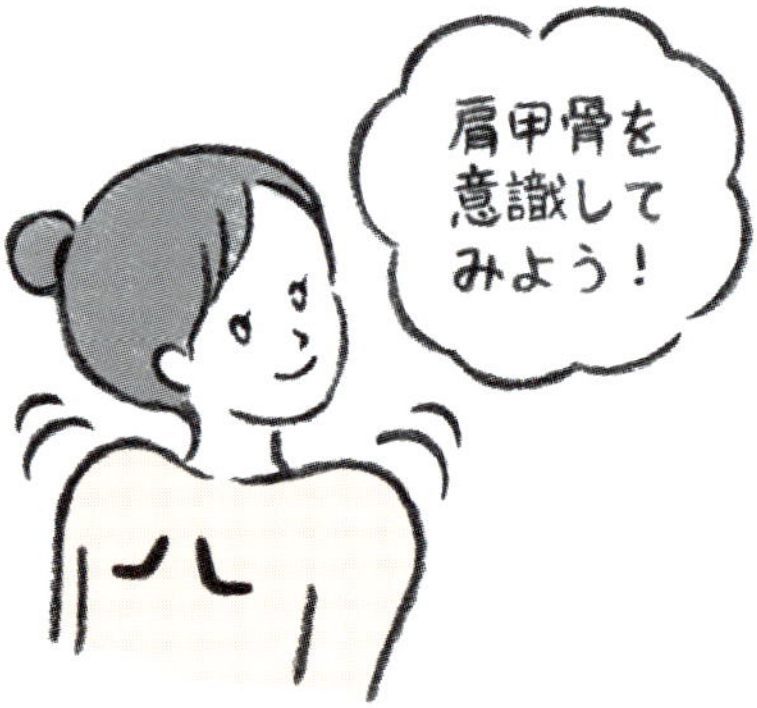

4 体幹部＝姿勢のチェックと改善

下半身、上半身それぞれが良い動きをしても、それをつなぐ姿勢が崩れてしまうと動きは分断され、全身の連動性が途絶えてしまいます。途絶えた結果、腰一点に負担が集中し腰痛が起こりやすくなります。腰痛とは、全身の動作が分断されたことでおこる悪い副産物といえるでしょう。

◉良い姿勢こそ気をつけよう

まずは、一般的に良いと言われる姿勢が、実は負担が大きなものであるということから説明していきます。

私達がイメージする良い姿勢とは、「気をつけ」の姿勢です。胸を張って、背筋は伸ばして、という気をつけの姿勢をとっていると、腰が反り過ぎてしまい、腰一点に負担が集中するということが起こ

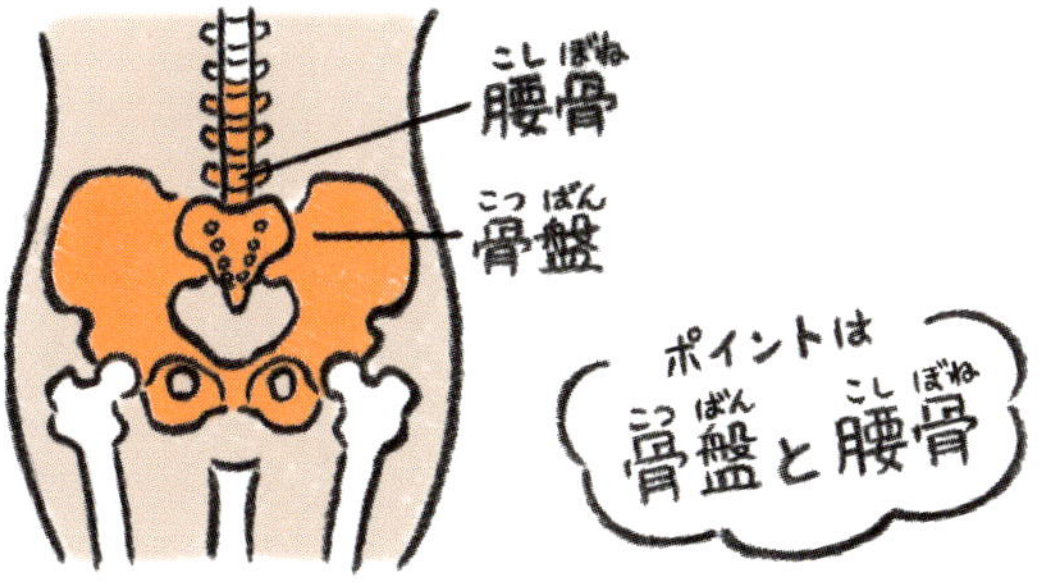

ってきます。
私が、ある大学で、腰の椎間板にかかる負担の計測をした時のこと。まず、気をつけの姿勢で立った被験者は体重72キロであったにも関わらず、腰には82キロの負荷がかかっていました。つまり体重の一割増し（約10キロ）の負担がかかっていた、というデータとなったのです。

なぜそうなったかは単純明快で、胸を張り、背筋を伸ばしたことで腰が反ってしまったからです。

では、私達が良いと思っている気をつけの姿勢というのは、どのような解釈をしたら良いのでしょうか。気をつけは社会的、儀礼的に良い姿勢であって、動く時にはあまり適さない姿勢だと考えられます。

私達は、例えば、小・中・高と、卒業式や入学式も、授業前後の挨拶も、気をつけの姿勢が良い姿勢として過ごしてきました。気をつけの姿勢が、とても良い姿勢だという固定概念があるのだと思います。と

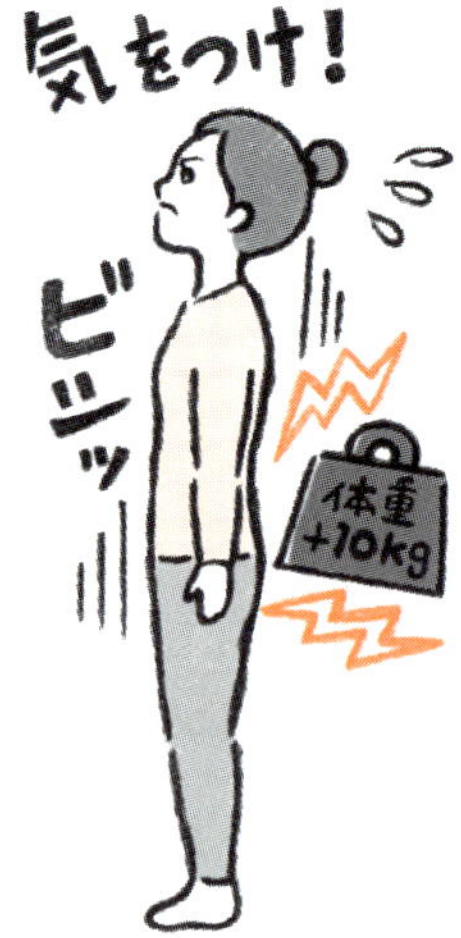
気をつけ！
ビシッ
体重
+10kg

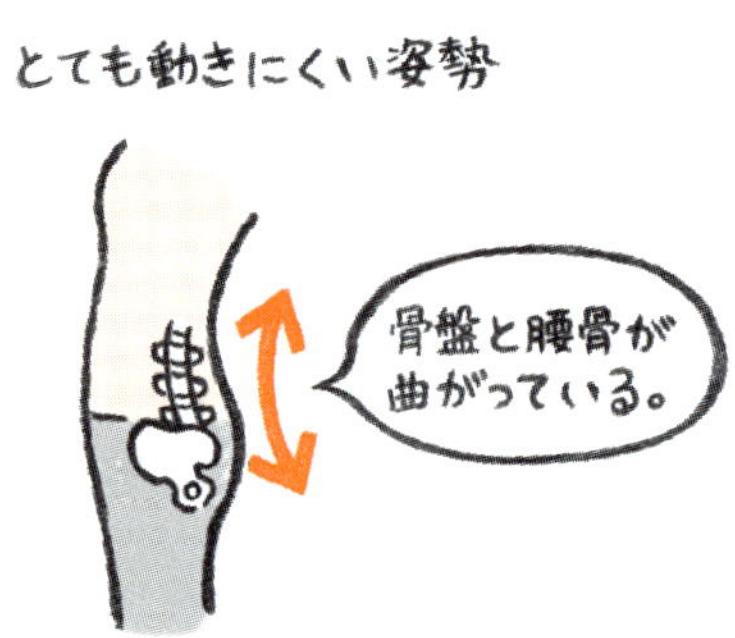
とても動きにくい姿勢
骨盤と腰骨が
曲がっている。

ころが、実際に動く時に、気をつけのままで動いてみると、例えば、バスケットボールのドリブルを行う時なども、気をつけのままでは大変動きにくいのです。そのほかの動きも気をつけの姿勢で行おうとすると、かなり動きにくいということに気づくはずです。

●動きやすい実用的姿勢

それに対して動く時に適した実用的な姿勢を紹介しましょう。まず、肩の力は抜いて、股関節、ひざは軽く曲げて、骨盤と腰骨のポジショニングは丸めたり反らしたりしない、骨盤と腰骨は真っ直ぐの状態を保つようにします。この姿勢が、腰に負担がかからず、動きやすい姿勢となってくるのです。

この姿勢だと、先ほど82キロあった負担が、マイナス22キロの、60キロに軽減したというデータも取

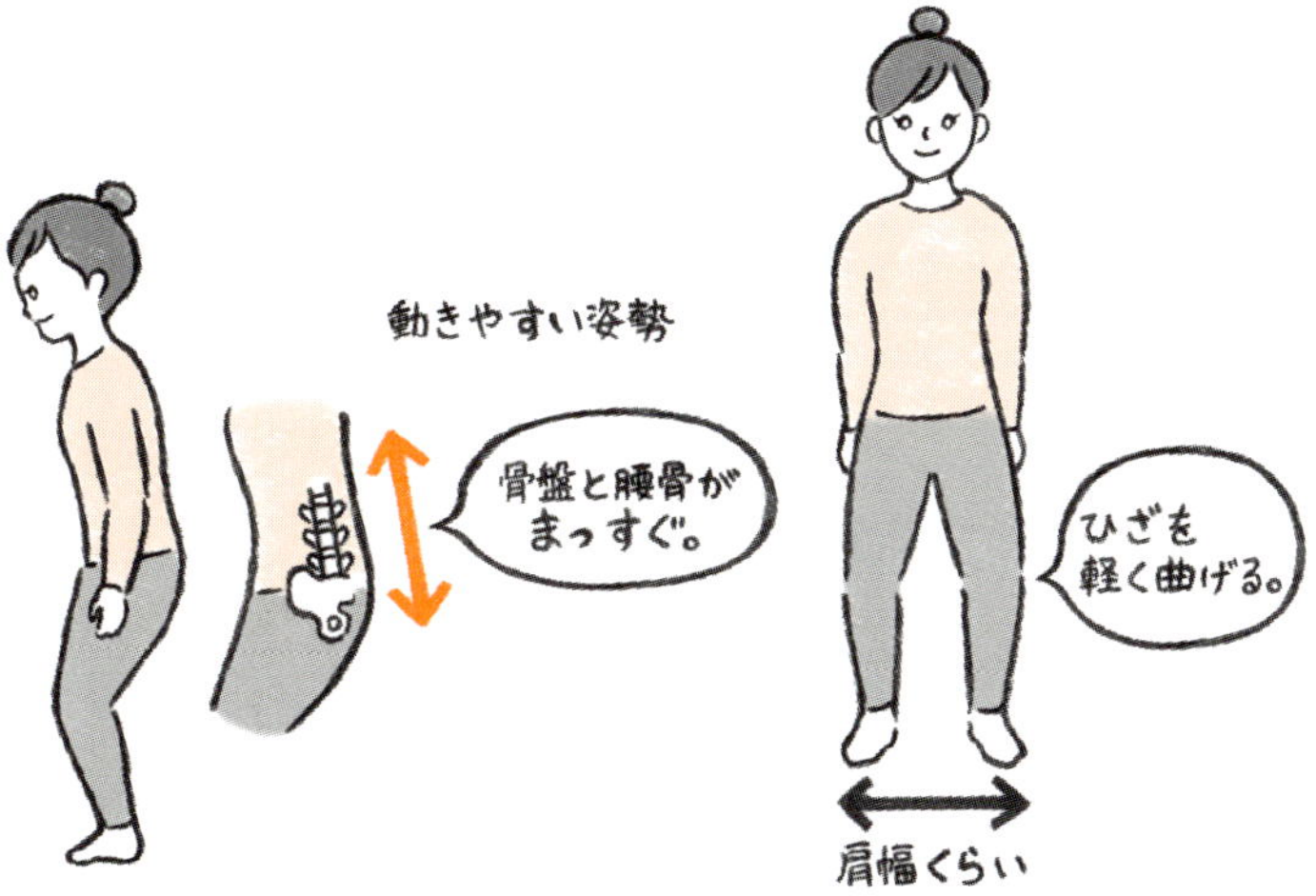
動きやすい姿勢
骨盤と腰骨が
まっすぐ。
ひざを
軽く曲げる。
肩幅くらい

れました。一見、元気がなさそうな姿勢に見えてしまいますが、手足の動きをつければ、相当動きやすい姿勢に変わってきます。

またこういった姿勢は、日本的な姿勢には非常に多く見られます。日本舞踊や、能、狂言、古武術。それは、着物を着て帯を巻くと、骨盤と腰骨は反ったり丸まったりせずに、骨盤と腰骨が真っ直ぐになりやすいからです。

よりわかりやすい日常生活の中では寝ている時の姿勢があります。私達は寝ている時に、骨盤と腰骨を無意識にコントロールしています。足を伸ばして寝た状態だと、腰が反り過ぎて構造的に徐々に腰一点に負担が集中してきます。この時、私達は誰に教わったわけでもなく、両ひざを立てるようにします。両ひざを立てると腰の反りがなくなり、骨盤と腰骨は真っ直ぐの姿勢となってくるため、骨盤と腰骨に負担がかかりにくくなるのです。これは介護の時に、仰向けに寝てい

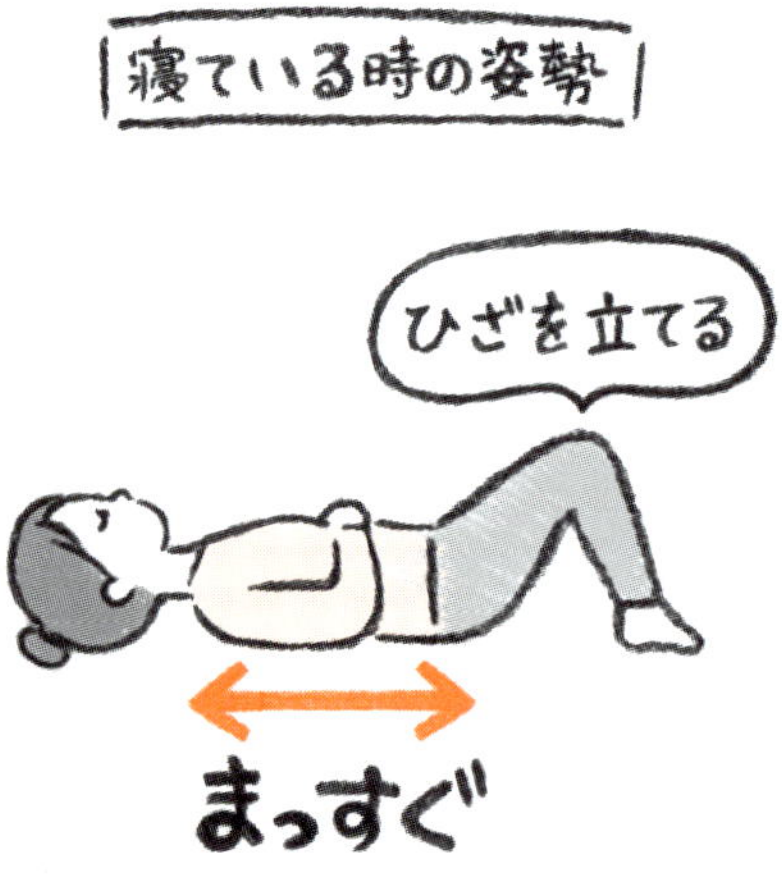

る人のひざ下にクッションを入れることで、安楽なポジションをつくり出すこととも同様です。このように、骨盤と腰骨を真っ直ぐにするということが、負担がかからず、上半身と下半身をきちんとつなぐ、重要なポイントとなってくるのです。

◉椅子でも実用姿勢が役に立つ

長時間の会議などで、腰に負担がかかってくると、椅子の前脚部分に体重をかけ、後脚を浮かせることがあります。これは椅子を前傾させることで骨盤・腰骨を真っすぐにし、腰への負担が減らすことが出来ることを、体が自然と求めて行った結果なのです。この原理を活用し、浮いた脚部分に厚い雑誌などを挟んだ状態にしておくのも効果的です。いつでも姿勢がベストポジションで、腰がラクな状態で座り続けることができます。

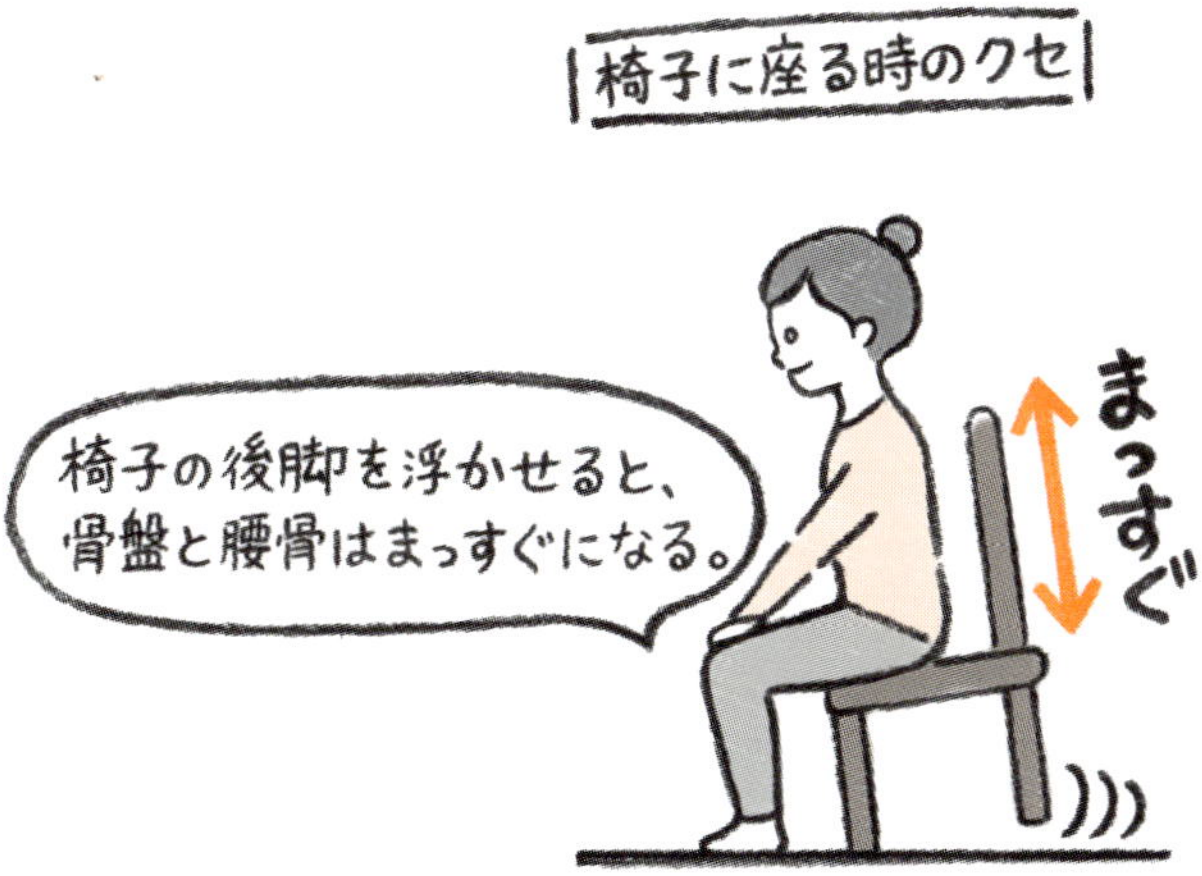
椅子に座る時のクセ
椅子の後脚を浮かせると、
骨盤と腰骨はまっすぐになる。
まっすぐ

◉実用的な姿勢の工夫

ただし、実際の動作に使う場合には、工夫が必要になります。最も腰を痛めやすいのは、真っ直ぐに立っている姿勢よりも、中腰で前傾した姿勢なのです。例えば、床から荷物を持ち上げたり、介護で高齢者を立ち上がらせたりする時などは、みな中腰前傾の姿勢です。この姿勢は骨盤と腰骨のポジショニングが崩れやすく、腹から曲げてしまっていることが多く見られます。腹から曲げてしまうと、腰一点に負担を集中させてしまうのです。

曲げるべき所は、股関節です。股関節からしっかり曲げると、腰にかかる負担は、かなり軽減します。ただし、そうは言ってもどうしても腹も一緒に曲がってしまうものです。そうした時には、股関節をさらに動かしやすくするように工夫しましょう。

両足のつま先を広げると、股関節は広がりゆるんでくるので、しっかりと前傾することが可能になってきます。その時に、骨盤と腰骨が真っ直ぐの状態を保っておくと、腰にかかる負担は、かなり軽減してきます。

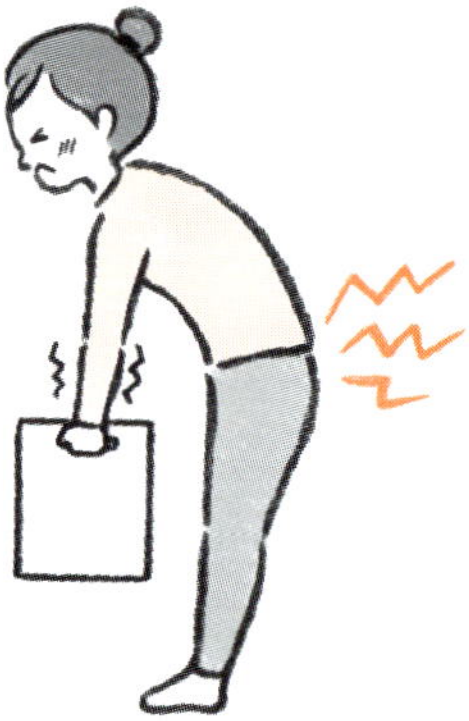

ただし、自分がどこから曲げているのか、わかりにくいという人もいるでしょう。チェックは簡単です。お風呂に入る前に、裸になった腹をよく見てみましょう。横に1本線が入っていた、人によっては、2～3本入っている場合もありますが、そういう人は常時、腹から曲げているということです。物理的に負担が腰一点にずっとかかっている可能性が高く要注意です。すぐに、骨盤と腰骨を中心として姿勢改善を行うことをおすすめします。

腹から曲がっているチェックポイント

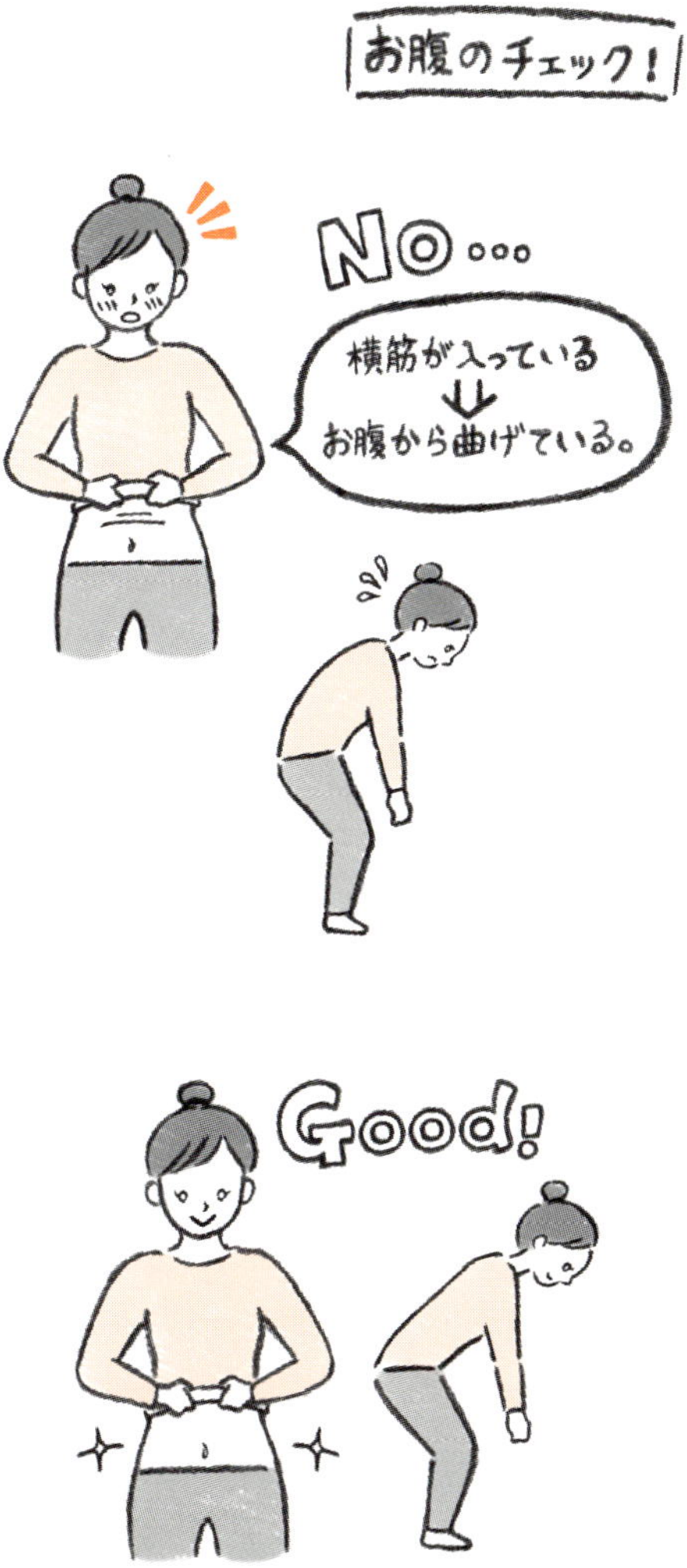
お腹のチェック！
NO…
横筋が入っている
⇩
お腹から曲げている。
Good!

股関節から曲がっているチェックポイント

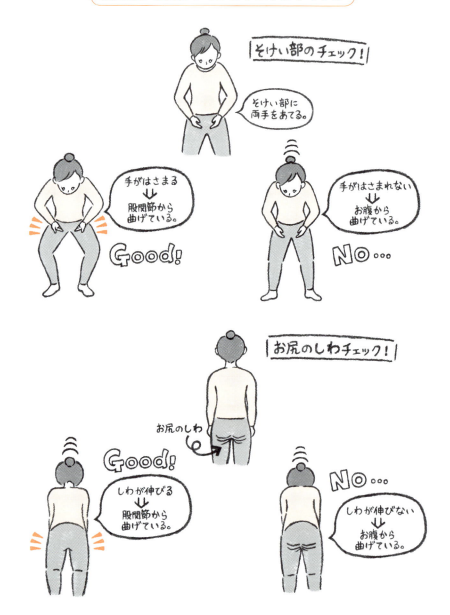

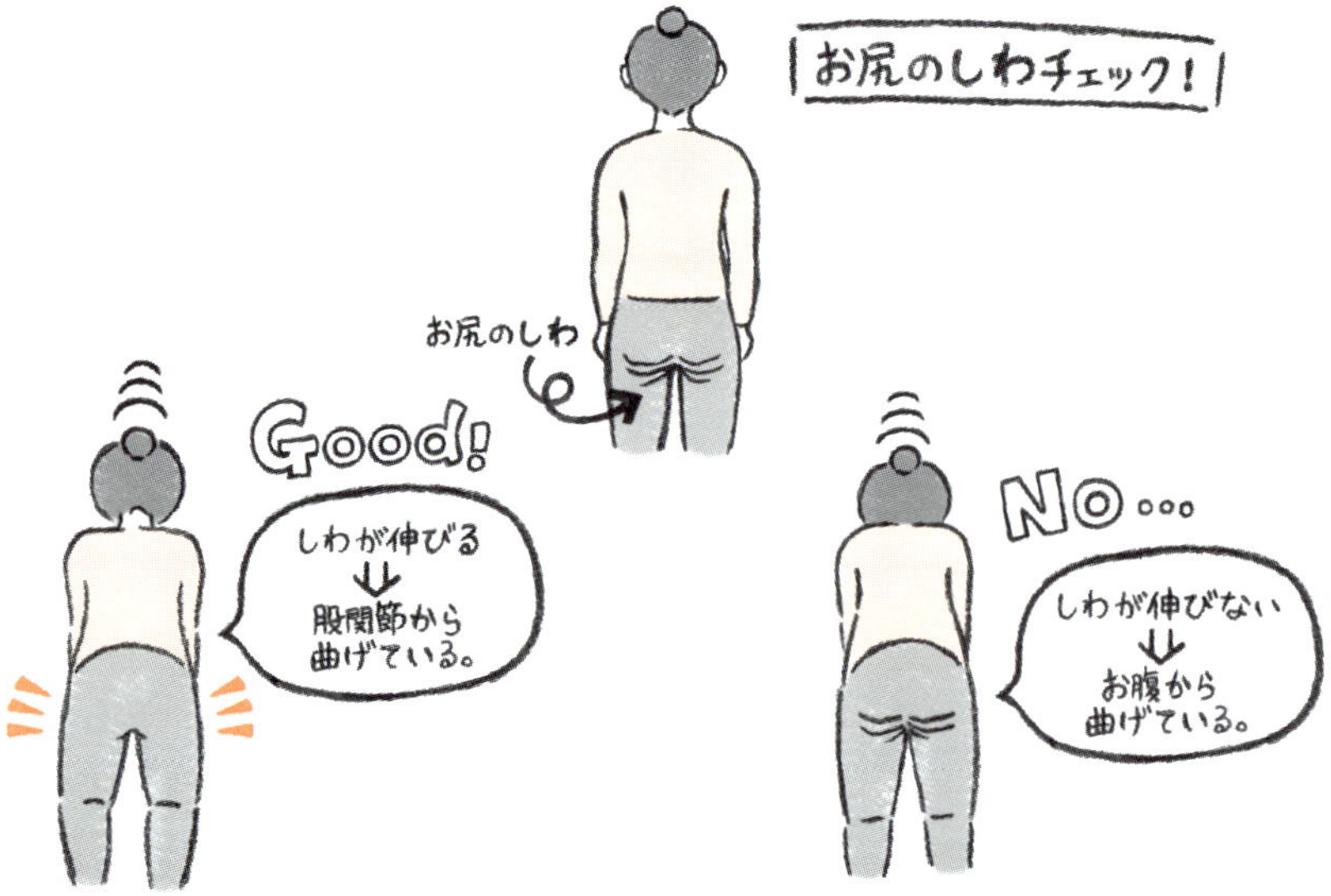

また、前傾姿勢の延長・応用として、しゃがむ時にも、この、骨盤と腰骨のポジショニングが重要になってきます。腹から曲げてしまう人は、後方重心でバランスを崩しやすくなるため、しっかりしゃがめなくなります。中にはそのまま地べたに座り込んでしまうという人もいます。そこで、股関節を広げながら、腹を曲げず、骨盤と腰骨を真っ直ぐにしながらしゃがんでいくと、しっかりと腰を落とすことができるようになります。

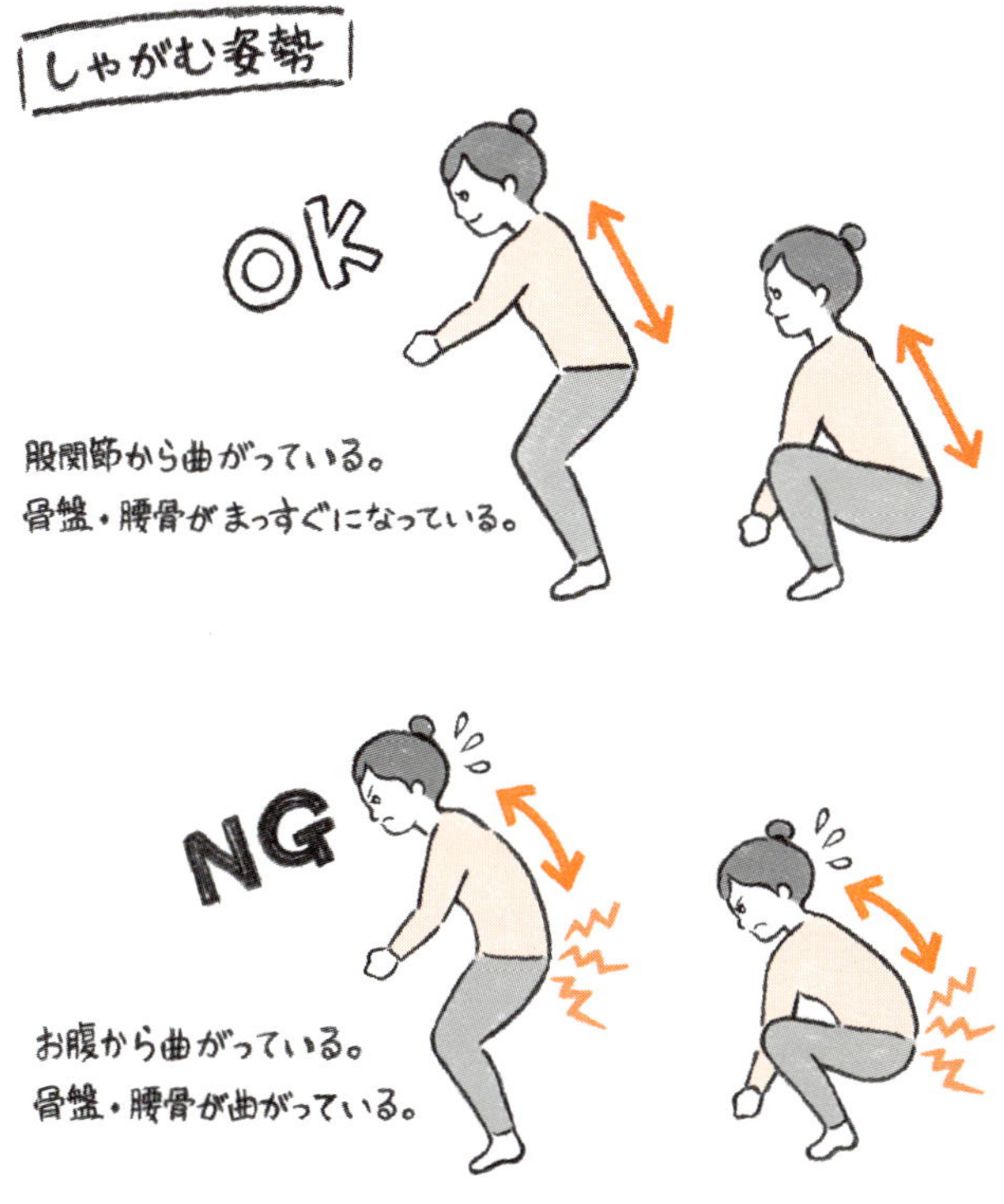
しゃがむ姿勢
OK
股関節から曲がっている。
骨盤・腰骨がまっすぐになっている。
NG
お腹から曲がっている。
骨盤・腰骨が曲がっている。

2章

疲れない体の使い方

家事編

掃除、洗濯、買い物……家庭での仕事が負担になっていませんか？　日常生活で感じる疲れの原因は、体がうまく使えていないことによる場合が多くあります。合理的に体を使えば、肩こり、腰痛、筋肉疲労に悩む場面はぐっと減ります。

食器洗い

✕ 体を腹から曲げると腰に負担が集中。

○ 腹ではなく、股関節から上体を曲げた、「腰の決まった姿勢」をとる。

シンクに対して、つま先を前に向けた姿勢で洗い物をしていませんか？　この姿勢では、股関節の動きが制限されるため、腹から上半身が曲がりやすくなり、腰一点に負担が集中してしまいます。

腰を痛めない姿勢をとるためのポイントは一つだけです。

ポイント

シンクに対して足先をT字型にして開き、ひざ・股関節も軽く曲げる。

片方のつま先を外側に向けT字をつくるようにすると、股関節が

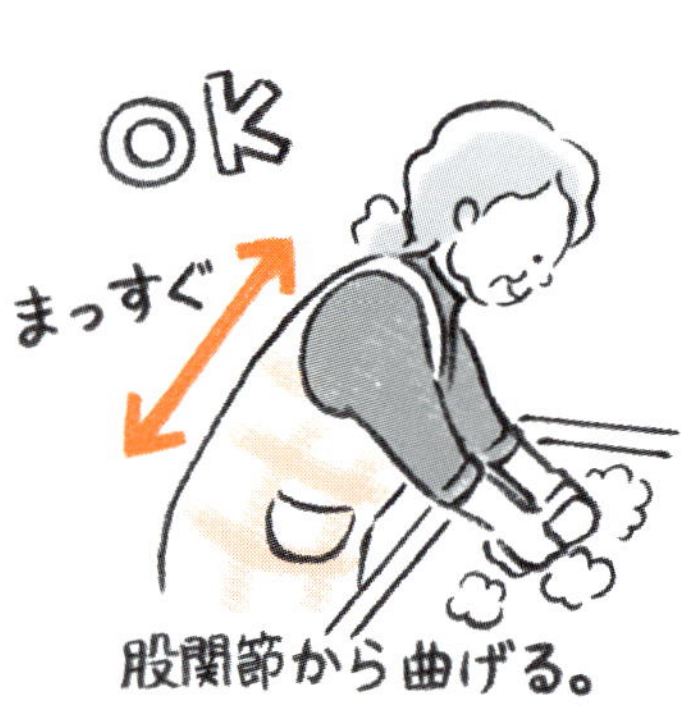
OK
まっすぐ
股関節から曲げる。

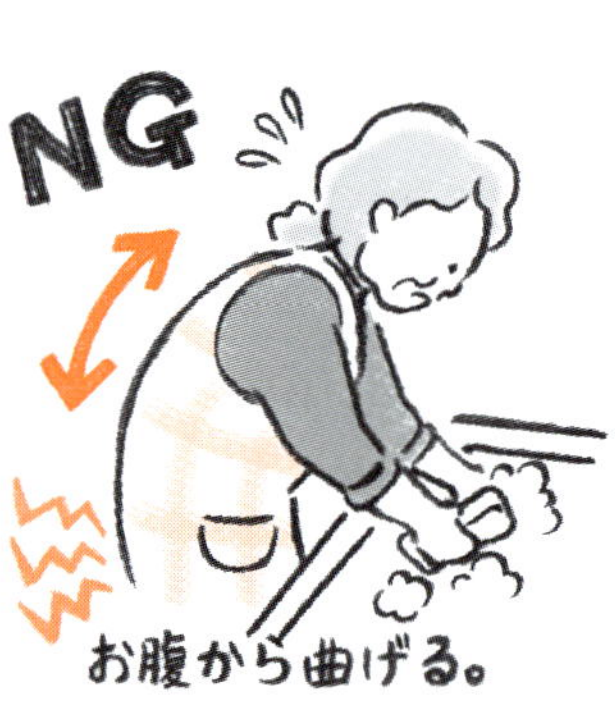
NG
お腹から曲げる。

ゆるんできます。そして、骨盤と腰骨を真っ直ぐにして、股関節から上半身を前傾させていきます。すると、腰への負担が軽減し、食器洗いもラクに行えるようになります。

また、片足だけ乗せる低い台を置くのもオススメです。片足のつま先を外側に向けた状態で台に乗せると上半身が股関節から曲がりやすくなるため、ラクに体勢が取れます。

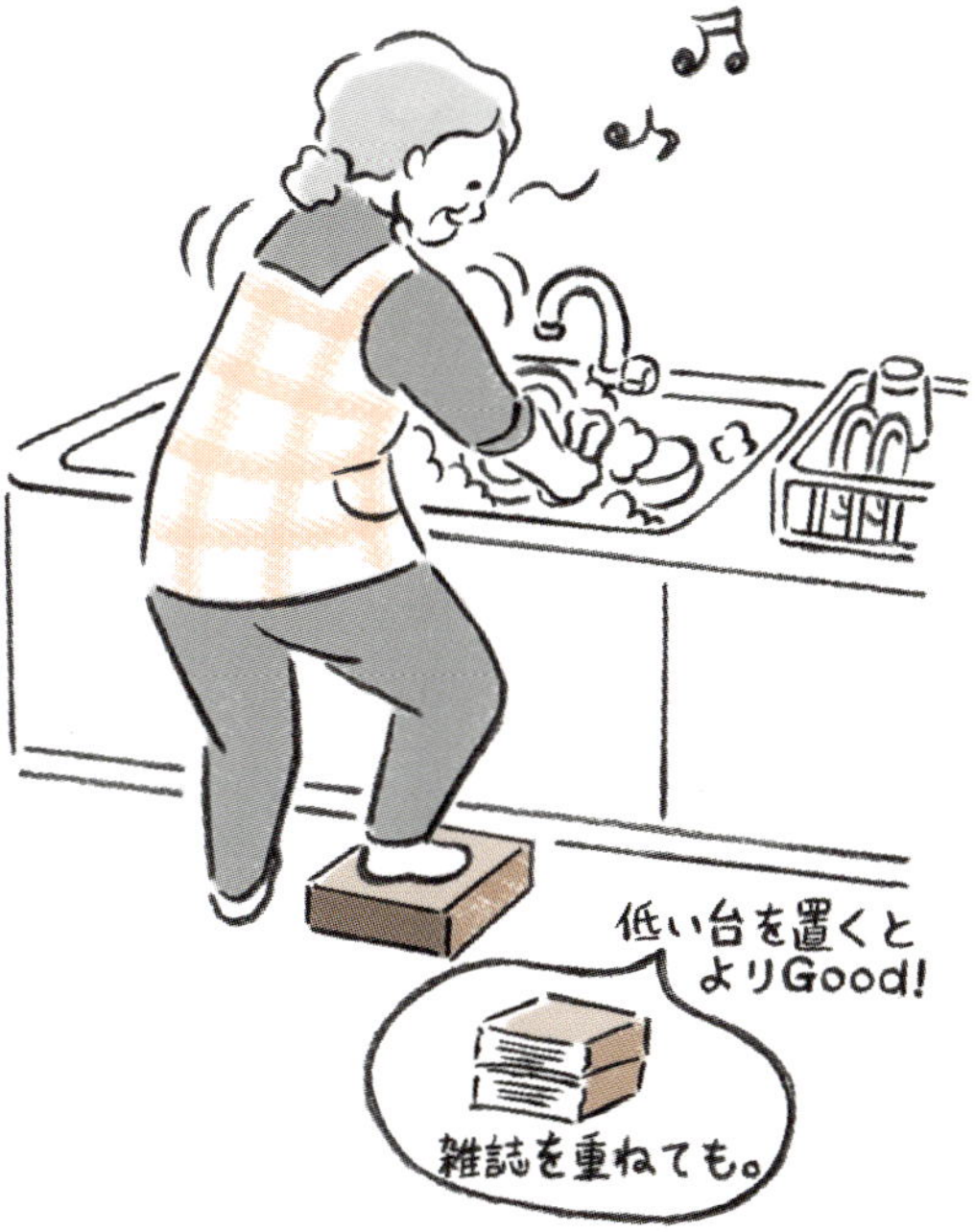
低い台を置くと
よりGood!
雑誌を重ねても。

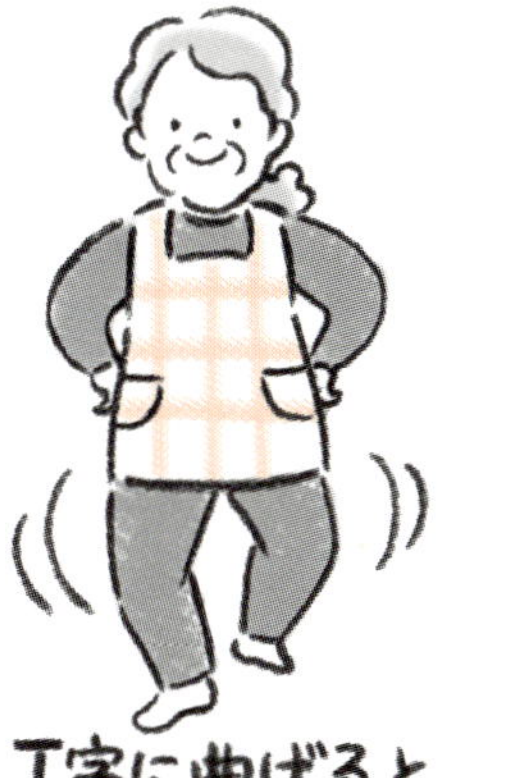
T字に曲げると
股関節がゆるむ。

ゴミ出し

✕ 腕力だけでゴミを持つ。

○ 肩甲骨を開き、背中と腕とを連動させてゴミを持つ。

家の中ではさほど重さを感じなかったゴミでも、集積場まで運ぶとなると、意外と重く面倒になるという人も少なくないでしょう。そこで、背中と腕とを連動させることで、今までよりもずっとラクに運べる方法を試してみましょう。ポイントは2つあります。

ポイント1

背中と腕とを連動させる。

ゴミ箱の場合は、まず両手の甲を自分の方に向けて後ろから腕を回していきます。すると、肩甲骨が広がり背中に適度な張りができ、背中の力を腕に伝えられる状態ができます。その状態を保ちながら、手首だけ返し、手の平からゴミ箱を持ちます。

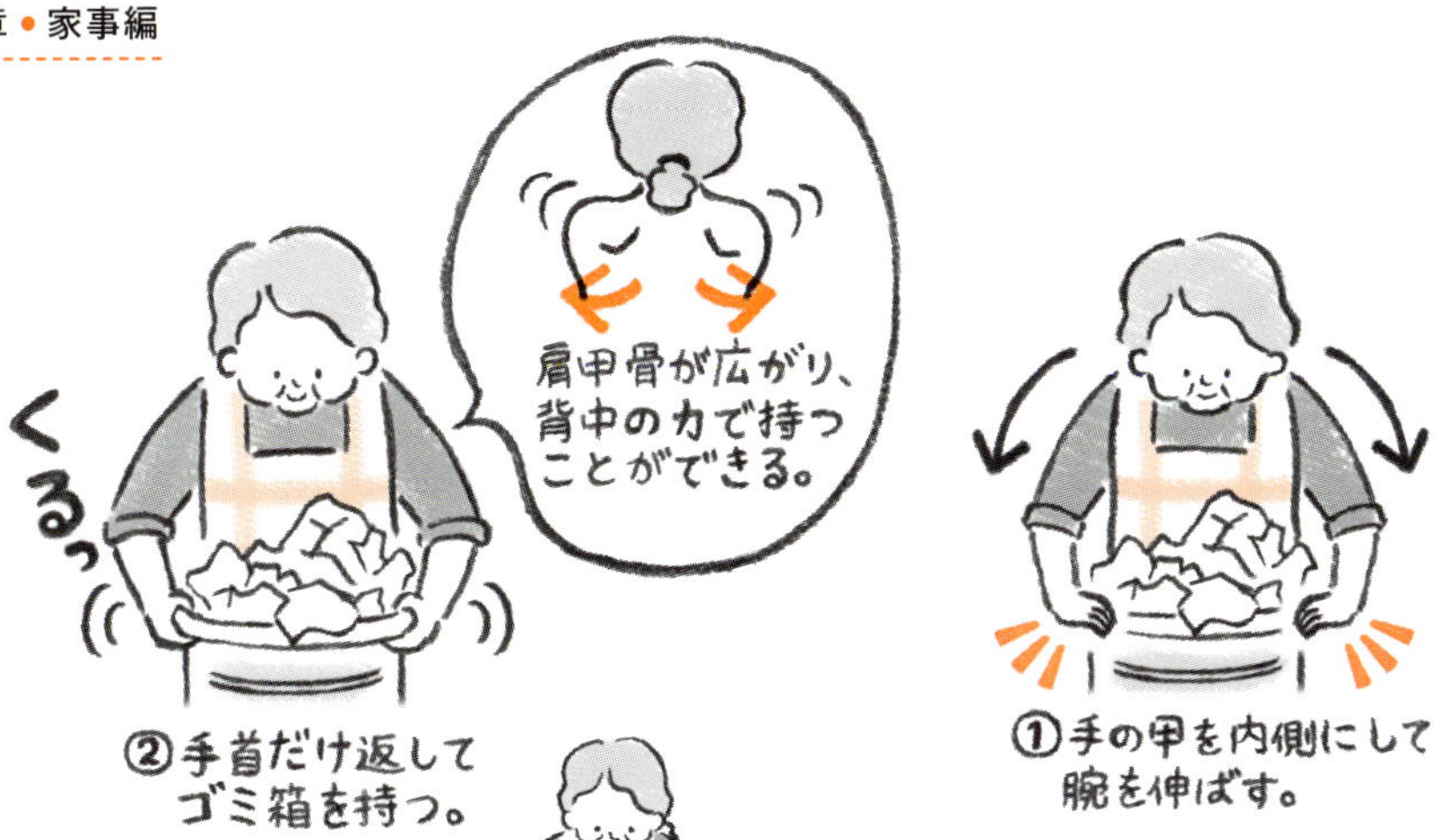

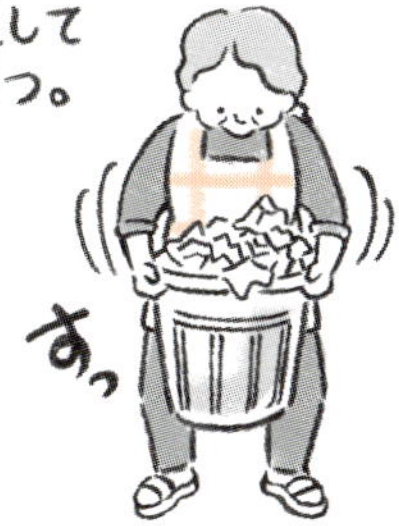
すっ

すると、腕で持つよりも、背中全体でゴミ箱を持つ感覚となり、ラクに持つことが可能になります。

ゴミ袋の場合は、普通に持った状態から、**小指を前に向けて、手の平を外側に向ける**ようにします。すると、背中の肩甲骨が広がり、適度な張りが生まれ、背中全体で持つ体勢が出来上がります。ただ、ずっとその体勢でいると疲れるので、時折、元に戻し、そこから再度手の平を外に向けるようにします。

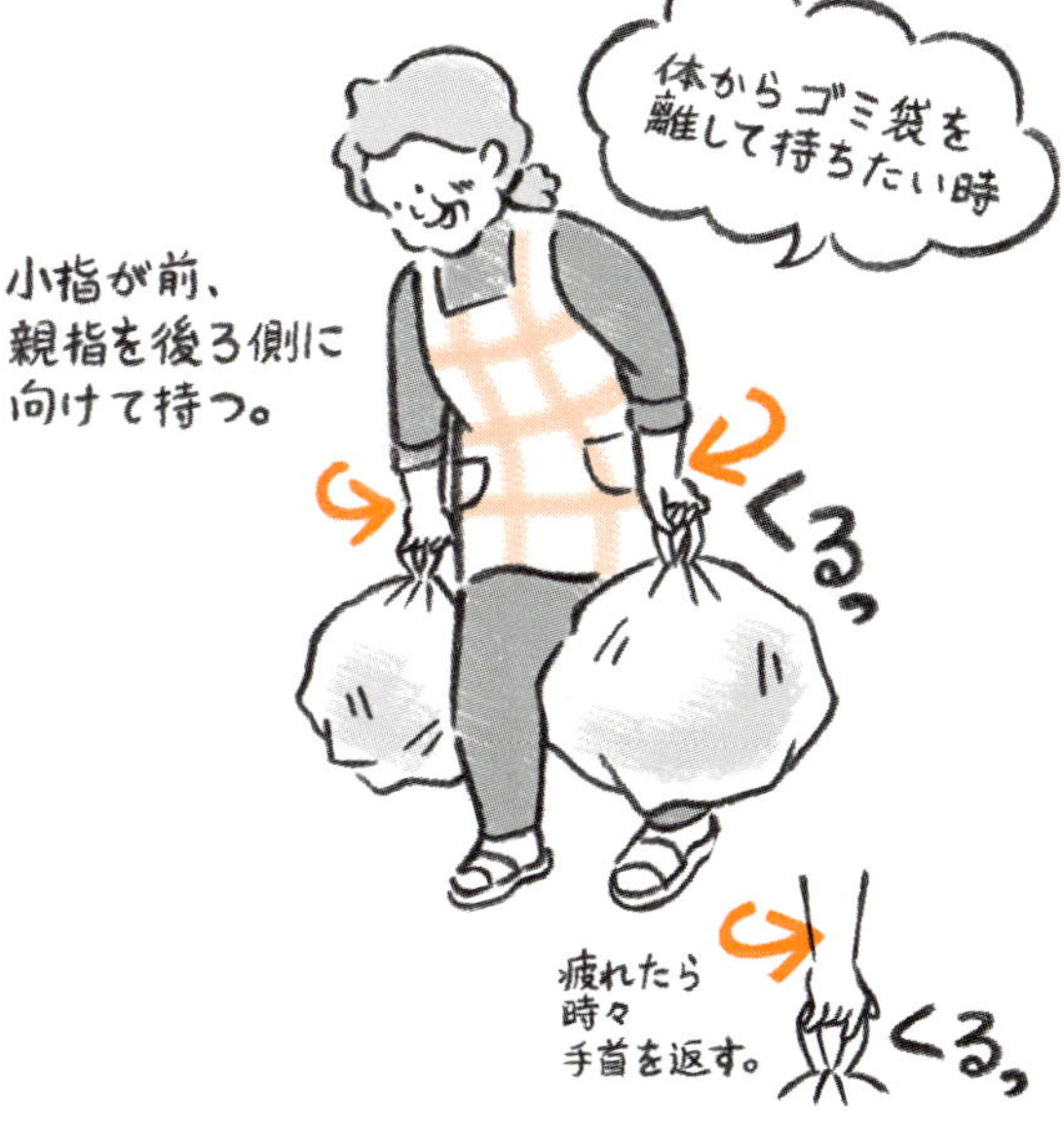
体からゴミ袋を
離して持ちたい時
小指が前、
親指を後ろ側に
向けて持つ。
くるっ
疲れたら
時々
手首を返す。
くるっ

ポイント
2

ぎゅっと握らず、中指と薬指の根元にかける。

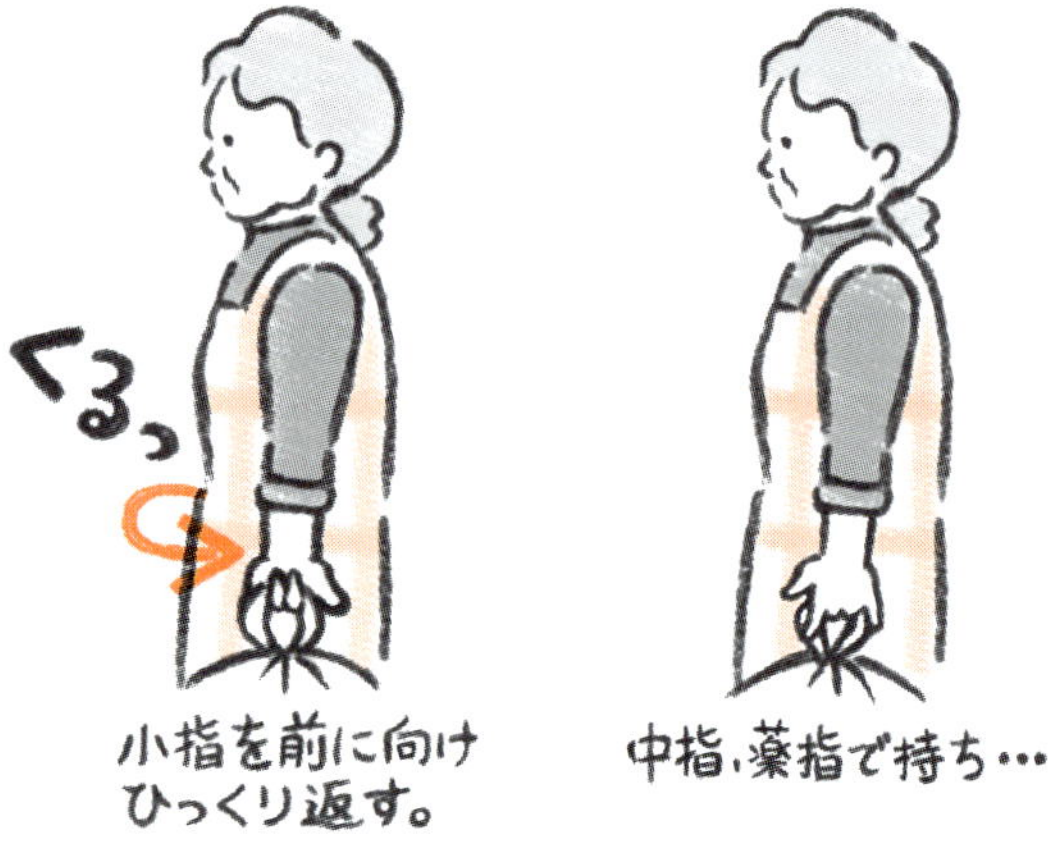
中指、薬指で持ち…
くるっ
小指を前に向け
ひっくり返す。

ゴミ袋の結び口が狭い場合は中指と薬指の根元をかけるようにします。

握らず、かけているだけで大丈夫!?と思うかもしれません。しかし、例えば電車の丸いつり革につかまる時、軽く指をかけているだけでも十分に自分の体を支えられます。さらにその時には、中指、薬指が中心になっているはずです。中指・薬指は構造的にも腕の中心に沿ってあるため、効率よくゴミ袋の重さを伝え、しかも、背中と腕との連動性も引き出してくれる役割を果たしてくれているのです。

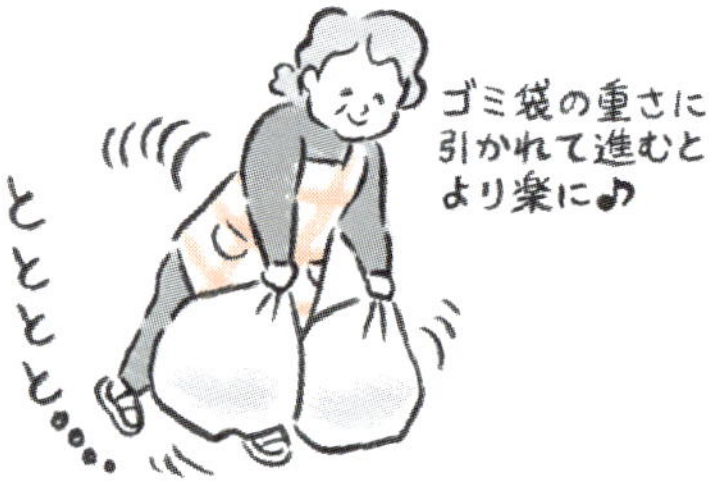
ゴミ袋の重さに
引かれて進むと
より楽に♪
とととと…

アイロンがけ

× ぎゅっと握って腕だけでアイロンがけをする。

○ アイロンを握らず股関節をゆるめ、倒れる力でかける。

シャツ1枚ならまだしも、何枚もアイロンがけをしていると、肩や腰が重く、痛くなってくるものです。疲れず、体を痛めにくいアイロンがけは、腕でかけずに、倒れる力でかけることです。ポイントは2つあります。

ポイント1

握らずに持つ。

アイロンのように重さのあるものだと、どうしてもぎゅっと握りたくなってしまいます。ぎゅっと握ると力が入り、結果と

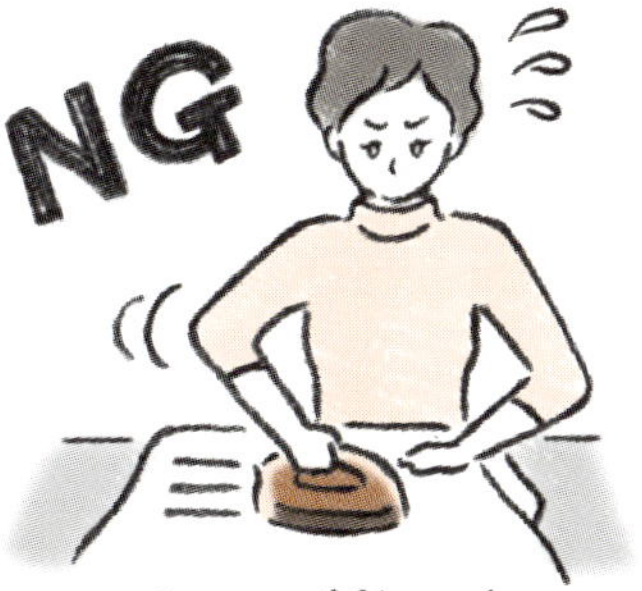

腕の力で動かす。

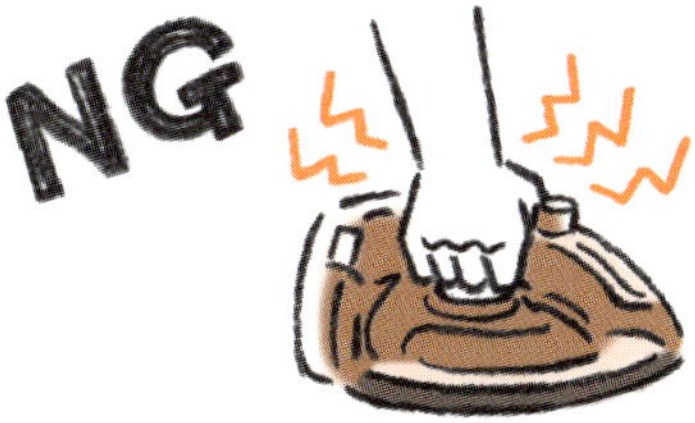

ぎゅっと握る。

して腕だけの力に頼り、全身が上手く使えなくなります。指はアイロンに軽く添えるぐらいのイメージです。親指、人差し指は軽くかけ、小指、薬指、中指を中心に持っている感覚です。（P54「掃除機がけ」参照）

ポイント2

倒れる力を引き出す。

腕でかけようとせず、上体を前傾させて戻す時に出る力、つまり倒れる力によってアイロンをかけるようにします。その時、足元を踏みしめてしまうと上体の動きが出ず、腕だけでかけるようになり、肩や腰に負担が集中してしまいます。しかし、足元を踏みしめず、股関節もゆるめた状態でアイロンがけをすると、上体が倒れやすくなり、それがアイロンをかける力に変換されていきます。つまり、腕先でなく、体全身でアイロンがけが出来るようになるので

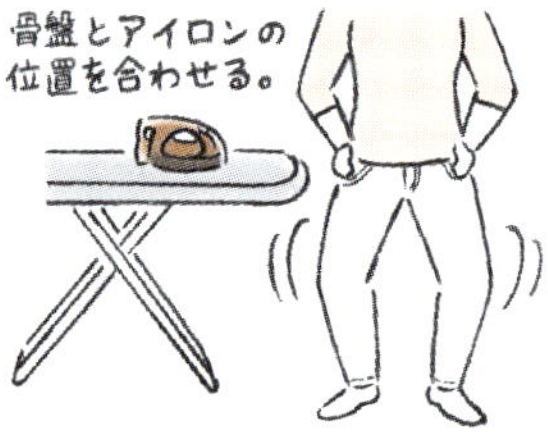
骨盤とアイロンの位置を合わせる。

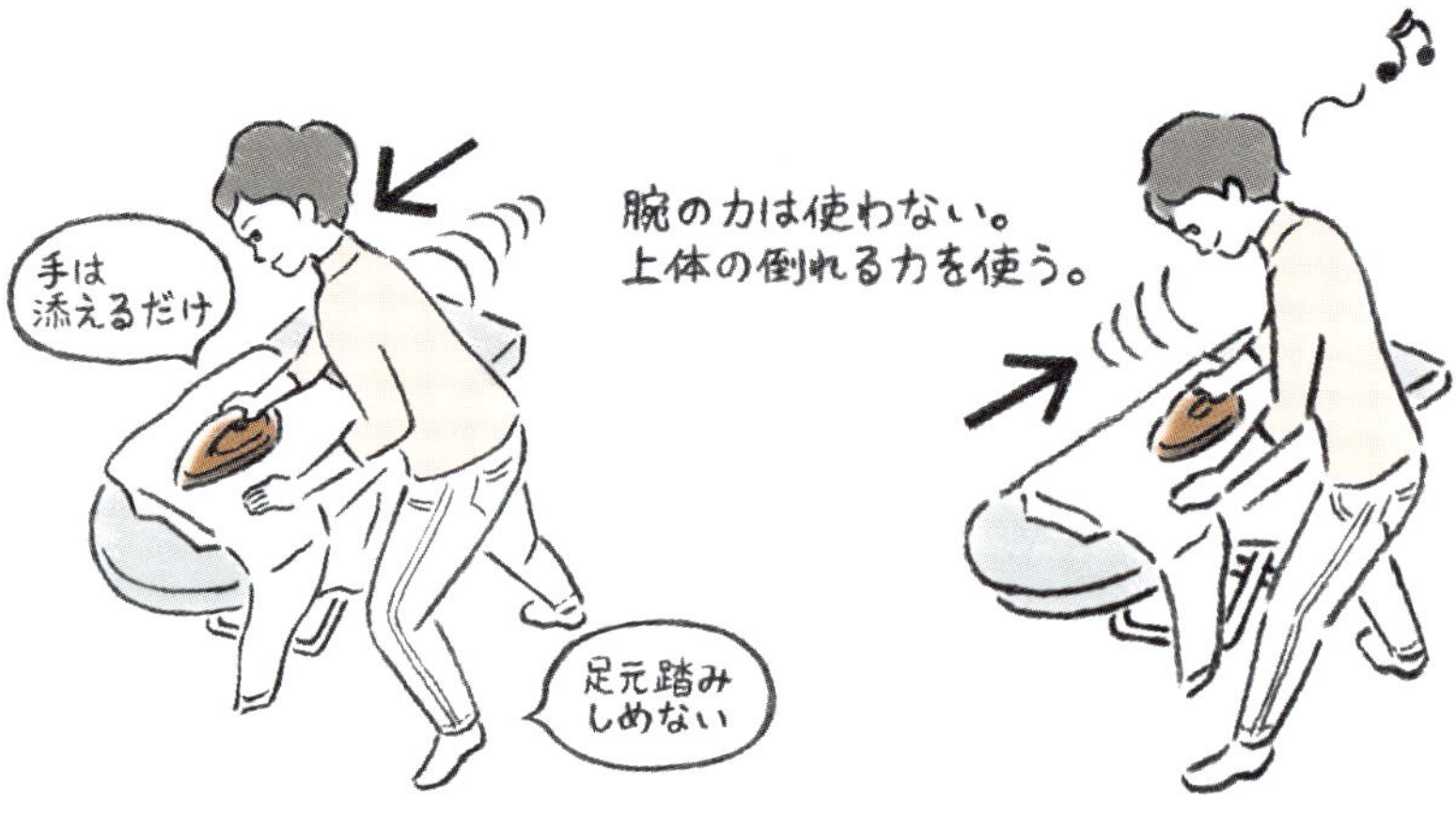
腕の力は使わない。
上体の倒れる力を使う。
手は添えるだけ
足元踏みしめない

す。その際、骨盤と同じ高さにアイロンを置いてアイロンがけすると倒れる力がアイロンに伝わりやすくなり、さらにラクになります。

◉床に座ってのアイロンがけ

正座の状態でのアイロンがけは、立った時以上に腕の力だけに頼りがちです。

一方の片ひざを立て、もう一方の足をつま先立ちにします。全身をリラックスさせて、股関節から上体を倒し、戻すという動作をしていきます。すると、上半身、腕が一体化して動くようになり、結果としてアイロンがけもラクに行えるようになってきます。

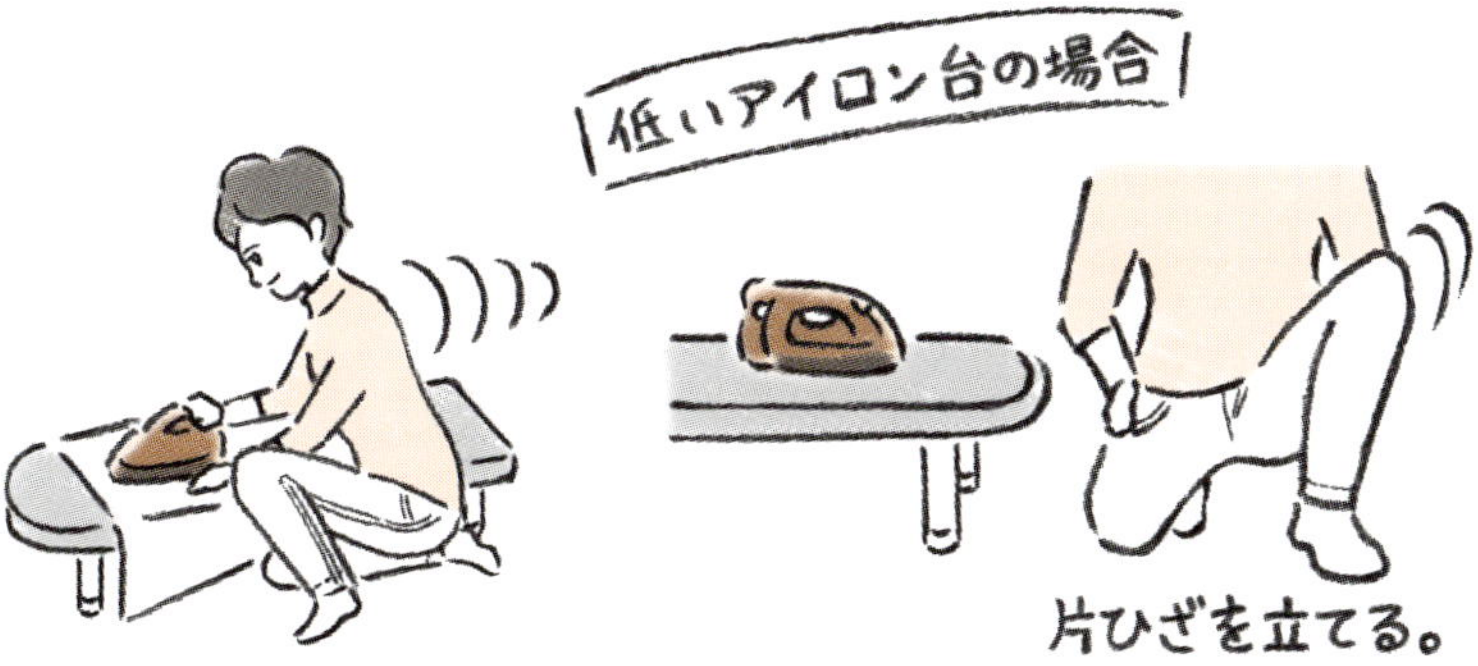
低いアイロン台の場合
片ひざを立てる。

掃除機がけ

✕ ぎゅっと握り、腕力だけで行う。

○ 掃除機と一体化して行う。

フローリングの何もない床を掃除機がけするならば、比較的快適に掃除できます。しかし、実際には掃除機本体を持ち上げるなどしなければいけないことも多くあります。そこで、どんな場合にも対応できる、重さを軽減し掃除がラクに出来る方法を試してみましょう。掃除機を「持ち方」と「使い方」に分けて考え、2つのポイントでラクに上手に使いこなします。

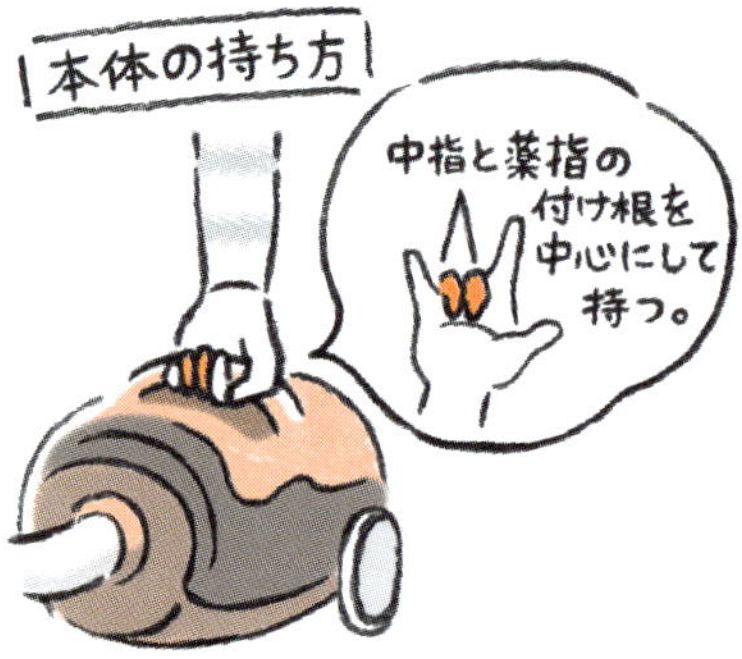
本体の持ち方
中指と薬指の付け根を中心にして持つ。

ポイント1

掃除機の持ち方は中指・薬指中心に。

●本体の持ち方

中指と薬指を意識し、2本の指の付け根部分に本体を引っかけるようにして持つと、肩甲骨が広がり背中と腕とが連動しラクに持てます。

●柄の握り方

ぎゅっと握ると、無駄な力を使い、かえって動かしにくく、疲れやすくなります。そこで、親指と人差し指は握らず、柄から外し、柄を握るのは中指、薬指、小指にします。この握り方だと、投げ縄のように、指に柄が自然と引っかかってきます。また、握らないことで、様々に動く柄にも柔軟に対応しついていきやすくなります。

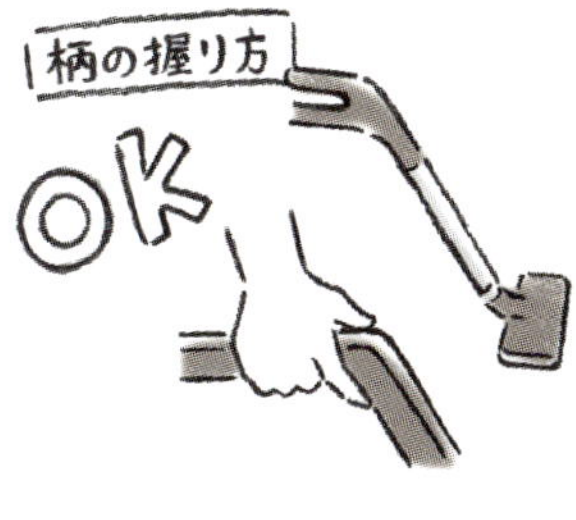
柄の握り方
OK

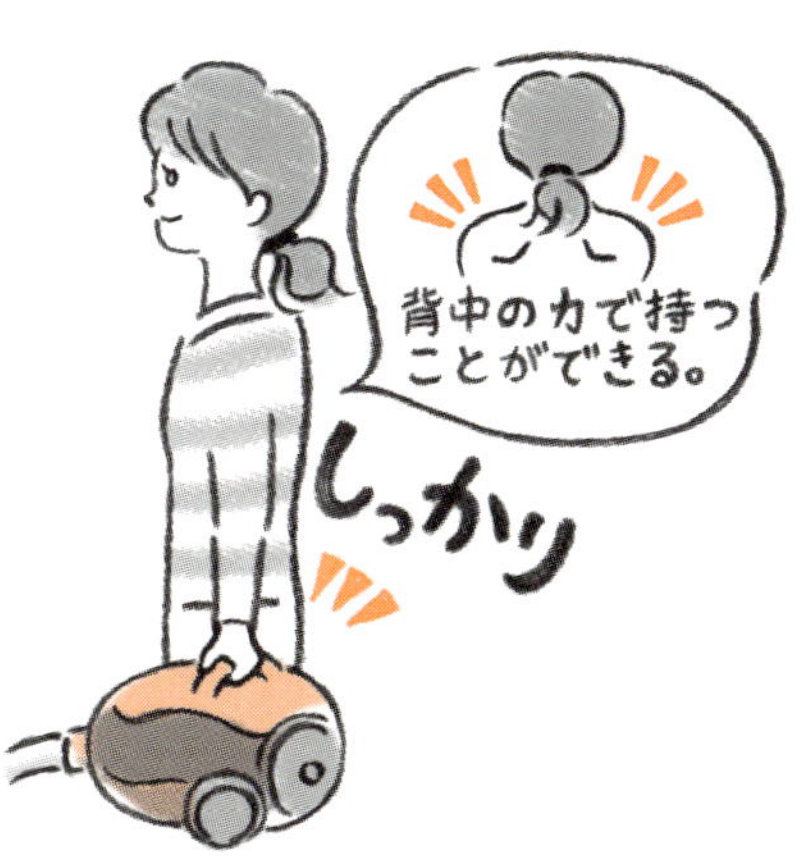
背中の力で持つことができる。
しっかり

ポイント
2

掃除機と一体化する。

本体＆柄の使い方

本体の車輪が動きにくいような場所では、掃除機を持ち上げる必要があります。その際は、自分の腰と、掃除機の本体の高さを合わせるようにします。

掃除機をかける時は、足を前後に開き、前の足と柄が平行になるようにします。足と柄を同時に動かすと、柄と足のバランスが取れ、動きやすくなります。

体側（体の脇）に掃除機を付け、重心を移動させる時に掃除機も一緒に動かすという、掃除機と人が一体化したイメージです。この状態だとバランスが取りやすく柄先も安定します。

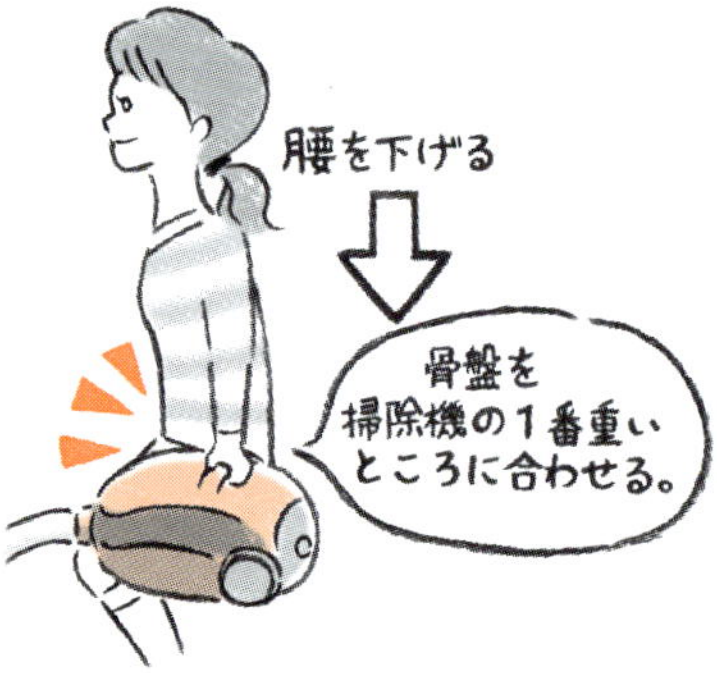
腰を下げる
骨盤を
掃除機の１番重い
ところに合わせる。

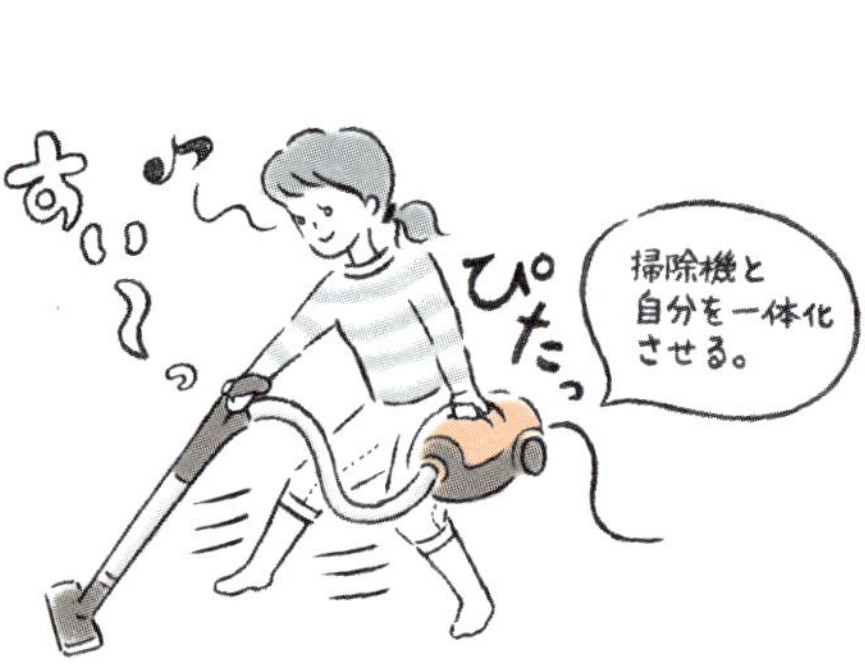
ぴたっ
掃除機と
自分を一体化
させる。

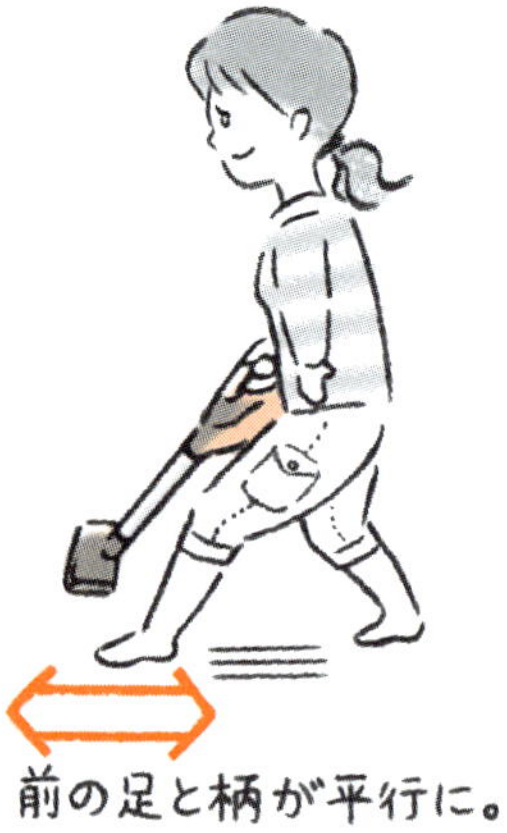
前の足と柄が平行に。

ハンディタイプの掃除機

同じように、体に沿わせて使いましょう。足を前後に開き、掃除機の一番重たい部分にまで腰を下げ、前の足と柄が平行になるようにします。すると、掃除機と一体化した感覚となり、ラクに行えます。

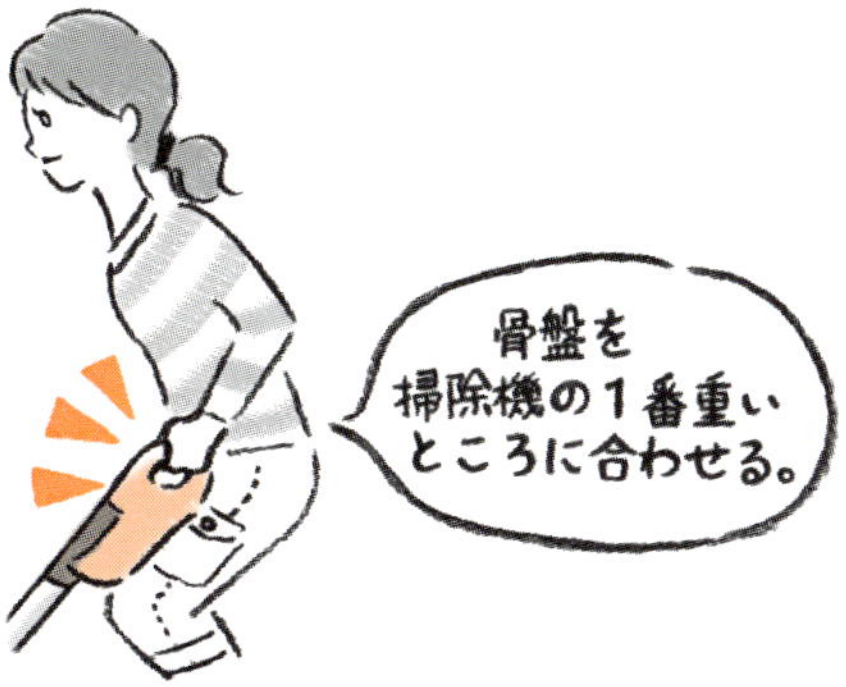
骨盤を
掃除機の１番重い
ところに合わせる。

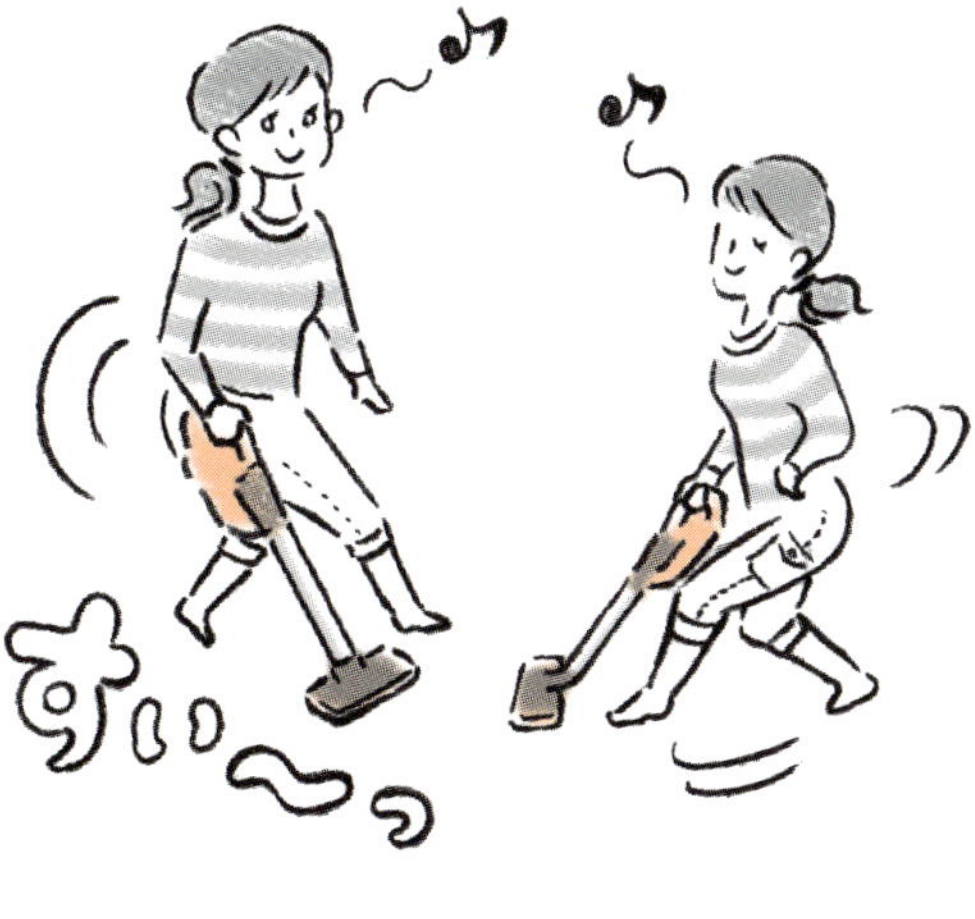
すぃ〜っ

高い所への食器の出し入れ

× 手先と腕だけを伸ばしている。

○ 肩甲骨のスライドを引き出し、腕を長く使う。

食器棚の高い位置からの食器の出し入れはしにくいものです。落としては大変と力んでしまい、ガシャガシャと音もたち、苦手な動作という人も少なくないでしょう。

普段よりも腕を長く使えば、高いところにも届きやすくなり、力まずに食器の出し入れをすることが出来るようになります。ポイントは1つだけ。肩甲骨を上手く使い、腕を伸ばすということです。

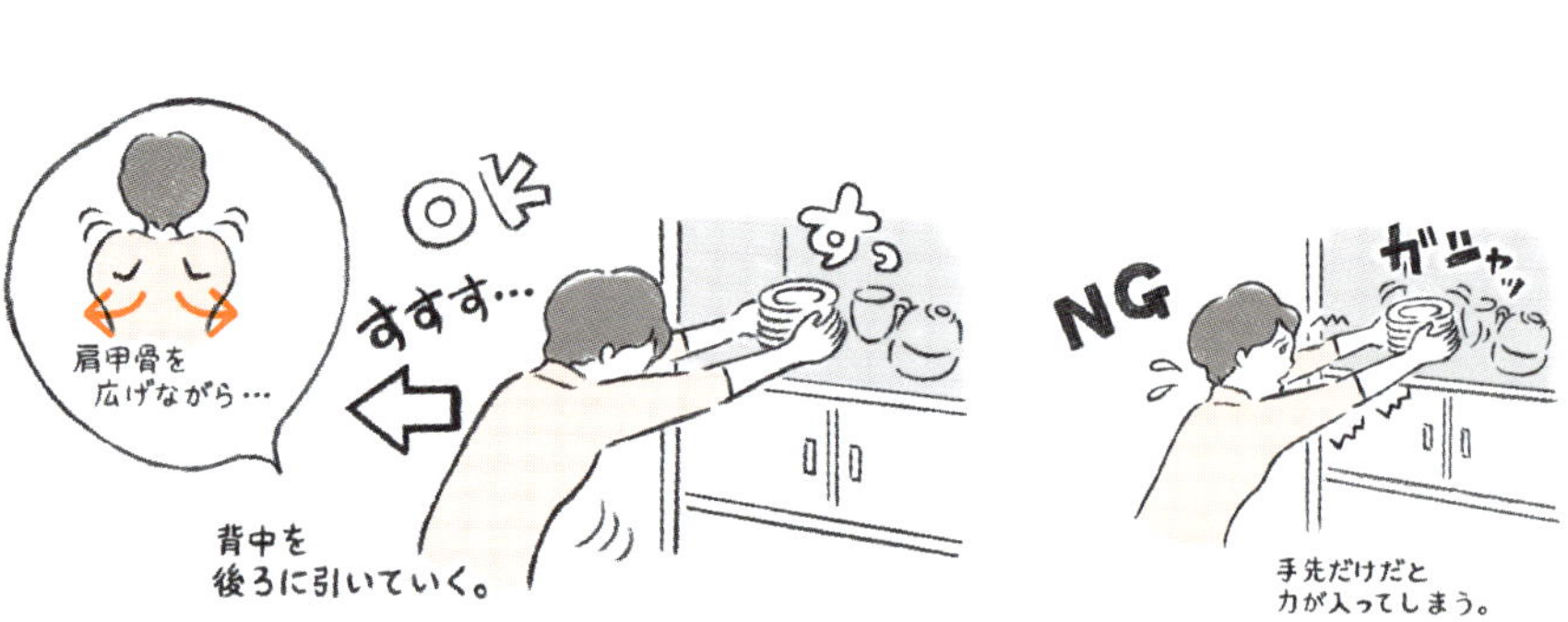

肩甲骨を
広げながら…
OK
すすす…
すっ
背中を
後ろに引いていく。
NG
ガシャッ
手先だけだと
力が入ってしまう。

ポイント

肩甲骨の動いた分だけ、腕は長く使える。

高いところにある食器を出し入れする場合、食器を持ち、肩甲骨を左右に広げながら背中を後ろに引くイメージで、腕を伸ばしていきます。

こうすることで、肩甲骨のスライドが最大となり、スライドした分だけ腕が長く使えます。背中と腕とが連動し力も出てくるので、安定した状態で食器の出し入れがしやすくなります。

同じ動きは、子どもを「高い高い」するときにも効果的です。

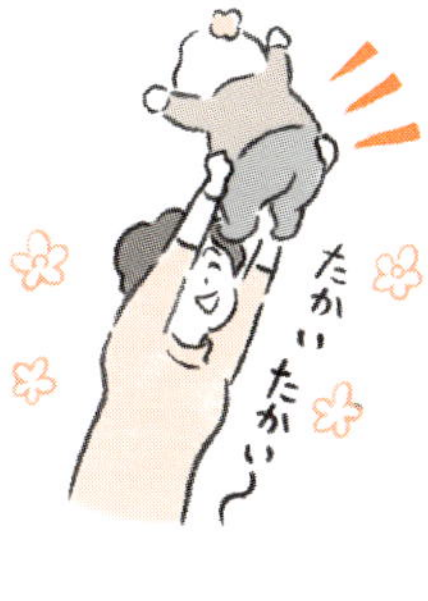

◉肩甲骨で腕が長くなる実験

とはいうものの、本当に腕が伸びているのか、実感がわきにくい人は次の実験をしてみましょう。最初は「前ならえ」で指先が壁から10センチほど離れた状態から、できる限り腕を伸ばすようにしてみます。いくらかは伸びたとしても壁には届きにくいでしょう。

次に、肩を耳につける感じで引き上げ、腕を伸ばすと先ほどと比べかなり腕が伸ばせ、場合によっては壁に指先が届くことも少なくありません。

なぜかと言えば、背中の肩甲骨の動きがしっかりと引き出せることにより、その分だけ腕が伸ばせるからです。

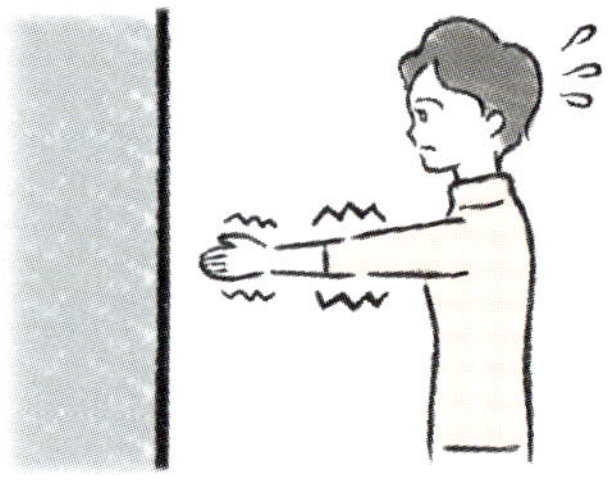

手を伸ばして届かない時…

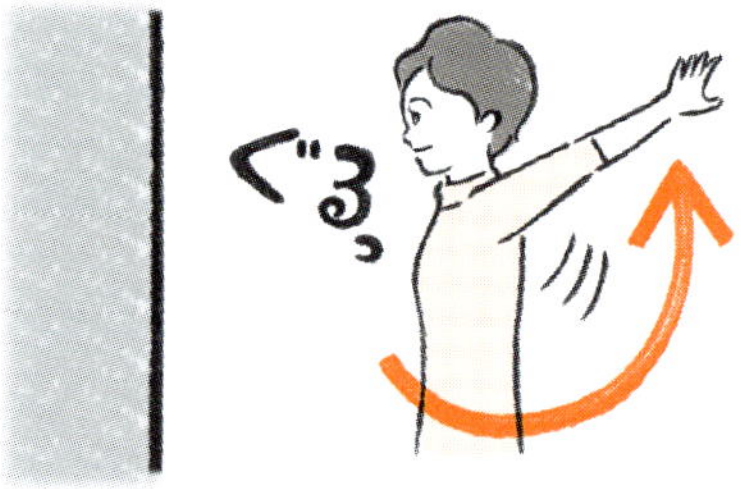

小指を上にして
腕を大きく、ぐるっと回す。

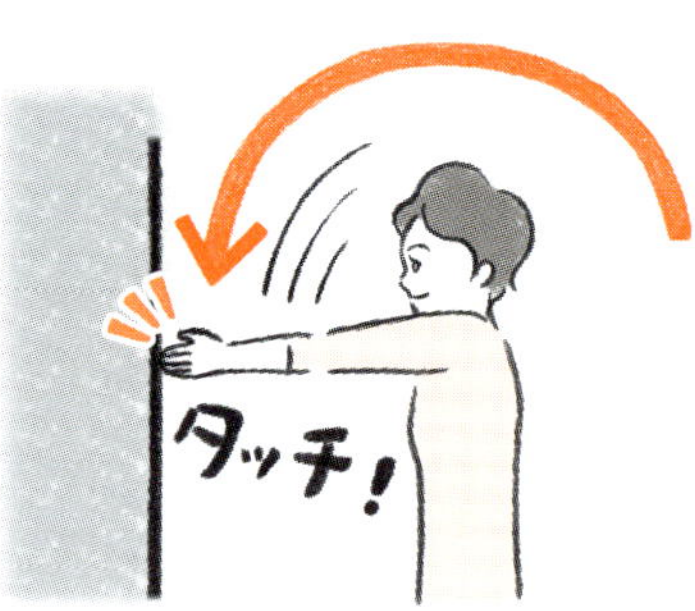

◉高い所の物を取る

高いところにある、あと少しで届くような物を取る時に、肩甲骨がしっかりと動かすことができれば、いつもより腕が長く使えるため、物も取りやすくなります。

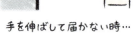

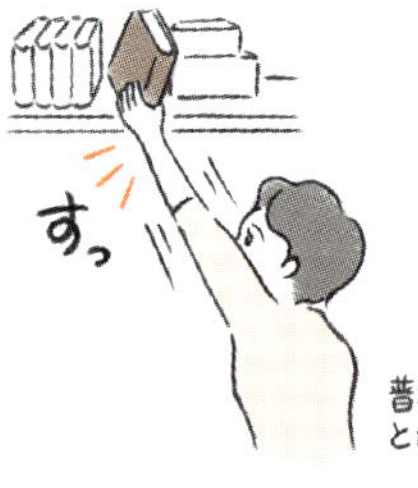

普段手が届かないものが
とれるかも。

布団の上げ下ろし

× 腕力と腰で吊り上げる。

○ 背中で抱え、股関節で上げ下ろしする。

布団の上げ下ろしが腰とひざ、肩に負担がかかることは、誰でも経験していることです。毎日行なっていても、なかなかラクにできるようにならないこの動作ですが、持ち方と上げ下ろし方法の2つのポイントを工夫すれば、ラクに行えるようになっていきます。

ポイント1

背中を中心に抱える。

よく見られる抱え方は、高い腰の位置で腹から曲げて、腕

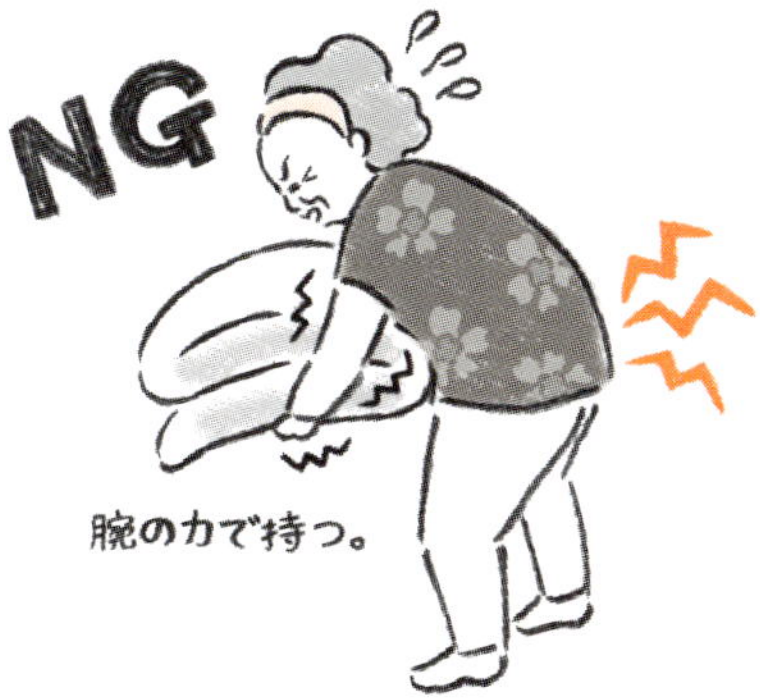

の力だけで持つというもの。

これでは、肩や腰に負担が集中し、体を痛めやすくなります。そして布団が体から離れてしまうと本来の力も発揮できません。

そこで、しっかりと腰を下ろし、骨盤と腰骨は真っ直ぐにして、広げた足の間に布団を入れるような感じで、布団を体に近づけます。

そして、手の甲を上にして両腕を布団の幅に広げ、肩甲骨を広げ布団の下に入れ背中の適度な張りを保ちながら手首を返し手の平から布団を抱えます。

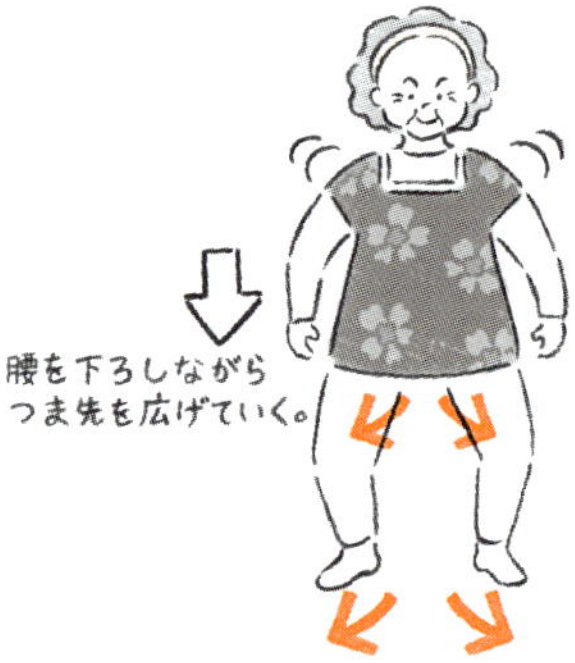
腰を下ろしながら
つま先を広げていく。

肩甲骨を
広げながら…

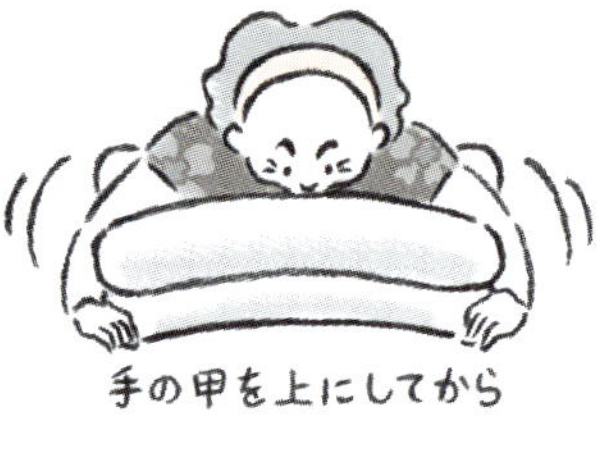
手の甲を上にしてから

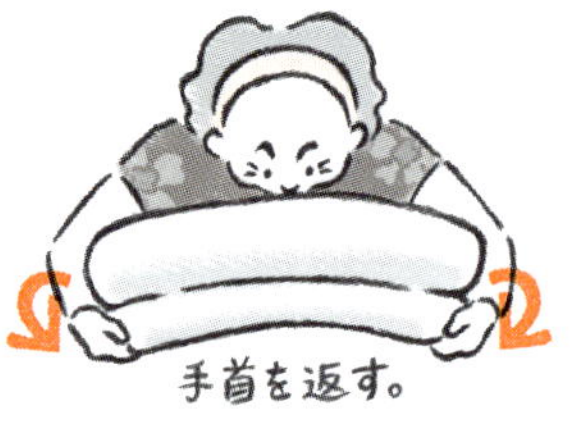
手首を返す。

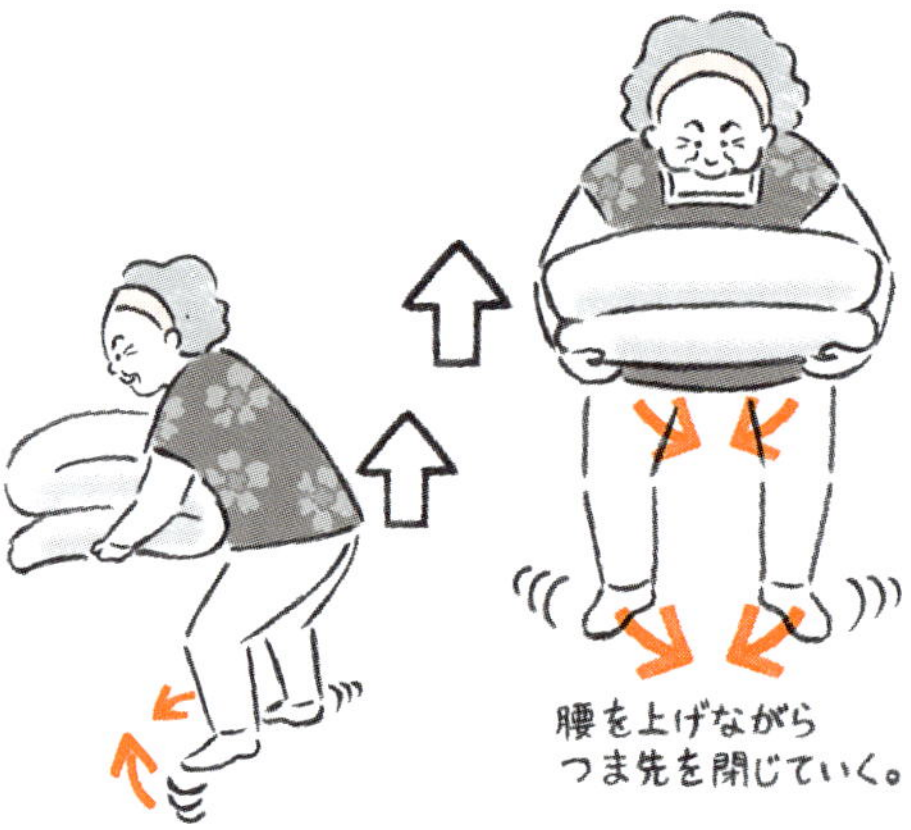
腰を上げながら
つま先を閉じていく。

このことで、腕だけでなく、背中の大きな力が腕まで伝わり、負担なく大きな力が引き出せるようになります。

ポイント2

上げ下ろしは股関節から行う。

抱え方が改善されても、しゃがんで、立つという動作をひざと腰を中心に行ってしまっては問題解決できません。しゃがむ時には股関節からつま先を広げてしゃがんでいきます。立ち上がる時には、股関節からつま先を閉じて立ち上がります。

この時、骨盤と腰骨は負担のないニュートラルポジション（真っ直ぐ）を保つようにします。上半身と下半身が連動し、腰にかかる負担も軽減されます。全身でラクに持てるようになってきます。そして、股関節を中心に全体的に動かすことで、足腰の筋力も引き出せ、負担も分散し、結果的に疲れにくい動きが実現出来てくるのです。

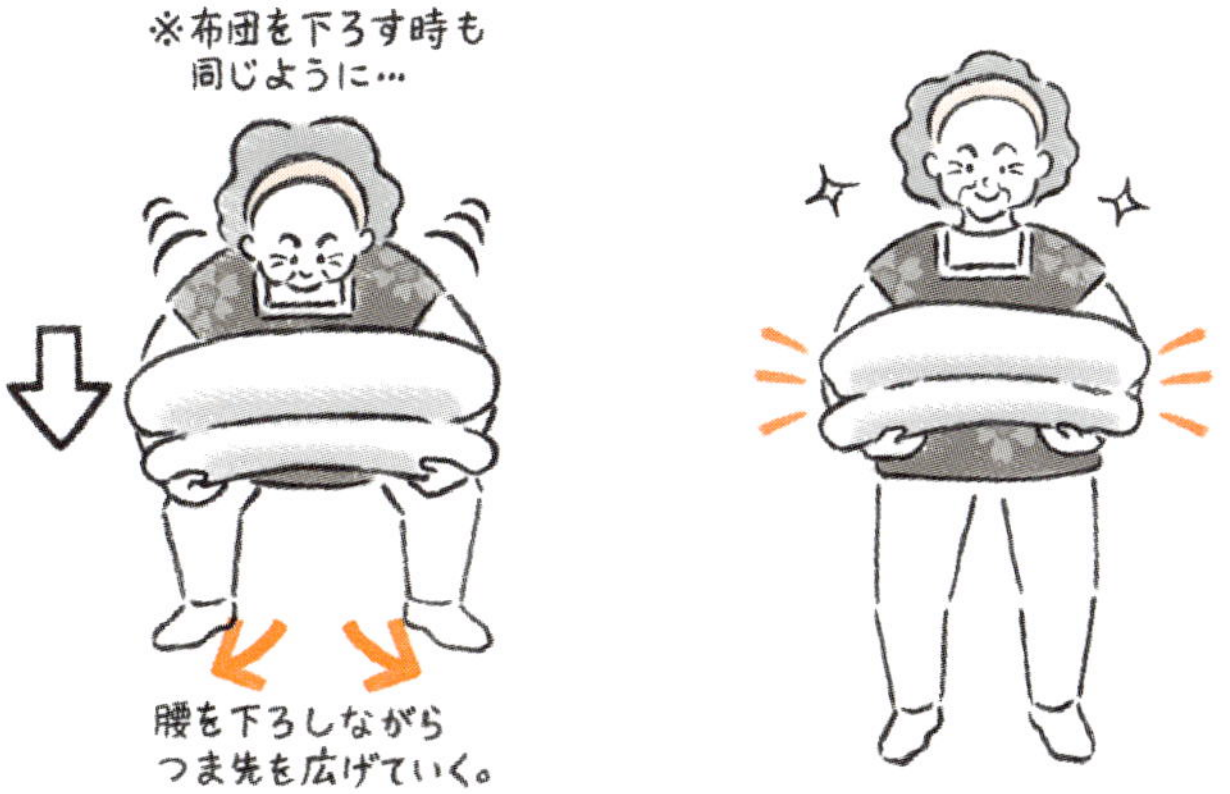
※布団を下ろす時も
同じように…
腰を下ろしながら
つま先を広げていく。

大きな家具の移動

× 気合と腕力で家具を動かす。

○ 体の使い方と知恵で家具を動かす。

一人暮らしなどで、重たい家具を、一人で移動させなくてはならない時があります。そんな時、気合を出して腕力で動かしてしまうと、腰を痛めるなど、残念ことになりかねません。そこで、体の使い方を工夫し無理することなく動かしてみましょう。

ポイントは家具の大小問わず自分の体重を上手く使うということです。

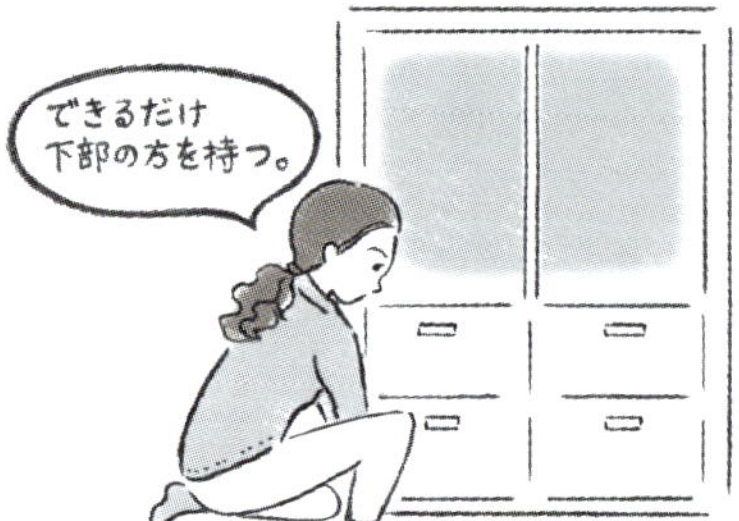
できるだけ
下部の方を持つ。

ポイント

自分の体重を有効利用して大きな力を出す。

●小さな家具

片ひざを立ててしゃがみ、家具のできるだけ下を持ちます。すべって持ちにくい場合は、手の平側にポチポチのゴム、もしくは前面がゴム張りの軍手を使うと、滑らず持ちやすくなります。そして持ち上げるのではなく、軽く左右に揺らしながら移動させましょう。また、押すよりも自分の体重をかけて引っ張るほうがラクに動かせます。

●大きな家具

大きな家具の場合はまず、引き出しを抜いて、できる限り軽くします。そして、片側に倒しながら、底の隙間に汚しても良い毛布を敷きます。そして、毛布の端を持ってしゃがみ、

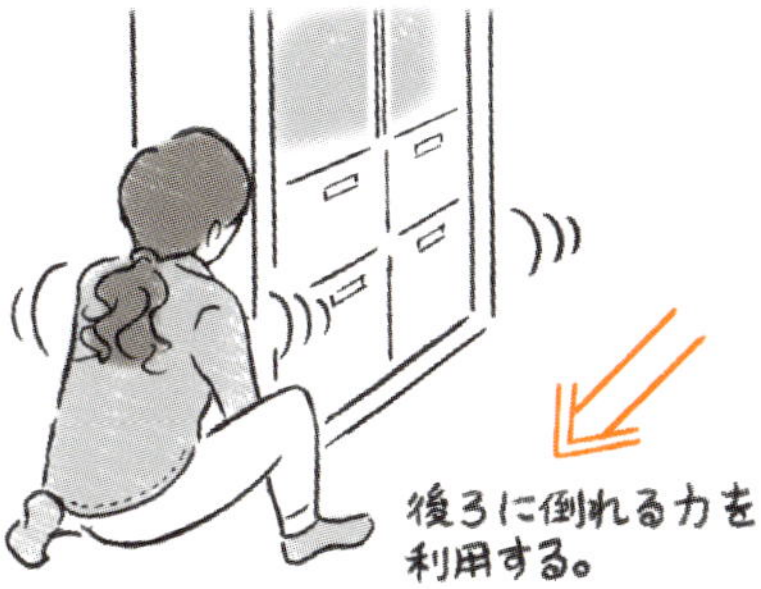
後ろに倒れる力を
利用する。

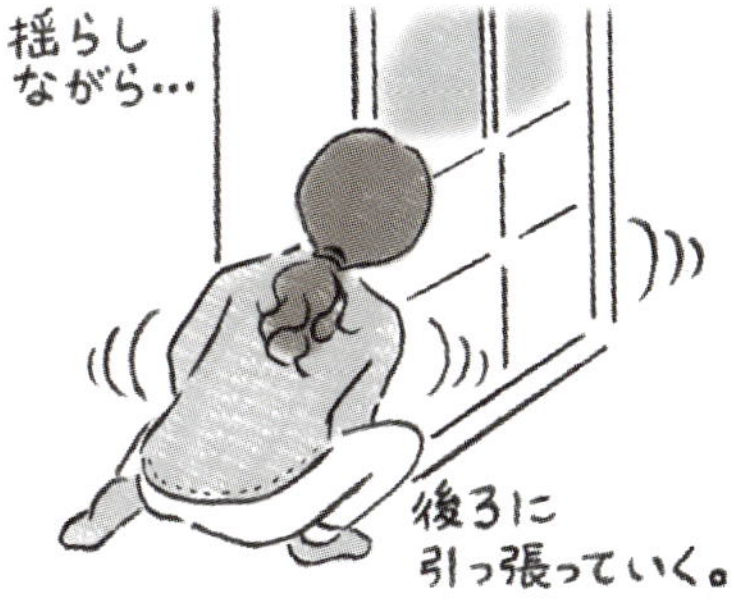
揺らし
ながら…
後ろに
引っ張っていく。

後方に体重をかけゆっくりと尻餅をつきながら、徐々に引っ張っていきます。いきなり勢いよく、力任せに引っ張ろうとすると、家具が倒れる危険性もあるため、要注意です。

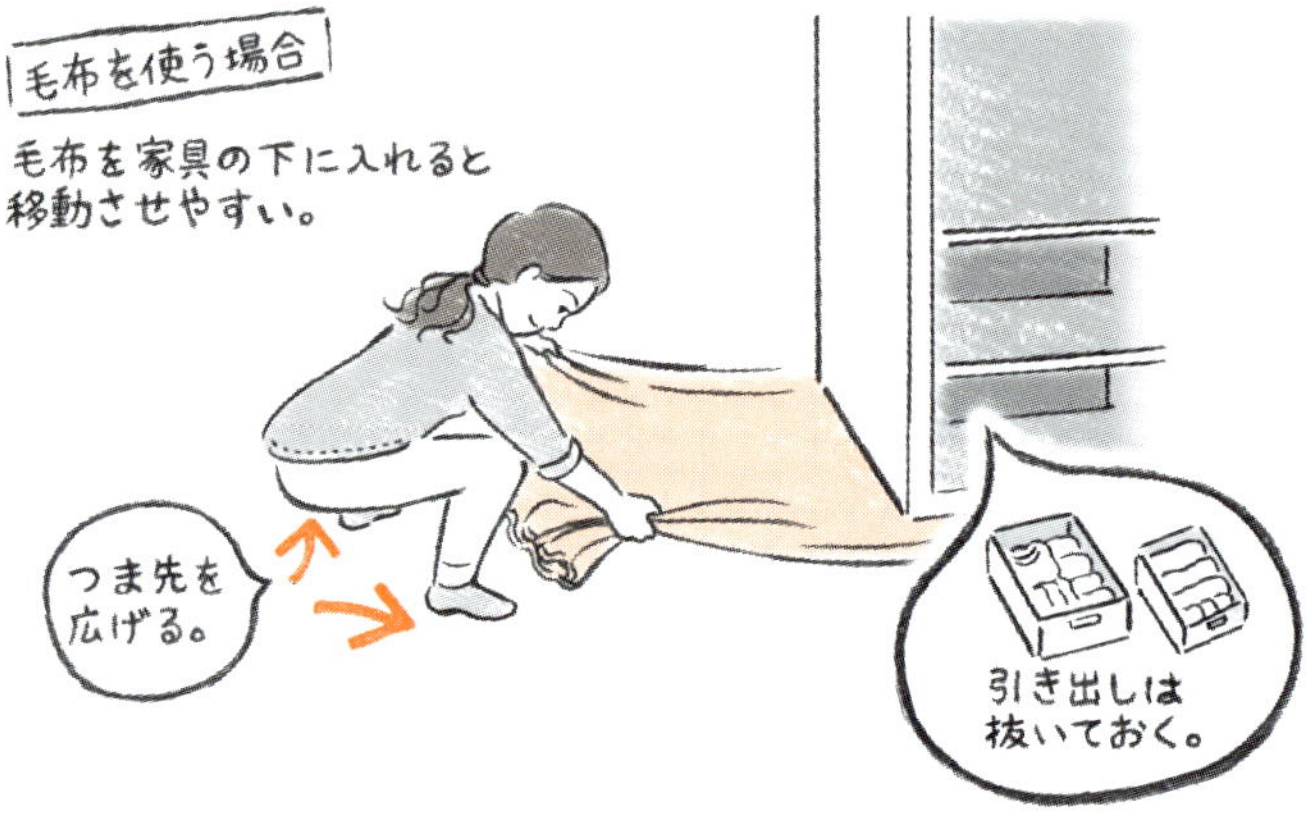
毛布を使う場合
毛布を家具の下に入れると
移動させやすい。
つま先を
広げる。
引き出しは
抜いておく。

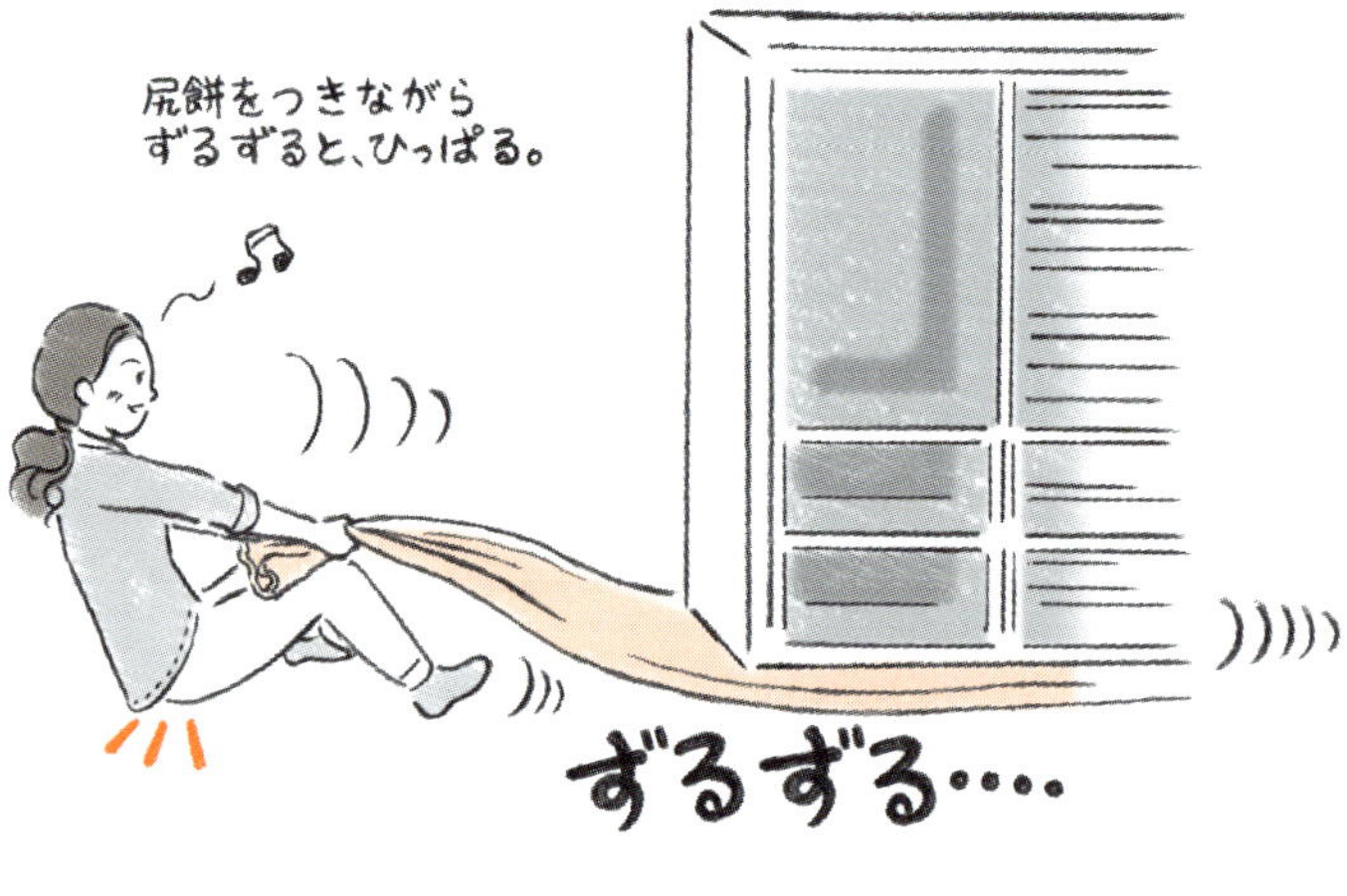
尻餅をつきながら
ずるずると、ひっぱる。
ずるずる….

ダンボールの持ち上げ

✕ 腕力と腰でダンボールを持つ。

○ 重心を捉えてラクにダンボールを持つ。

重いダンボールの移動は、ついつい無理をしてしまい、腰痛のリスクも増えがちです。そこで、これまでの動作も応用して、無理なく、しかもラクに移動しましょう。ポイントは3つと多くなりますが、そのうちの2つはすでに行なったものです。

ポイント1
背中と腕とを連動して抱える。

漠然と抱えると腕力に頼りがちになります。そこで、手の甲から腕を回し、背中の適度な張りを保ちながら、手首から先を返し、

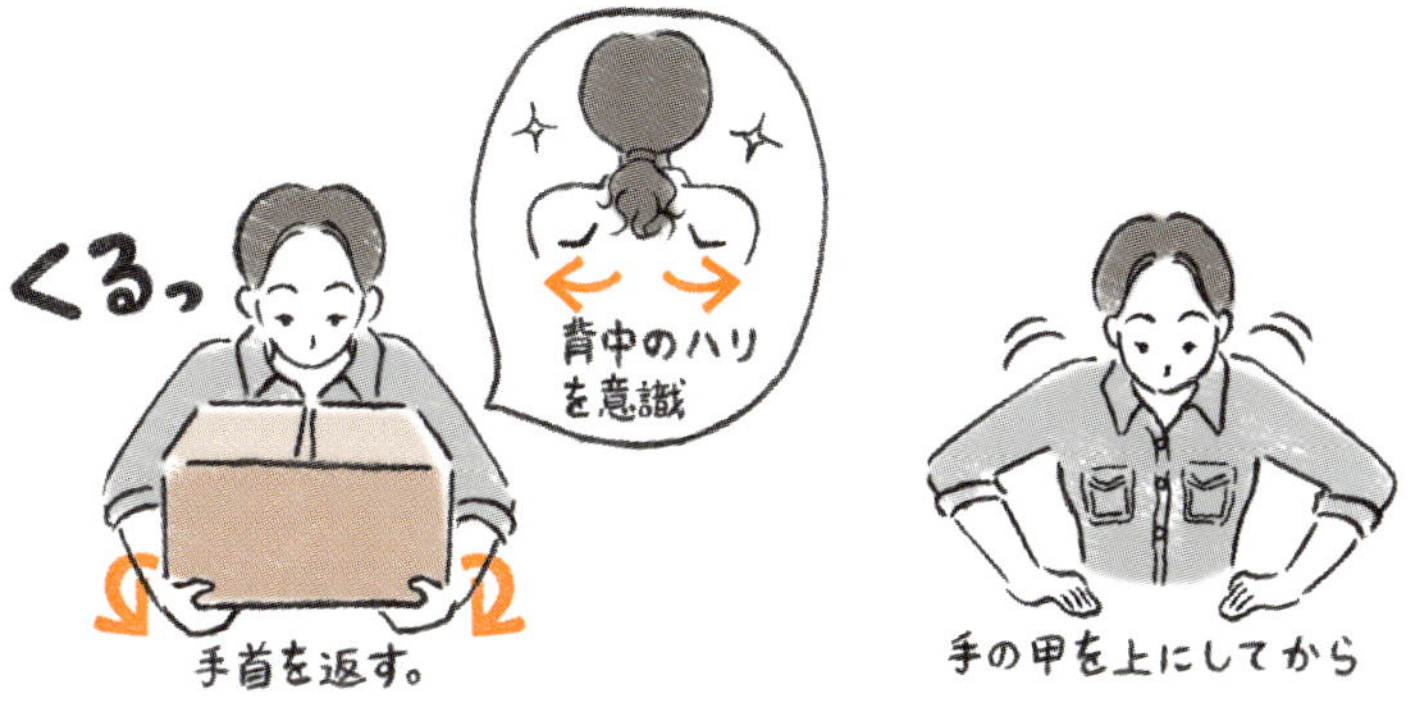
くるっ
背中のハリを意識
手首を返す。
手の甲を上にしてから

手の平から抱えるようにします。

そのことで、背中と腕とが連動し、大きな力がラクに出せるようになります。

ポイント
2
股関節を中心に使い、上げ下ろしする。

持ち上げる時にはしゃがんで、ダンボールにしっかりと近づき、股関節からつま先を閉じ、立ち上がります。

下ろす時には股関節からつま先を広げてしゃがんでいきます。

股関節を中心に使うことで、足腰全体の力も引き出せ、負担もかかりにくく、疲れにくい合理的な動作が行えるようになります。

ひざを中心に使う人が多い動作ですが、それではひざ一点に負担が集中し、痛めやすく、使われる筋肉も大腿の前側が中心なので、パワーも出にくくなります。

ここまで読んで、布団の上げ下ろしと同じなのではと気づい

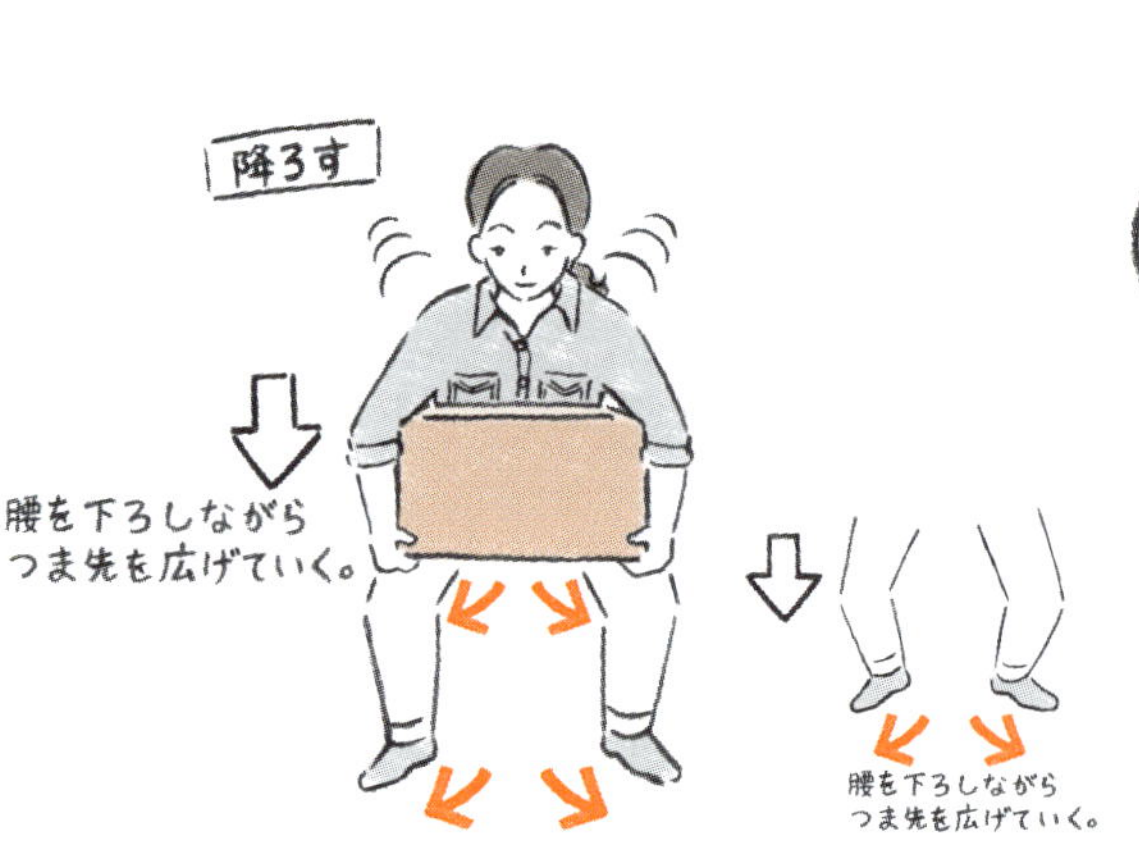
降ろす
腰を下ろしながら
つま先を広げていく。
腰を下ろしながら
つま先を広げていく。

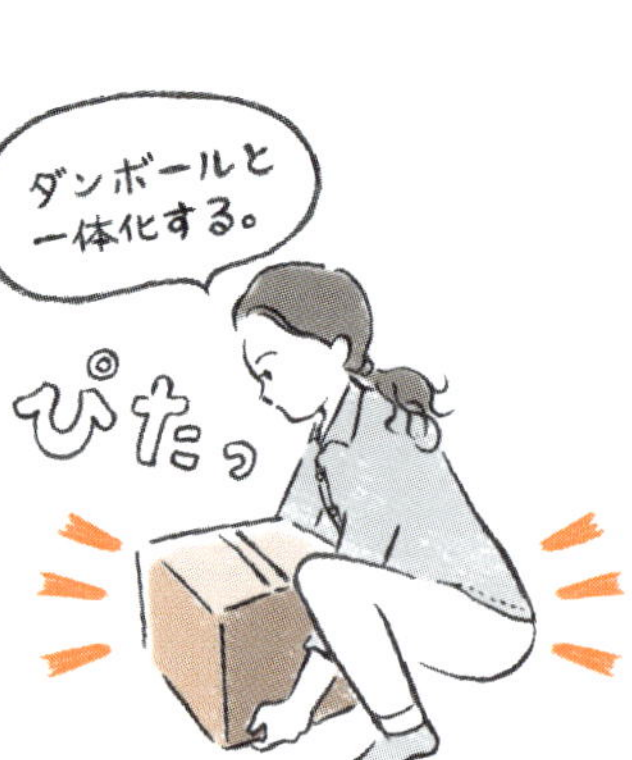
ダンボールと
一体化する。
ぴたっ

た人も少なくないと思います。ダンボールと布団、抱えるものは違いますが、ポイントは同じです。そこが見えてくると、これまでの動作がどんどんつながり応用が効いてきます。

ポイント3 重心を上下に重ね、一体化する。

ダンボールを持ち上げた時に、なんだか重い、移動しているとさらに重くなる。そんな時は重心の位置関係を確認しましょう。重心とは重さの中心という意味です。ダンボール箱なら底、人間なら骨盤の位置を目安とします。骨盤の位置よりダンボールの底が低いと、重く感じます。反対に骨盤の位置よりダンボールの底が高いと軽く感じます。つまり、重心と重心が上下に重なり、人とダンボールが一体化したから軽くなったのです。

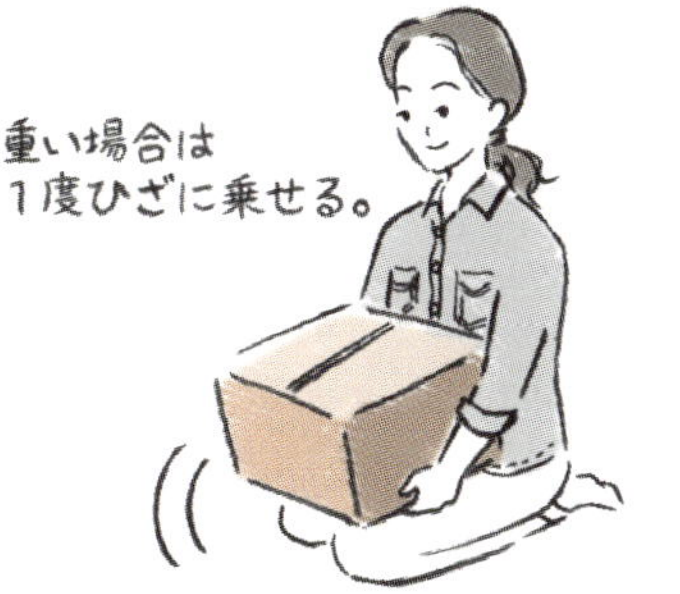
重い場合は
1度ひざに乗せる。

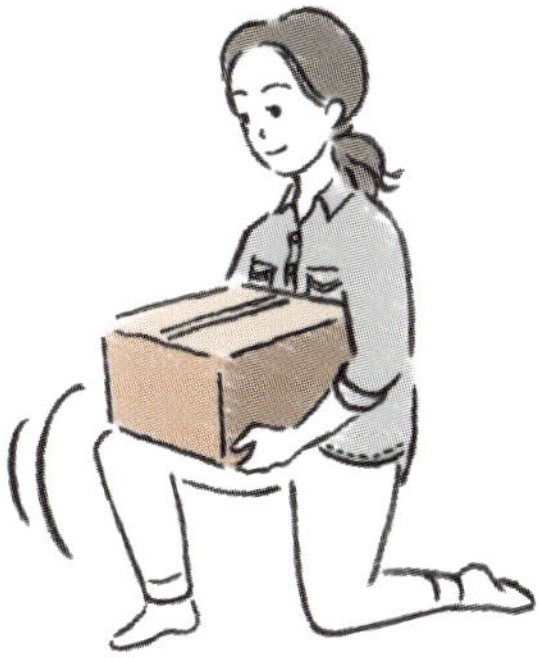

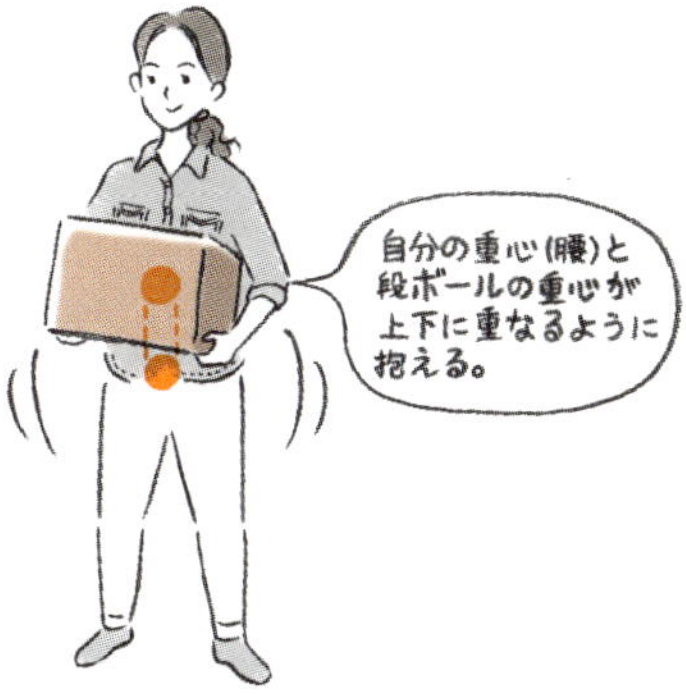
自分の重心(腰)と
段ボールの重心が
上下に重なるように
抱える。

草取り

× ひざ中心にしゃがみ、動くと腰を痛め、疲れる。

○ 股関節中心にしゃがみ、動くと腰を痛めず、疲れにくい。

◉しゃがみ方

- 肩幅、もしくはやや広いぐらいに足を開く。
- ひざとつま先を広げて股関節からしゃがむ。
- 骨盤と腰骨は真っ直ぐ。

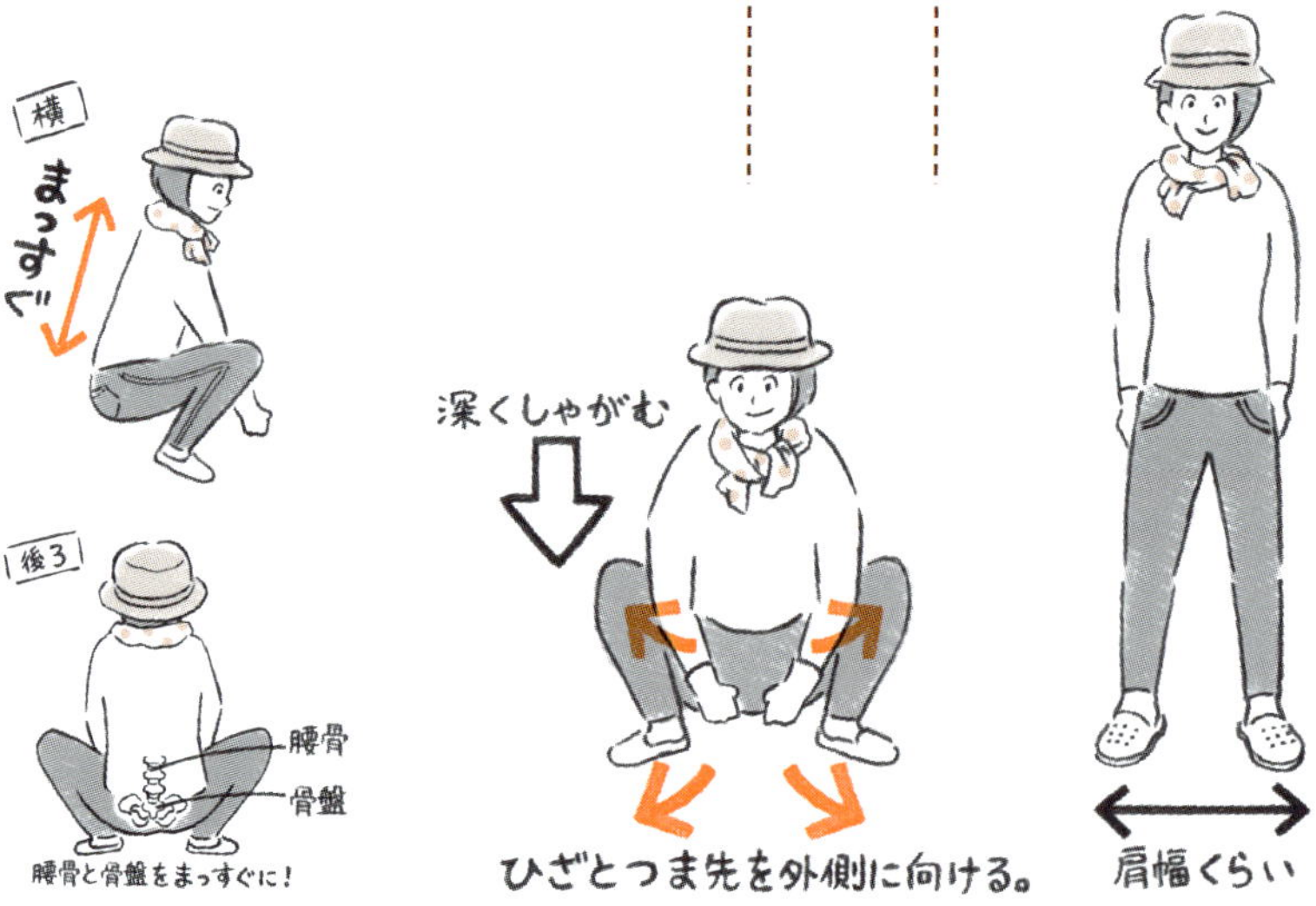

横
まっすぐ
後ろ
腰骨
骨盤
腰骨と骨盤をまっすぐに！
深くしゃがむ
ひざとつま先を外側に向ける。
肩幅くらい

◎進み方

●股関節からひざを倒していく。
●ひざがつく直前に反対側のひざを立てる。以降、この動作を繰り返す。

しゃがんだ体勢で、草取りしながら動くと、腰やひざに負担がきやすいので、苦手としている人も少なくないでしょう。筋力不足や体が硬いから苦手なんだと思いがちですが、草取りには明確な動き方のポイントが存在します。それらを知らずに行なっていたから、体を痛めやすく、疲れがちだったのです。しゃがみ方と進み方、2つのポイントで草取りを改善しましょう。

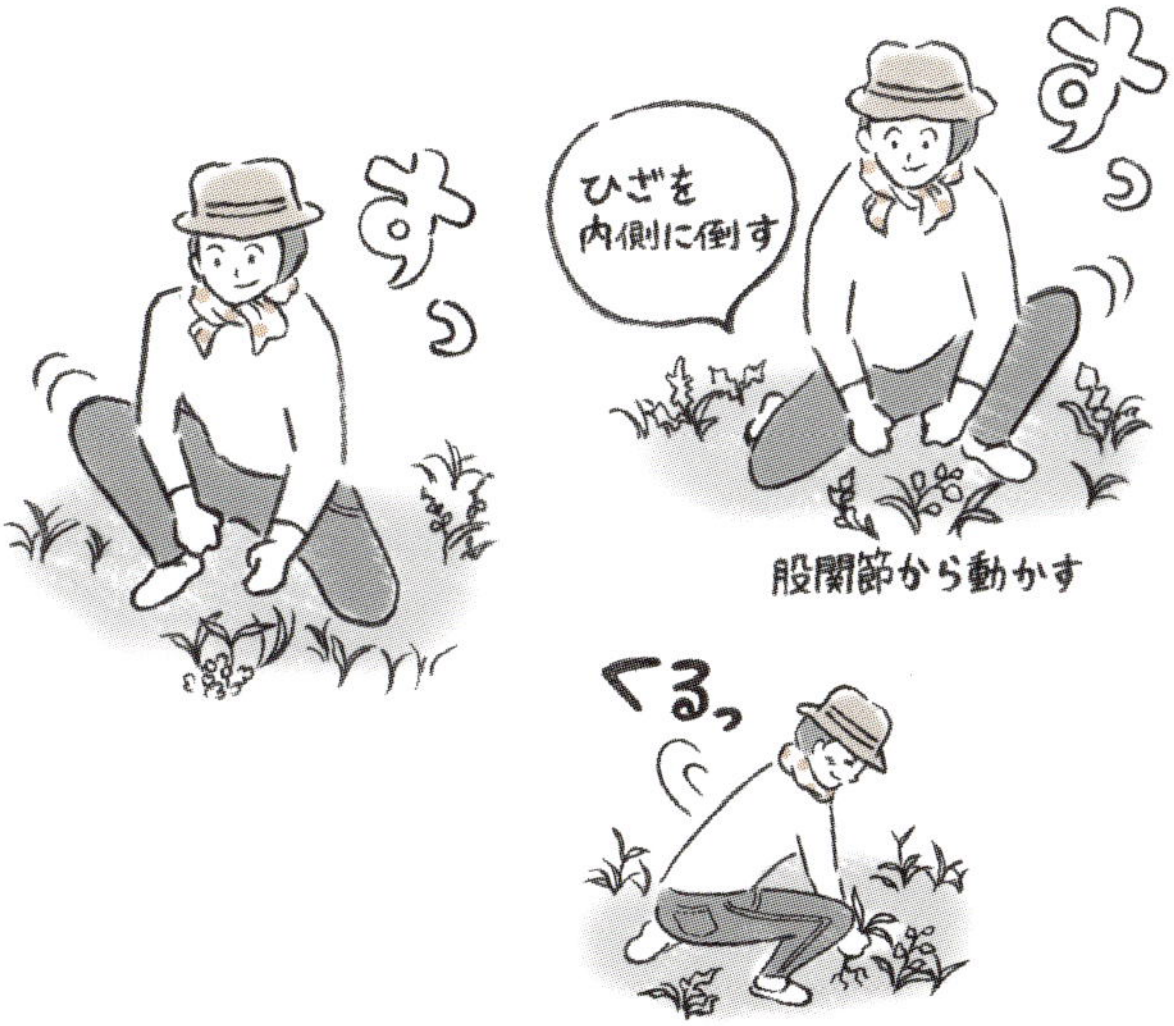
すっ
すっ
ひざを内側に倒す
股関節から動かす
くるっ

ポイント1

股関節からつま先を広げてしっかりしゃがむ。

椅子に座る延長として、ひざ中心に座ろうとすると、後方重心になり、なんとかバランスを保とうと、腹から上体を曲げてしまいます。そのことで、腰に負担がかかるようになります。また、しっかりしゃがむことも出来なくなるため、腰が高く、かかとも浮き、安定した体勢でしゃがめなくなります。

そこで、**股関節からひざ、つま先を広げ、骨盤と腰骨を真っ直ぐに保ったまま**、しっかりと**しゃがんで**いきます。すると、**腹から曲がらなくなる**ので、腰にも負担がかかりにくくなります。そして、上半身と下半身が連動しやすくなることで、体勢も安定し、動きもしやすくなります。

ポイント2 股関節からひざを倒して進む。

通常、草取りで動く場合には、ひざを中心に振り出すように進む人が多く見られます。ひざを中心にしていると、ひざ一点に負担が集中しやすく、使う筋肉も太ももの前側が中心となり、痛めやすく、疲れやすくなります。

そこで、股関節を中心に動かすように変えてみます。**股関節からひざを前に倒す**ようにしていくと、太ももの裏側、内側、前側と全体的に使われることで、力も出しやすく、負担もかかりにくく、よって疲れにくいという合理的な動きに切り替わっていきます。

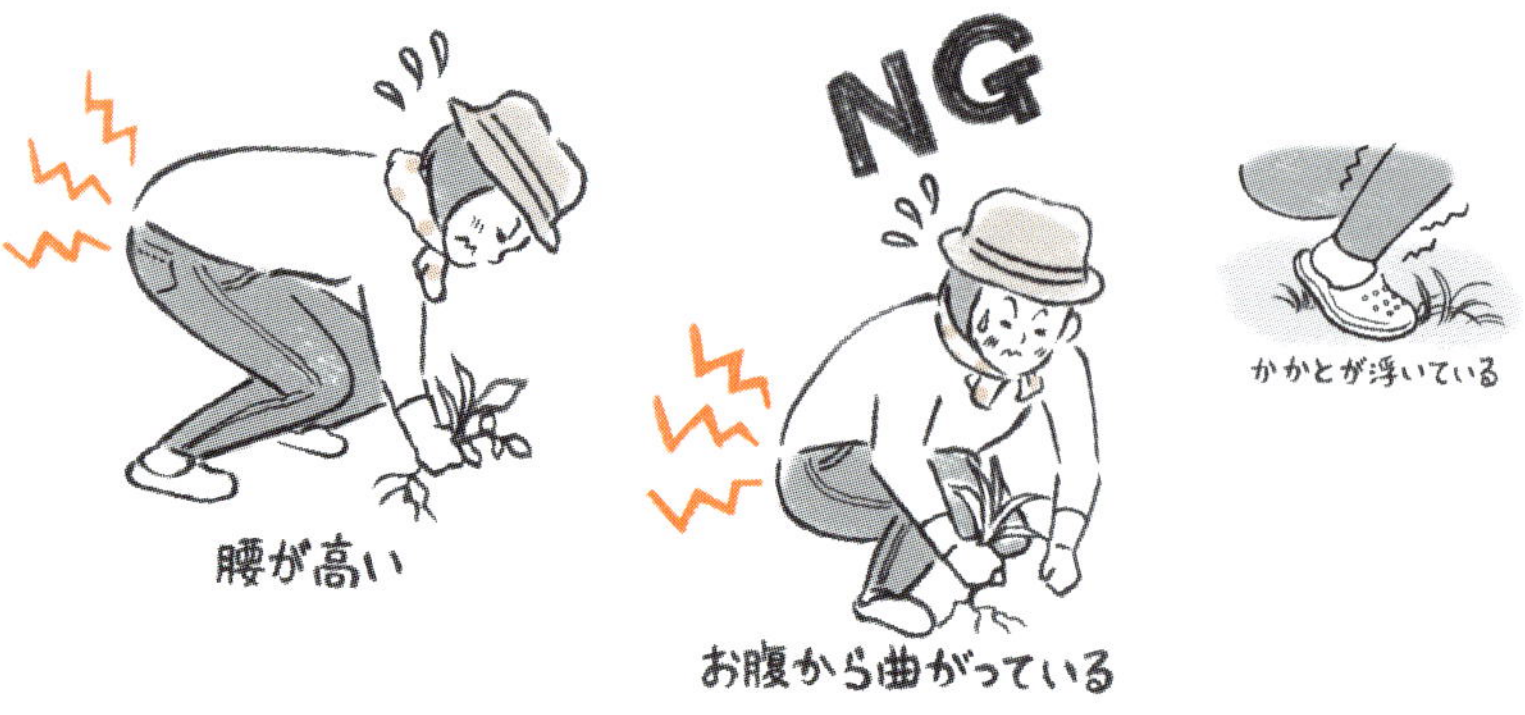
NG
腰が高い
お腹から曲がっている
かかとが浮いている

床拭き

✕ 腹から曲げると腰を痛め、動きにくい。

○ 股関節から曲げて、姿勢が定まると動きやすくなる。

床にこぼした水や汚れなどを拭こうとして、しゃがむと、その体勢をとること自体が辛いという人も少なくありません。しっかりとしゃがみ、安心して拭き掃除をするためには、姿勢の保ち方と、進み方がポイントになってきます。

ポイント1

つま先を広げ、股関節から上体を曲げる。

「腹から曲がる」姿勢だと、上半身／下半身が分断され、

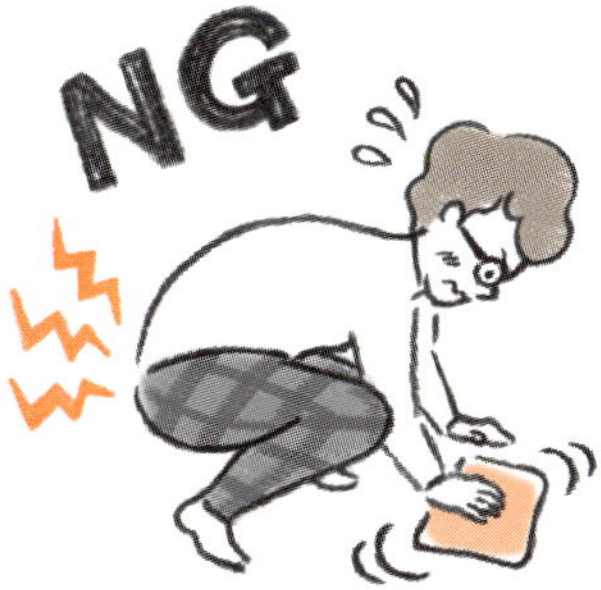

お腹から曲げる。

腰一点に負担が集中してしまっています。

そこで、片ひざを立ててしゃがみ、立てた足のつま先を外側に広げた体勢をとります。

片ひざを立てることで股関節がゆるみ、骨盤と腰骨が真っ直ぐに保ちやすくなり、上半身／下半身も連動されるようになり、拭き掃除もしやすくなります。

ポイント2

股関節からひざを倒し、進んでいく。

少しだけの拭き掃除なら問題ありませんが、拭く範囲が広い場合、動き回る必要があります。その際、ひざ中心に動くと再び腰に負担がかかり、ひざも痛めてしまいます。そこで、股関節からひざを倒していくことで、大腿の裏、内、前側と全体が使えるようになります。すると、力も出しやすくなり、負担も分散し、疲れにくくなります。そして、片ひざずつ入れ替えながら動いていくようにすると、ラクに進めるようになります。

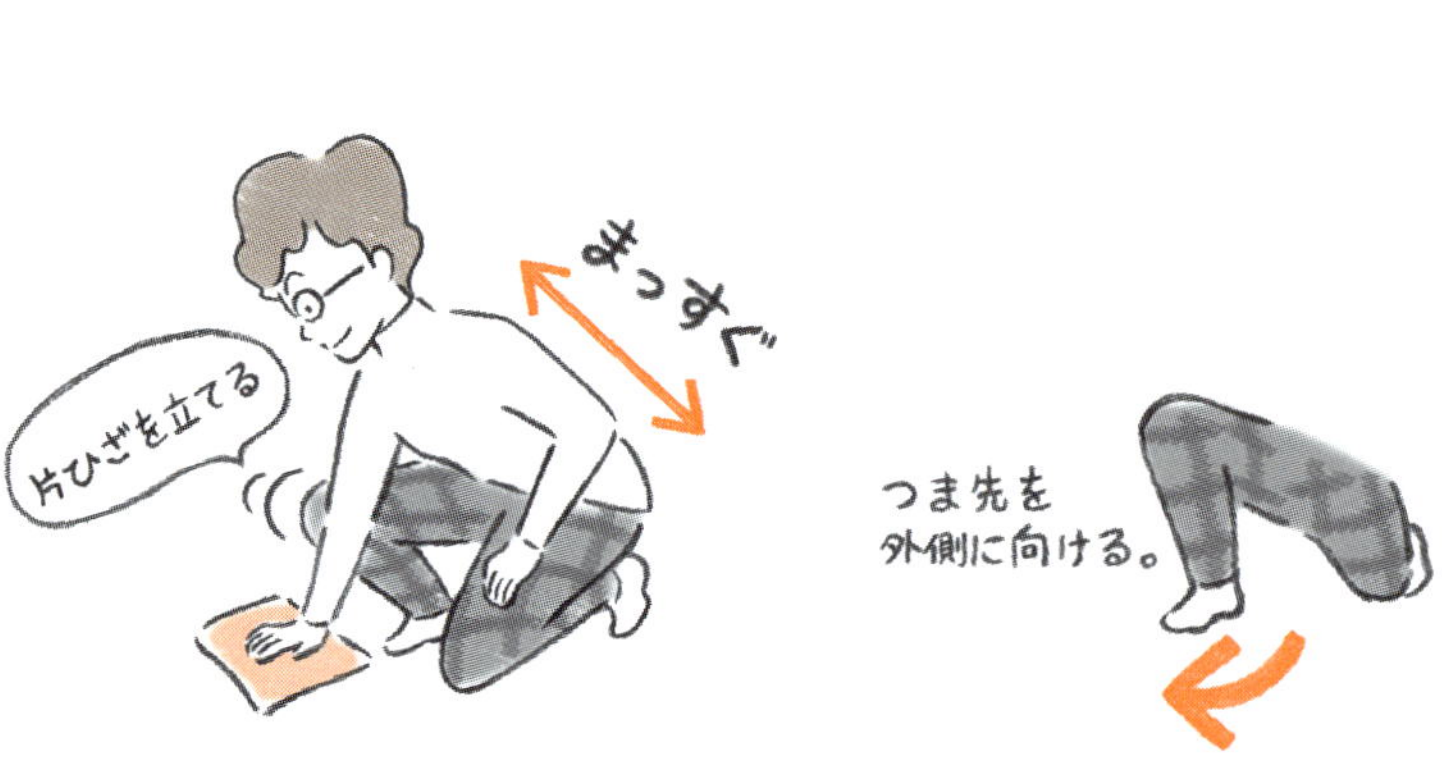
まっすぐ
片ひざを立てる
つま先を
外側に向ける。

これらのポイントですが、実は草取りの動きのポイントとほぼ同じです。動作としては共通しているということが見抜けるようになってきたら、体の使い方が興味深く思えますよ。

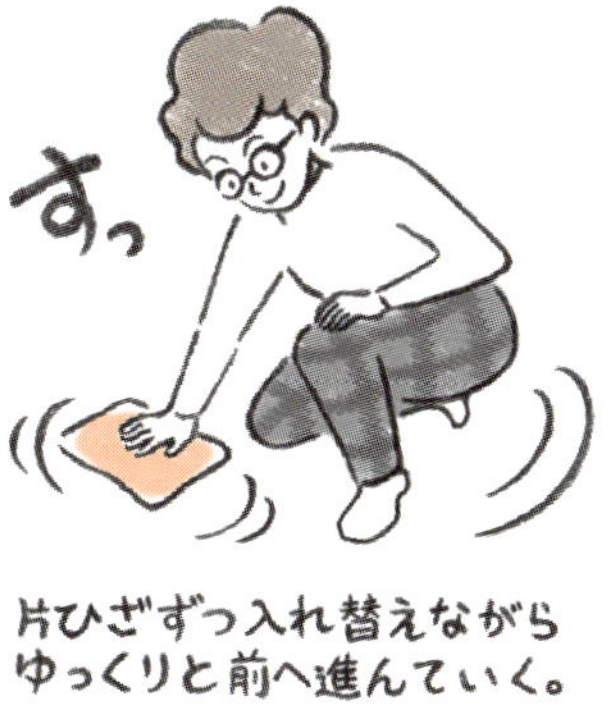
すっ
片ひざずつ入れ替えながら
ゆっくりと前へ進んでいく。

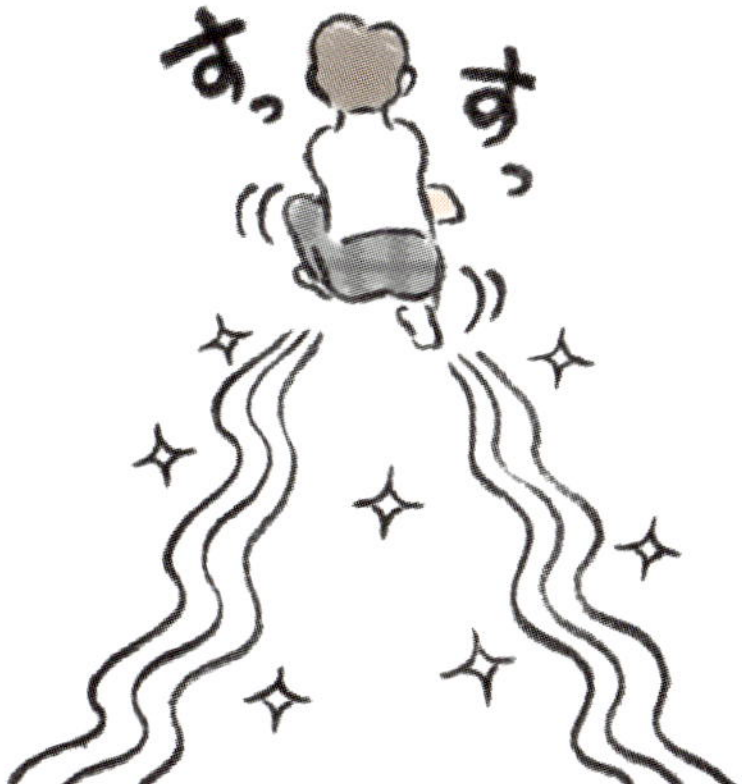

浴槽掃除

× 足を踏みしめ、腕だけで掃除をしようとする。

○ 足を踏みしめず、全身を使って掃除する。

お風呂場の浴槽掃除は腰や腕が辛くて、苦手という人も少なくありません。そんな人は、がっちりと足を踏みしめて掃除している可能性が高いと言えます。当たり前のこととして足を踏んばっていることが、辛さの原因になっているのかもしれません。

ポイント

踏みしめず、股関節中心に使うことで、全身が使えてくる。

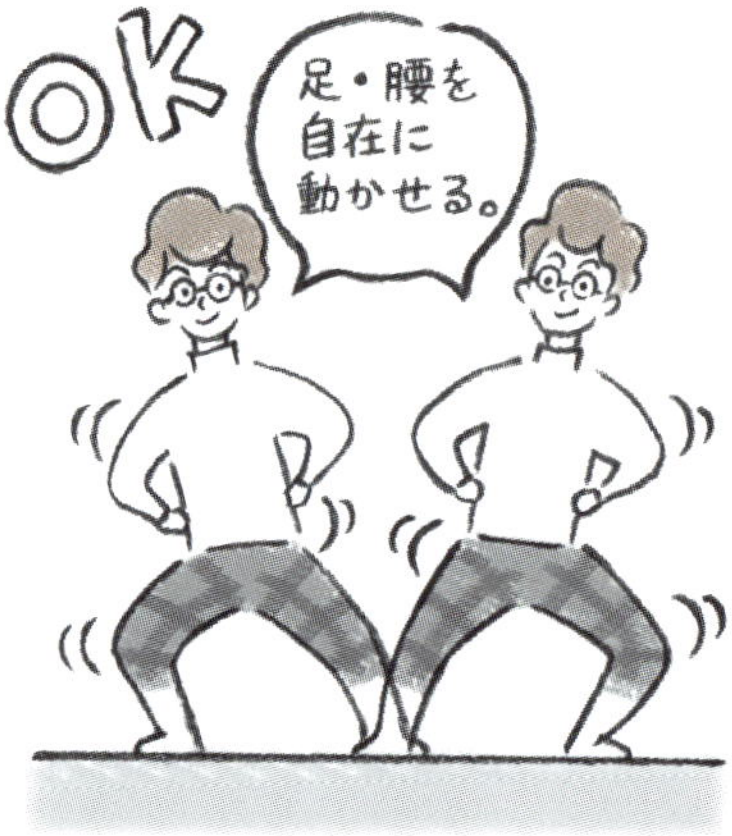
OK
足・腰を自在に動かせる。

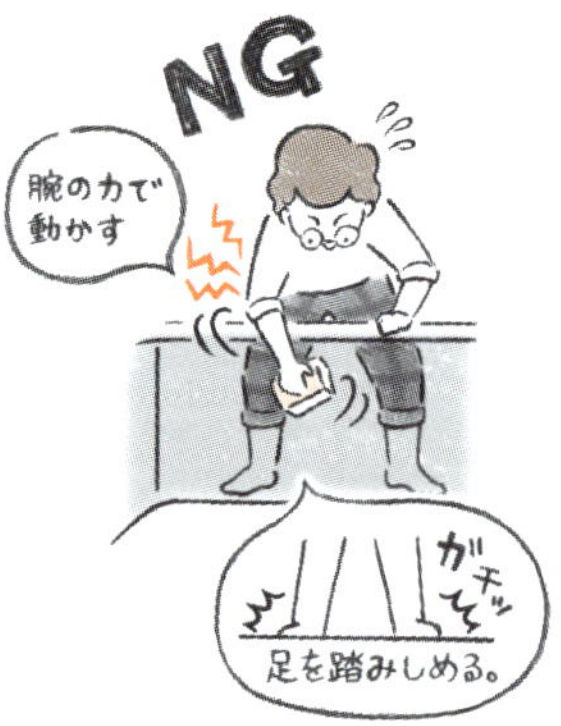
NG
腕の力で動かす
ガチッ
足を踏みしめる。

足を踏みしめていると、一見体勢は安定しているように思えます。

しかし、見方を変えると、**体が固定**されているために、動こうとすると、**腕中心**になりがちです。そして、それ以上に動こうとすると、腰をねじってしまうため、腰に負担がかかりやすくなってしまいます。そこで、逆にリラックスして**踏みしめない**ようにすると、**股関節が動きやすく**なり、上半身と下半身がつながり、**全身が連動させやすく**なるのです。

腕だけで動かすのではなく、**全身が動いた結果として腕が動く**、というように動きの質が変化してきます。

腕だけで行うよりも、疲れにくく、腕や腰にも負担がかかりにくくなってきます。踏みしめないことで自在に動きやすくなれば、浴槽、洗い場など、浴室全体を一気に掃除しやすくなるかもしれません。

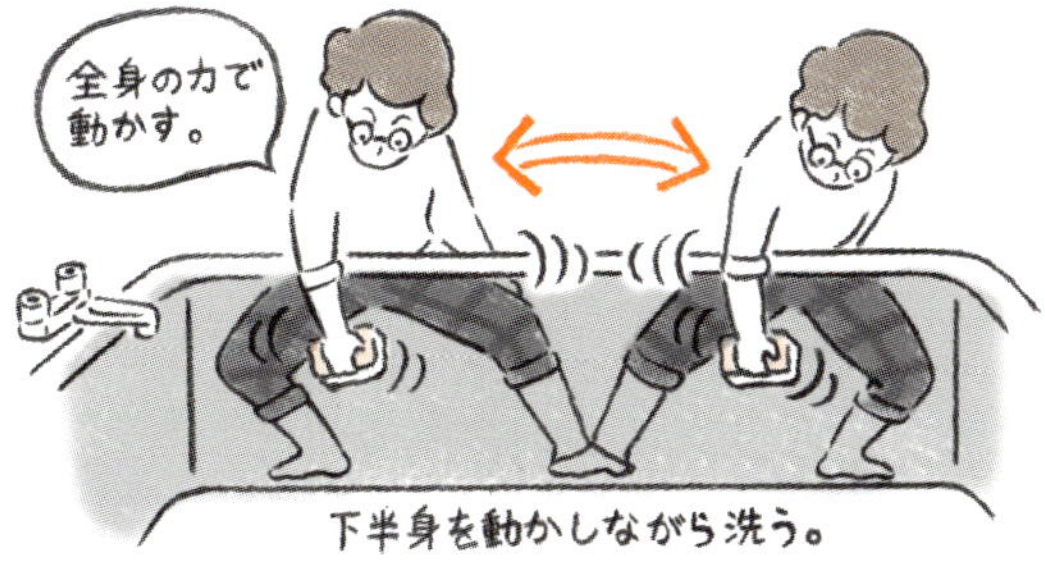
全身の力で動かす。
下半身を動かしながら洗う。

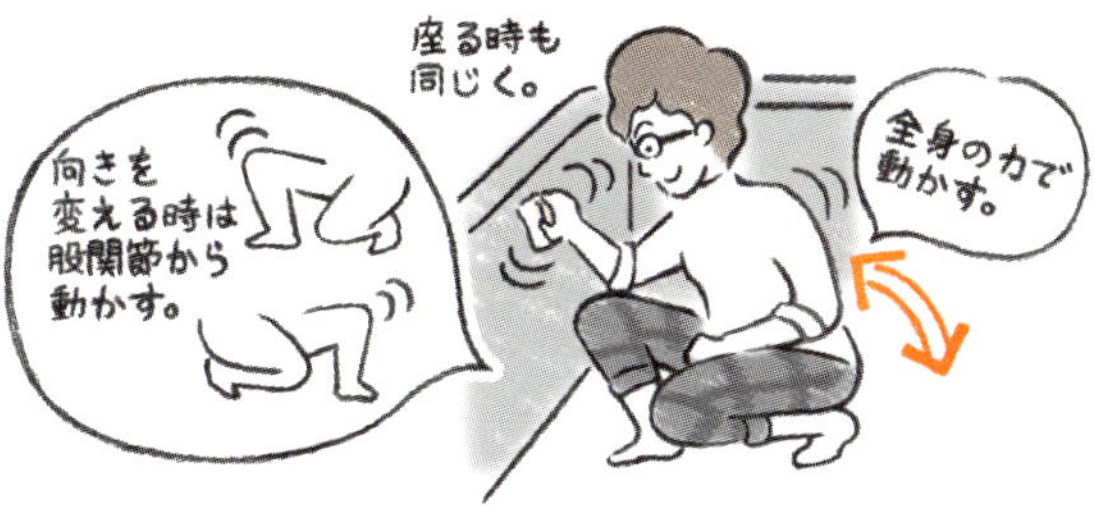
座る時も同じく。
全身の力で動かす。
向きを変える時は股関節から動かす。

掃き掃除（竹ぼうき）

× 腕だけで掃こうとすると、掃きにくく、腕が筋肉痛に。

○ 足と竹ぼうきを一体化し使うことで、掃きやすく、疲れにくくなる。

大量の落ち葉などを掃く場合、ほうきはうまく使えていますか？　ほうきがうまく使えないと、あっという間に腕が痛くなるものです。なんとかしてゴミを掃こうと、背中から腕まで力んでしまっている人も多いかもしれません。そういうときには、たいてい、ほうきを腕の力だけで動かそうとしているものです。

竹ぼうきをうまく使い、掃き掃除を効率よく疲れずに行う方法があります。

ポイント

足と竹ぼうきを一体化して掃く。

腕の力だけでほうきを使うのは効率的ではありません。そこで、足とほうきを一体化して動かすようにします。全身をリラックスさせ、ほうきの動きに合わせ、股関節から足を振り出すようにします。すると、振り子のように足の

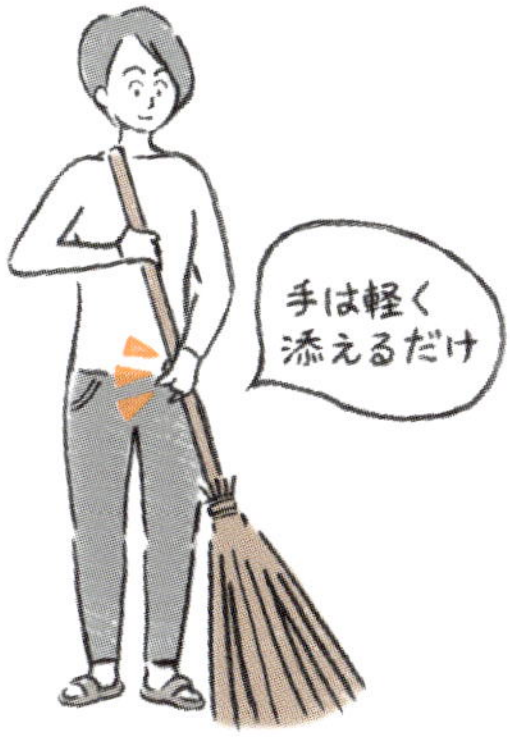
手は軽く添えるだけ

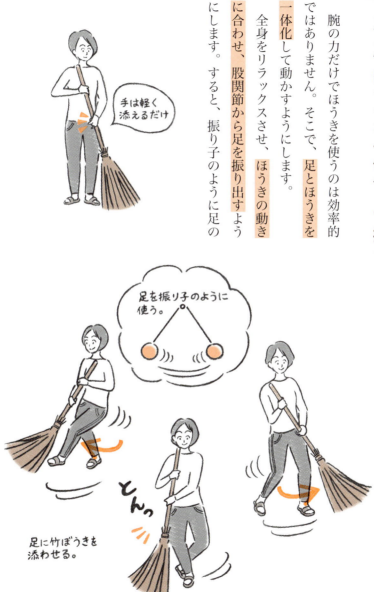

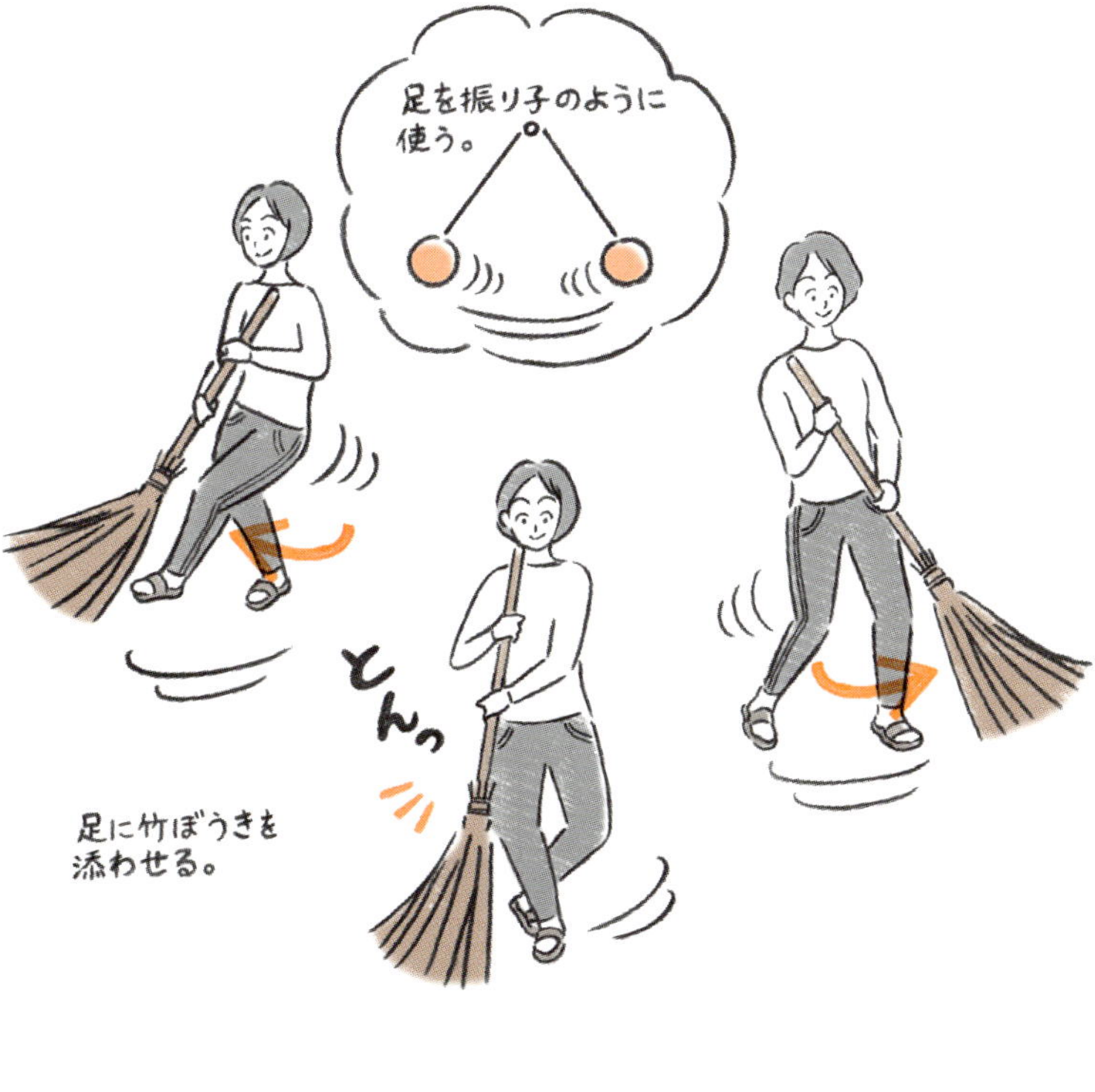
足を振り子のように使う。
とんっ
足に竹ぼうきを添わせる。

重さがプラスされ、負担なく力も引き出せるようになり、ラクに掃くことができるようになります。足はいつも同じ側だけでなく、動きに合わせて入れ替えれば、より、掃きやすくなります。

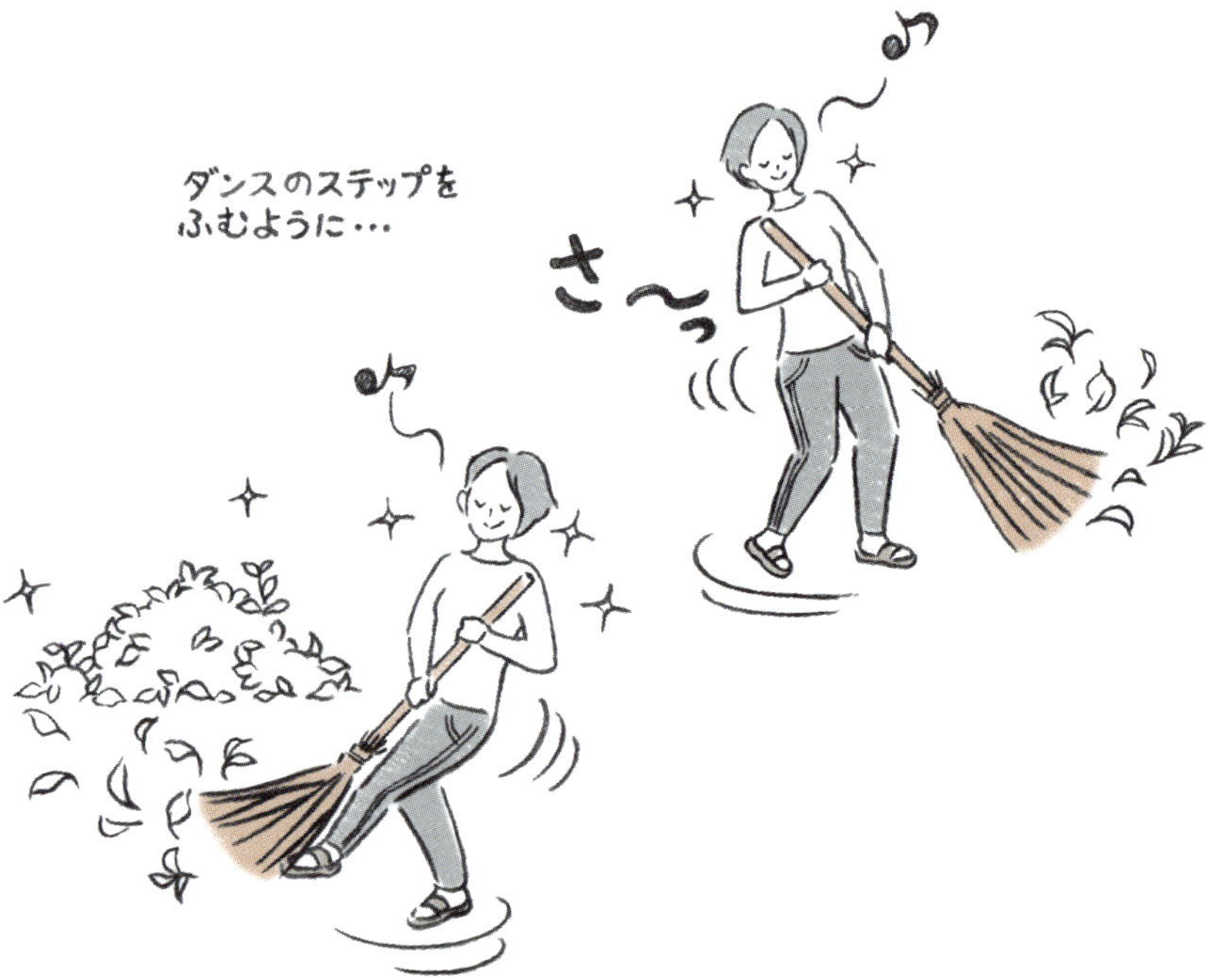

ダンスのステップをふむように…
さ〜っ

3章

疲れない体の使い方
暮らし＆仕事編

荷物が重い、階段がキツい、デスクワークが辛《つら》い……ビジネスシーンをはじめとして、趣味の時間でも気になる疲労感。あきらめていた体の辛さが、正しく体を使うことで解消されます。

立ち座り

× 脚力に頼って「どっこいしょ」と立ち座りする。

○ 股関節から上体を前傾させ重心の移動で立ち座りする。

椅子や正座の立ち・座りが辛いことがありませんか？ それは「どっこいしょ！」と脚力に頼った立ち座りがクセになってしまったことが原因といえるでしょう。

脚力に頼らず、重心の移動を中心とした無理のない動きにしていきましょう。ポイントは立ち・座りとも共通していいます。ここでは股関節を中心にして上体を前傾させていく動きを引き出すことが重要になります。

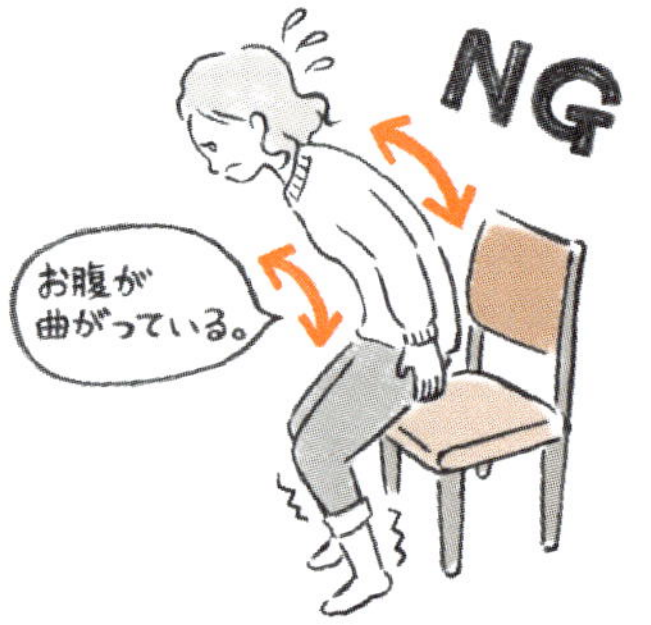
NG
お腹が
曲がっている。

ポイント

腹から曲げず、股関節から上体を前傾させる。

●椅子から立つ場合

まず、足の位置を整えます。足を投げ出した状態では足裏に体重がかからないため、土台が安定せず、いくら上体を前傾させても、骨盤が上がってきません。そこで、**つま先とひざを垂直線上に整え**て、上体を前傾させると、すぐに足裏に体重がかかり、土台が安定してきます。

上体の前傾も、腹から曲げては骨盤が上がりません。そこで、腹を曲げず、骨盤と腰骨を真っ直ぐに保ち、**股関節から上体を前傾**させます。すると、頭の重さで、骨盤が上がってきます。ちょうど、シーソー遊びをしているような感覚です。

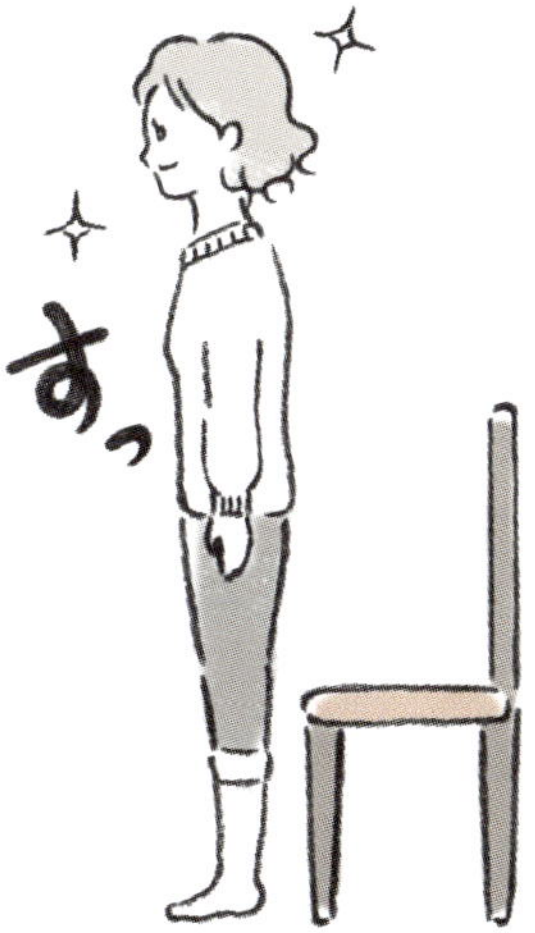
すっ

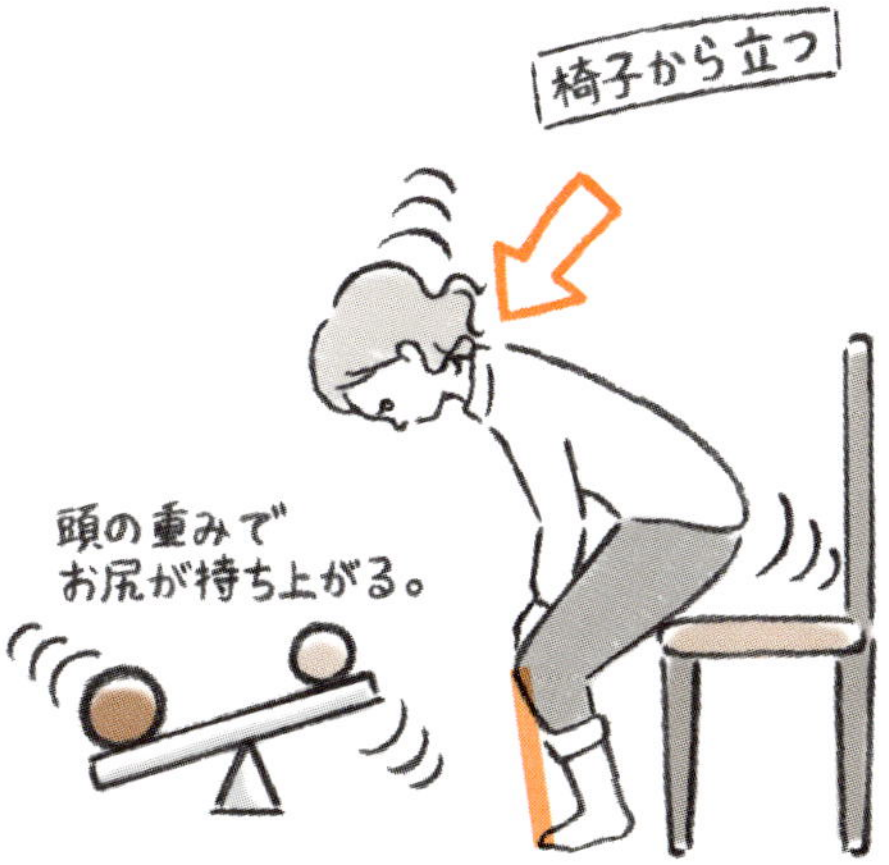
椅子から立つ
頭の重みで
お尻が持ち上がる。

その動きに合わせて股関節とひざを伸ばしていくと、スムーズに立ち上がることができます。

●椅子に座る場合

腹から曲げて座ろうとすると、上体のバランスが取りにくくなり、脚力で座ることになってしまいます。そして、バランスを崩すと、尻餅をつくことになってしまいます。

まず、**腹部は曲げず、骨盤・腰骨を真っすぐ**に保ちます。そして、**股関節から上体を前傾**していくと、頭と骨盤がバランスを保ち、**ひざとつま先が重なって**きます。ちょうど、やじろべえがバランスをとっているような感覚です。この体勢になると静かにソフトに座れるようになります。

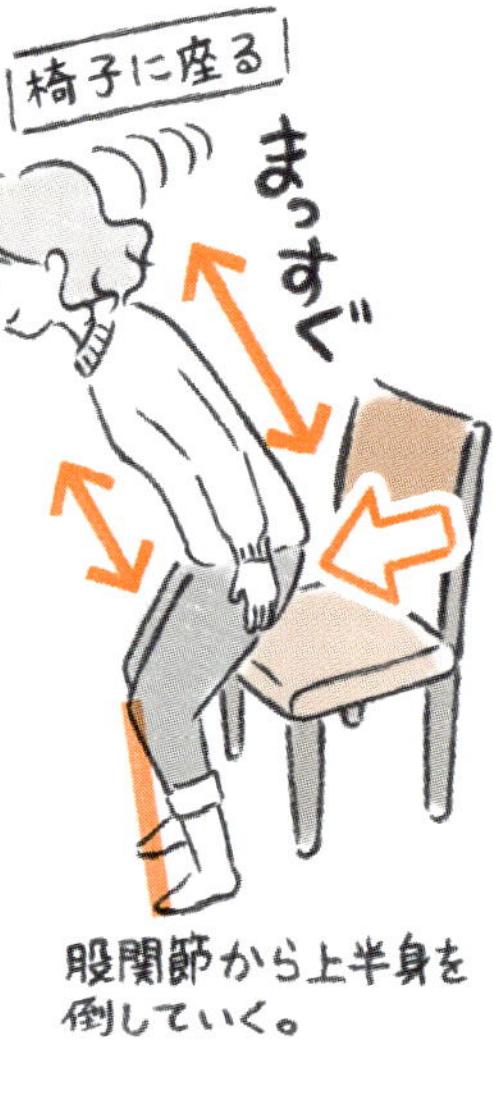
椅子に座る
まっすぐ
股関節から上半身を
倒していく。

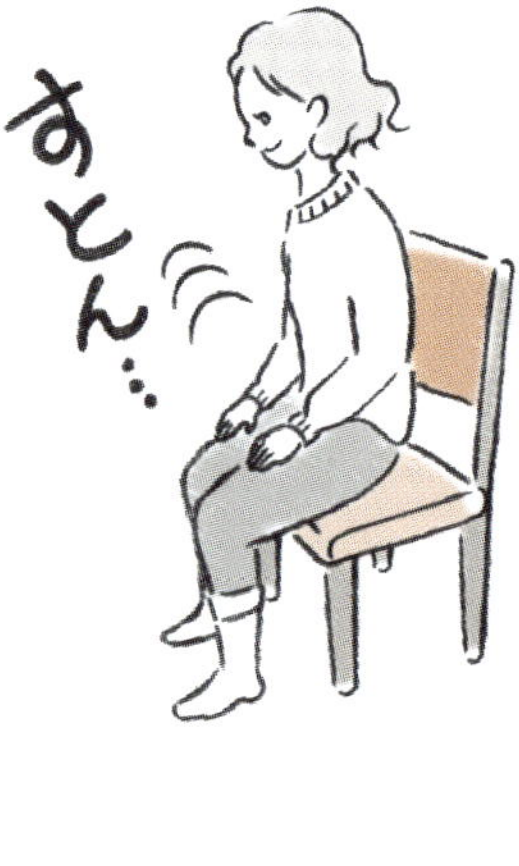

◉正座から立つ場合

畳から正座で立ち上がる際、腹から上体を前傾させると、腰が残り、脚力に頼ることになるため、どうしても「どっこいしょ」という具合になります。

そこで、腹から曲げず、骨盤・腰骨を真っすぐにするよう意識し、股関節から上体を前傾させていきます。

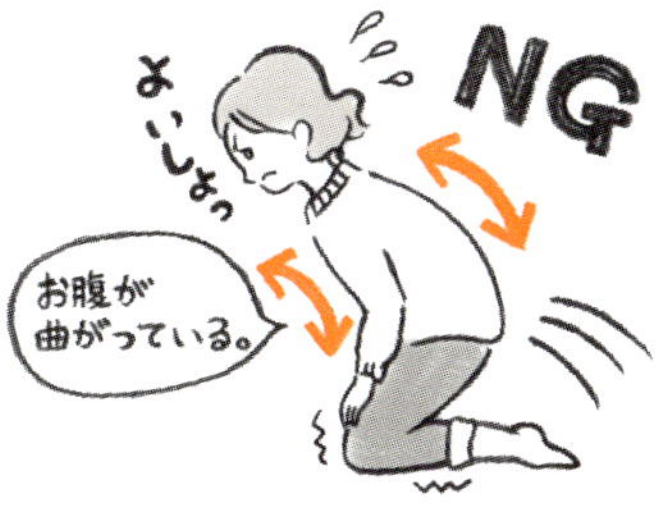
NG
よいしょっ
お腹が
曲がっている。

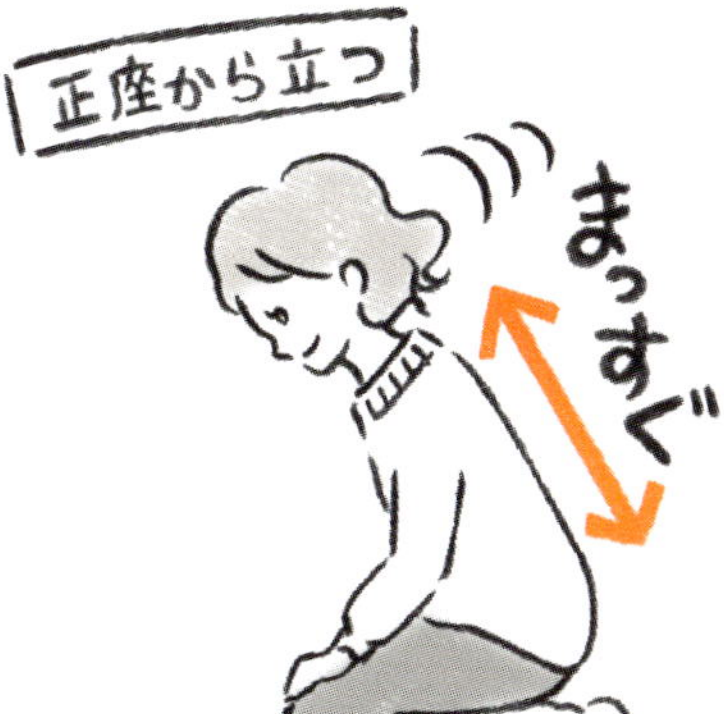
正座から立つ
まっすぐ
① 股関節から動かす。

すると、頭の重みでお尻があがってきます。ひざから上にのばした垂直線を肩が越えるか越えないかぐらいのところでお尻が上がりやすくなります。そこから、頭の重さに引かれるように自然と片ひざが立ちます。そして、さらに頭の重さに引かれながら、両ひざが伸びてきた結果、ラクに立ち上がることができるのです。

頭の重さに引かれながら立ち上がるというのは、飛行機が離陸するイメージで行うといいでしょう。

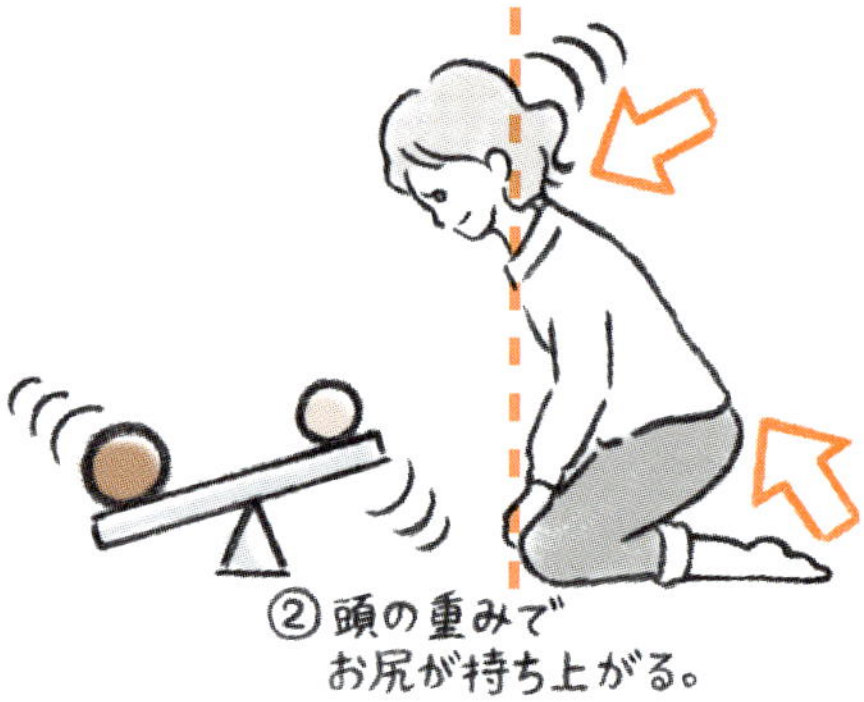
② 頭の重みで
お尻が持ち上がる。

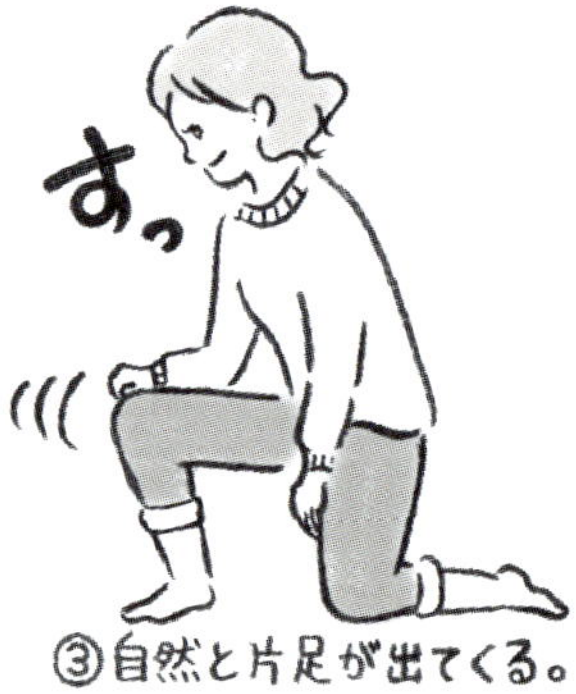
すっ
③ 自然と片足が出てくる。

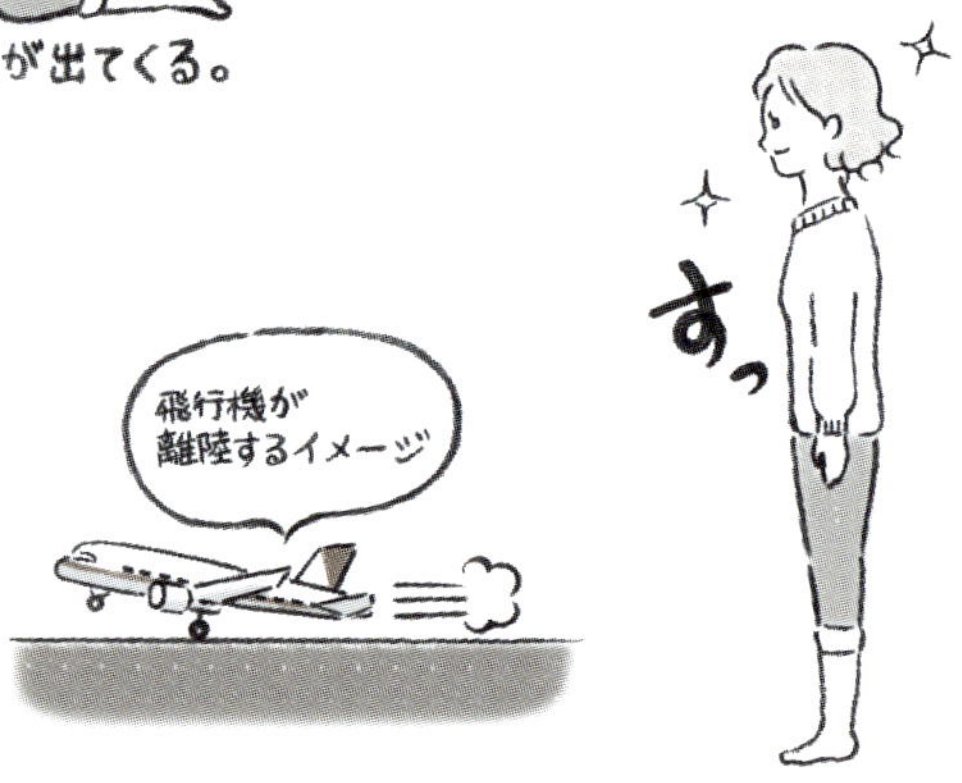
すっ
飛行機が
離陸するイメージ

◉正座する場合

腹から前傾して座ろうとすると、上体のバランスが崩れやすく、脚力に頼って座りがちになります。そこで、腹は曲げずに骨盤・腰骨を真っすぐにし、**股関節から上体を前傾**させます。

すると、頭と骨盤が釣り合い、ひざとつま先が重なっていきます。

沈み込むタイミングにあわせて、自然にひざが引かれていきます。ちょうど、屏風がパタパタとたたまれるイメージと似ています。次いで、両ひざがつきます。骨盤と腰骨が真っ直ぐな状態が保たれていると、安定した美しい正座の姿勢となります。

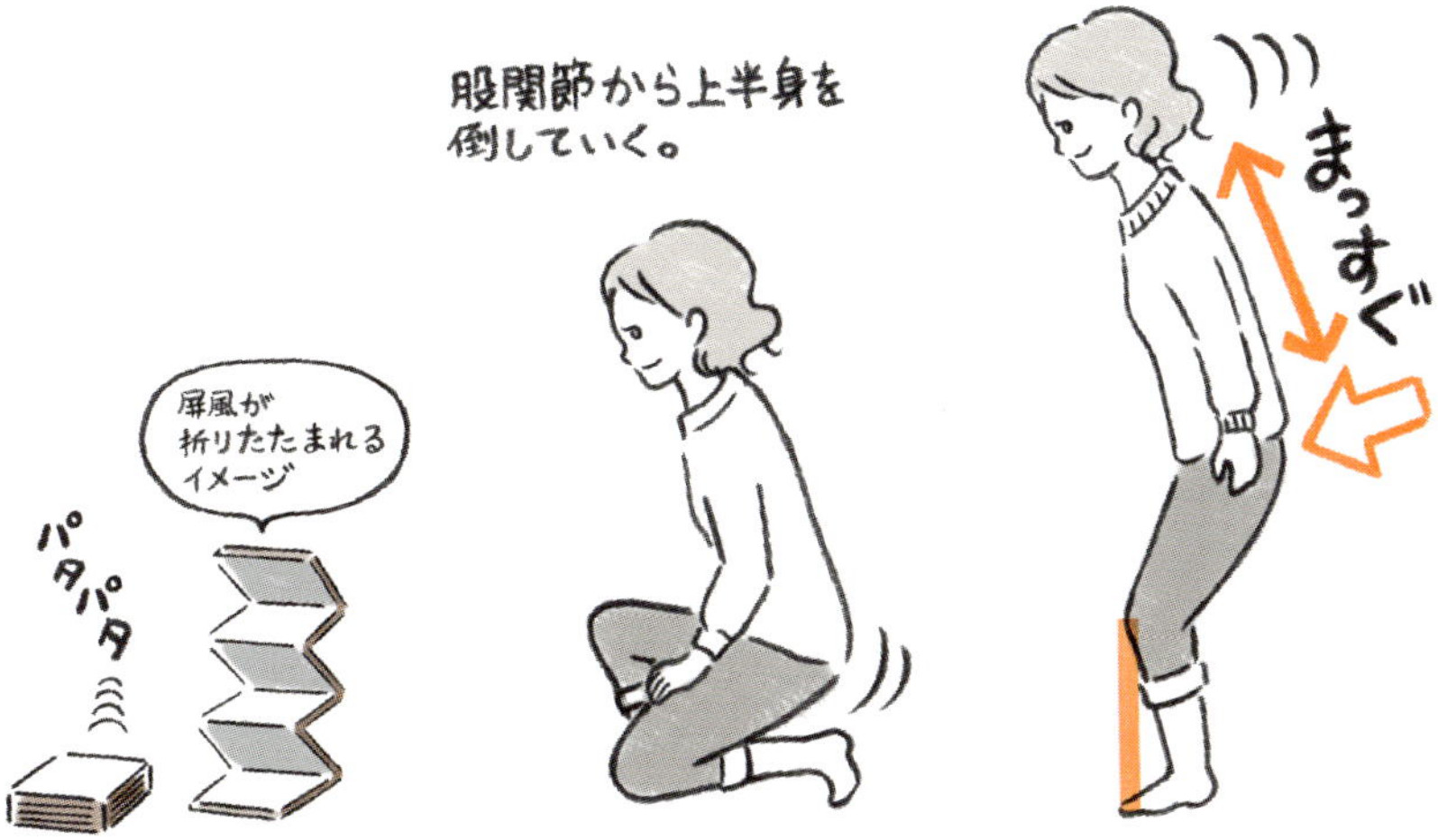
股関節から上半身を倒していく。
まっすぐ
屏風が折りたたまれるイメージ
パタパタ

つり革のつかまり方

× つり革をぎゅっと握り、踏ん張って立つ。

○ つり革に指を引っ掛けるだけで、踏ん張らずに立つ。

電車やバスの車内でよろめいた時、足を踏んばり、つり革をぎゅっと握っていることが多くありませんか？　よろめきを防ぐ方法は、実は、足を踏みしめず、つり革も強く握らないことです。

ポイント1
中指と薬指を中心にかけると、腕と身体が一体化する。

つり革をぎゅっと握りっぱなしでは手指や二の腕が疲れてしまいます。

まずは力まずに中指、薬指の根元をつり革にかけるだけに

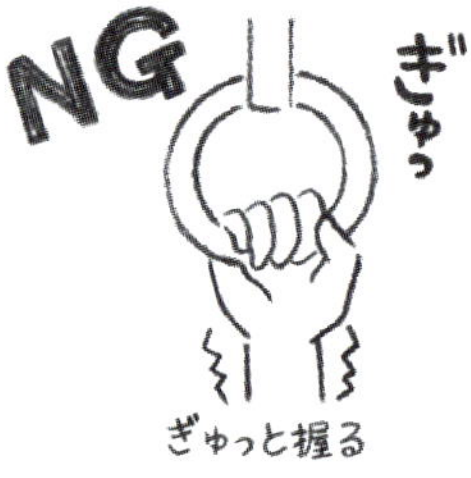

します。これだけだと心もとなく思う人もいるかもしれませんが、ここにはちゃんと根拠があります。

手指は曲げることが得意な指と、開くことが得意な指とに分かれます。手は指全体を伸ばす総指伸筋(そうししんきん)と各指を伸ばす筋肉とで構成されていますが、中指と薬指には総指伸筋のみで個別の伸筋がついていません。つまり、中指と薬指は曲げるほうが得意なのです。

しかも、中指と薬指は腕に沿ってある指なので、体の力や動作が伝わりやすくなります。つまり、腕と体を一体化させ、全身の力も引き出しやすい部分なのです。

ポイント 2

踏ん張らないから、バランスが取りやすい。

足元を固めようとして、踏ん張って立つと、かえってバランスを崩してしまいます。例えれば、がっちりと土台を固めたビルが、地震の揺れが直撃し、ダメージを受けやすいことと似ています。そこで、あえて、足を踏ん張らず、揺れに任

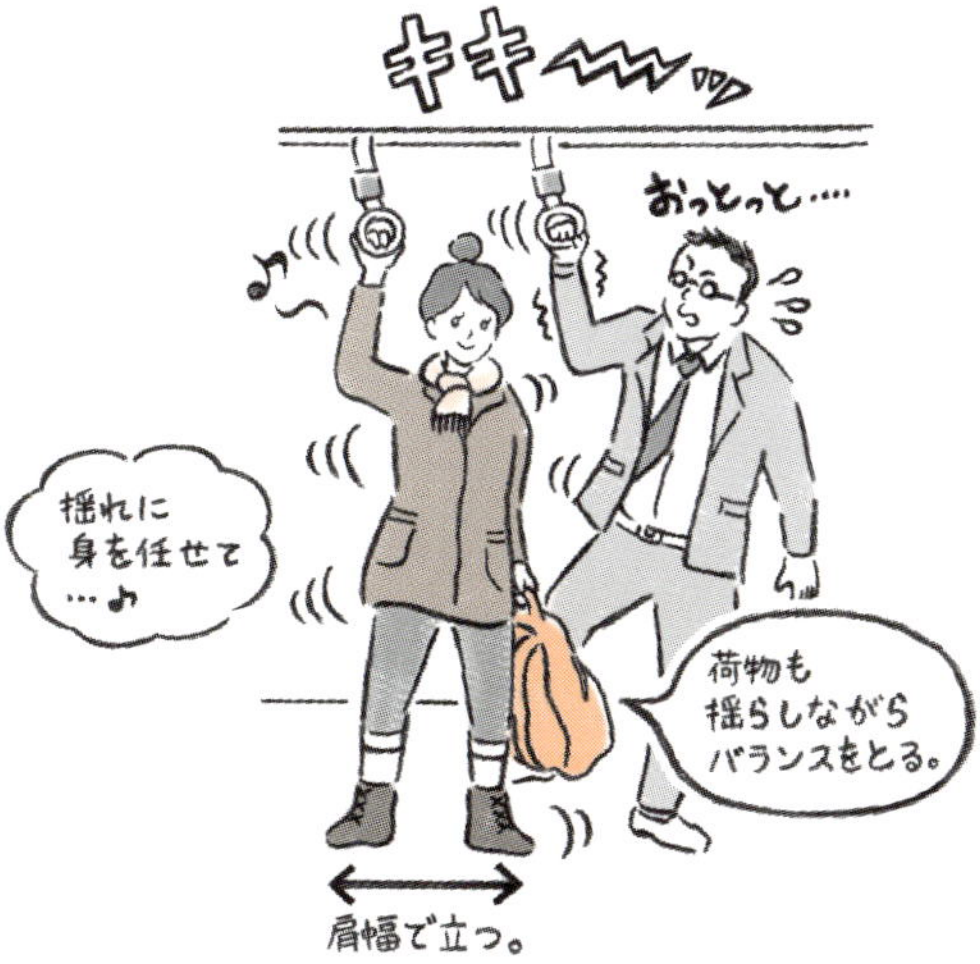
キキ
おっとっと….
揺れに
身を任せて
…♪
荷物も
揺らしながら
バランスをとる。
肩幅で立つ。

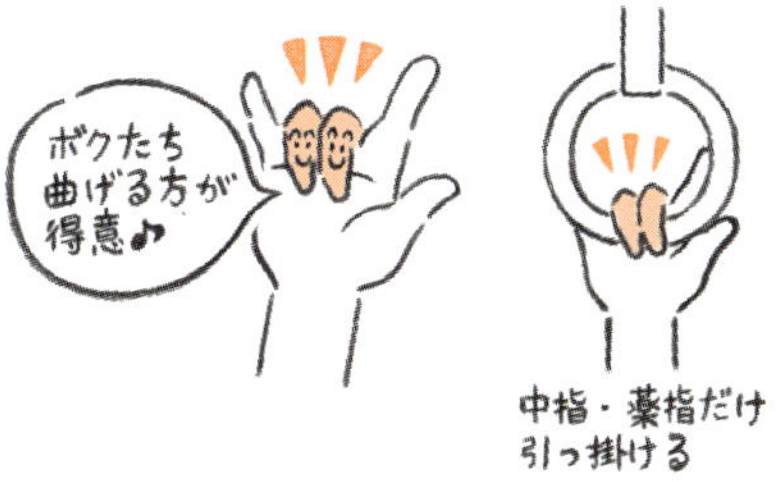

せて立ってみましょう。すると、全身で揺れに対応し、バランスが自然と取れるようになってきます。

ちょうど、ビルの免震構造が体の中にも出来上がったようになるのです。

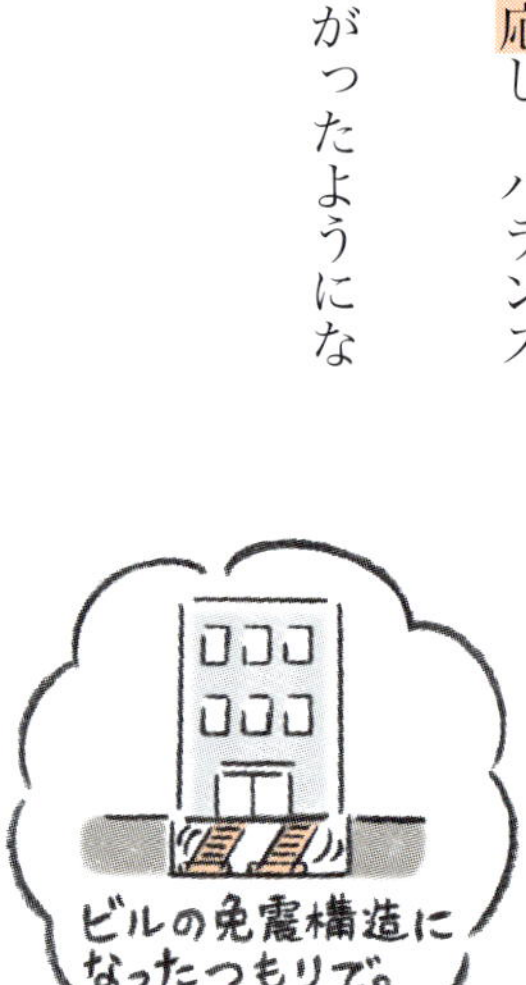
ビルの免震構造になったつもりで。

つり革がない場合

✕ **足を踏みしめ、力んで立つ。**

〇 **足を踏みしめず、バランスを取りながら立つ。**

混んでいる電車やバスでは、つり革につかまれないこともしばしばあります。

そうした時には、踏ん張らない立ち方にさらに工夫をしていきます。

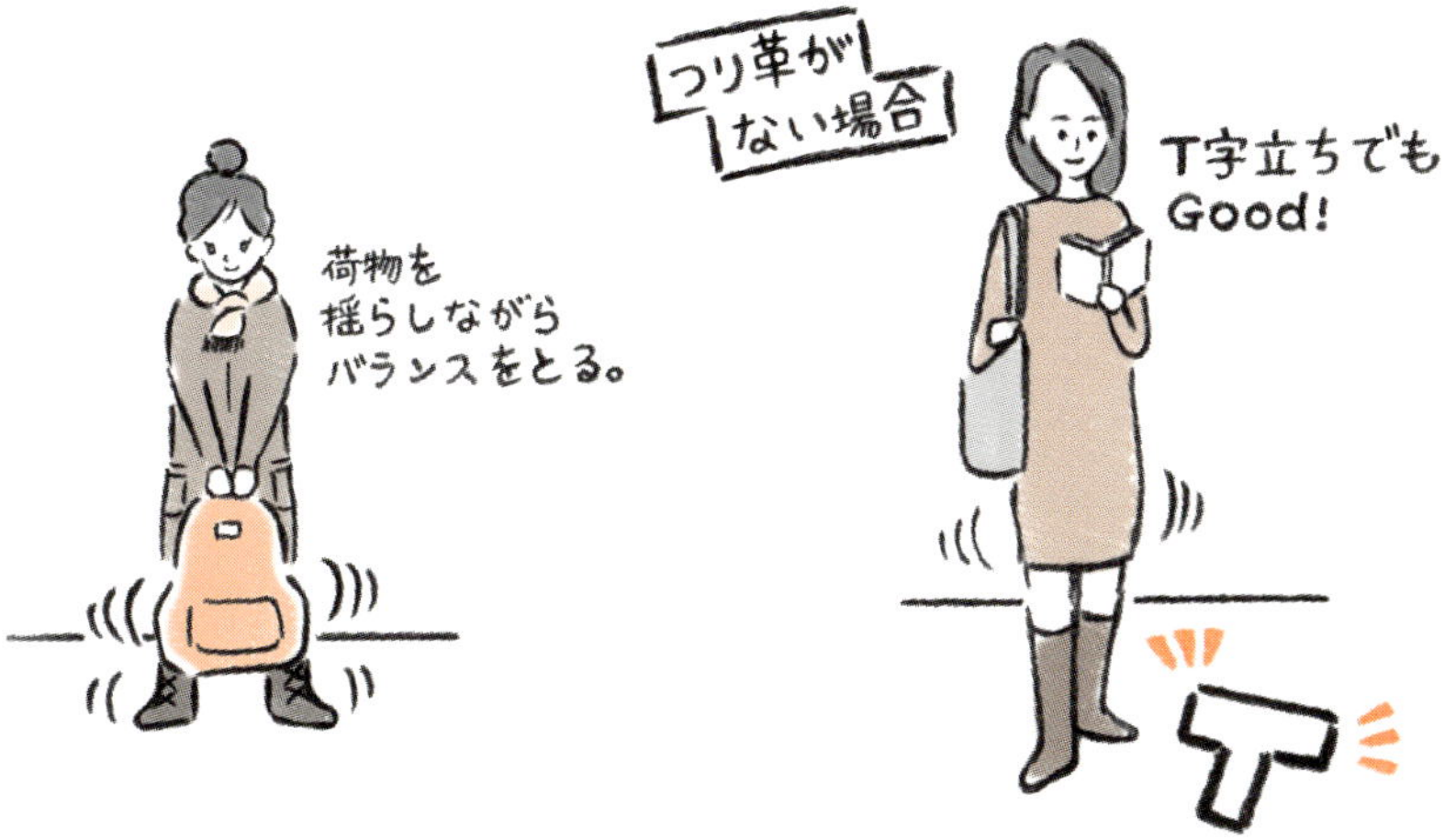
荷物を揺らしながらバランスをとる。
つり革がない場合
T字立ちでもGood!

T字に立つ

前足のつま先は真っ直ぐ、後ろ足のつま先は横に向けるようにします。ちょうど、T字型に立つ具合です。すると、シルエット的にも美しく、しかも、安定も保ちやすいという一挙両得の立ち姿になります。スカートを履いている場合におすすめの方法です。この時にも踏ん張らずに揺れを感じながら、バランスを取りながら立つようにします。

荷物を揺らし立つ

大きめの荷物などを持っている場合、思わず、ぎゅっとつかんでしまいがちです。

しかし、それらの荷物を体と一緒にあえて揺らすようにすると、かえってバランスが取りやすくなってきます。ちょうど、免震構造が一つから二つに増えた効果といえるでしょう。

階段の上り下り

× 手足を交互に出すと腰がねじれ、脚力だけに頼ってしまう。

○ 同側の手足を出すと、腰がねじれず、全身で上り下りできる。

階段の上り下りがキツい、という人は少なくないはずです。すぐに息が切れるし、足があがらない……。普通、手と足はそれぞれ違う側を交互に出し歩くものですが、実はこの動きでは腰がねじれてしまうため、上半身と下半身の動きが分断され全身が連動しにくくなります。また、呼吸も苦しくなりがちです。

階段の上り下りをラクにするには腰をねじらない＝手と足の連動性を高めることがポイントになります。腰をねじらない上り下りの基本になるのは、同じ側の手と足を出す

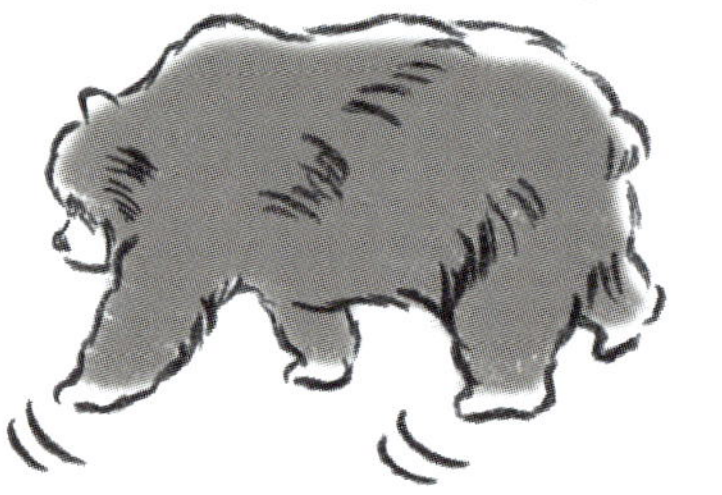
4足歩行をしている
イメージで。
同じ側の手足を同時に出す。

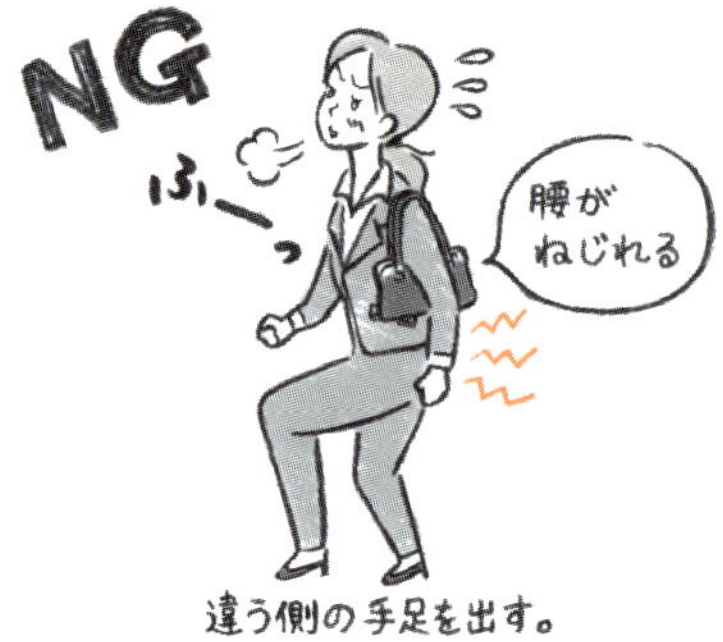
NG
ふ〜っ
腰が
ねじれる
違う側の手足を出す。

という動きです。

コートや上着のポケット、ズボンやスカートのポケットに手を入れたまま、歩いてみましょう。自然に同じ側の手足が動くはずです。同じ側の手足を同時に動かす、というのは、意識するとぎこちない動きになってしまうと思うので、最初のうちは、ポケットに手を入れて体の使い方を覚えるのもテです。

ここからは、実際の階段の上り下りのポイントを紹介します。

階段（上り）

ポイント1

手のひらを太ももにつけて上る。（歩き）

長い階段を上っている時、疲れてくると、いつの間にかひざや太ももに手をついていることがあります。それは、自然に体が合理的な動きを求めている証拠です。手を太ももにつけることにより、手足が同時に動きやすくなります。そして、腰のねじれがなくなるこ

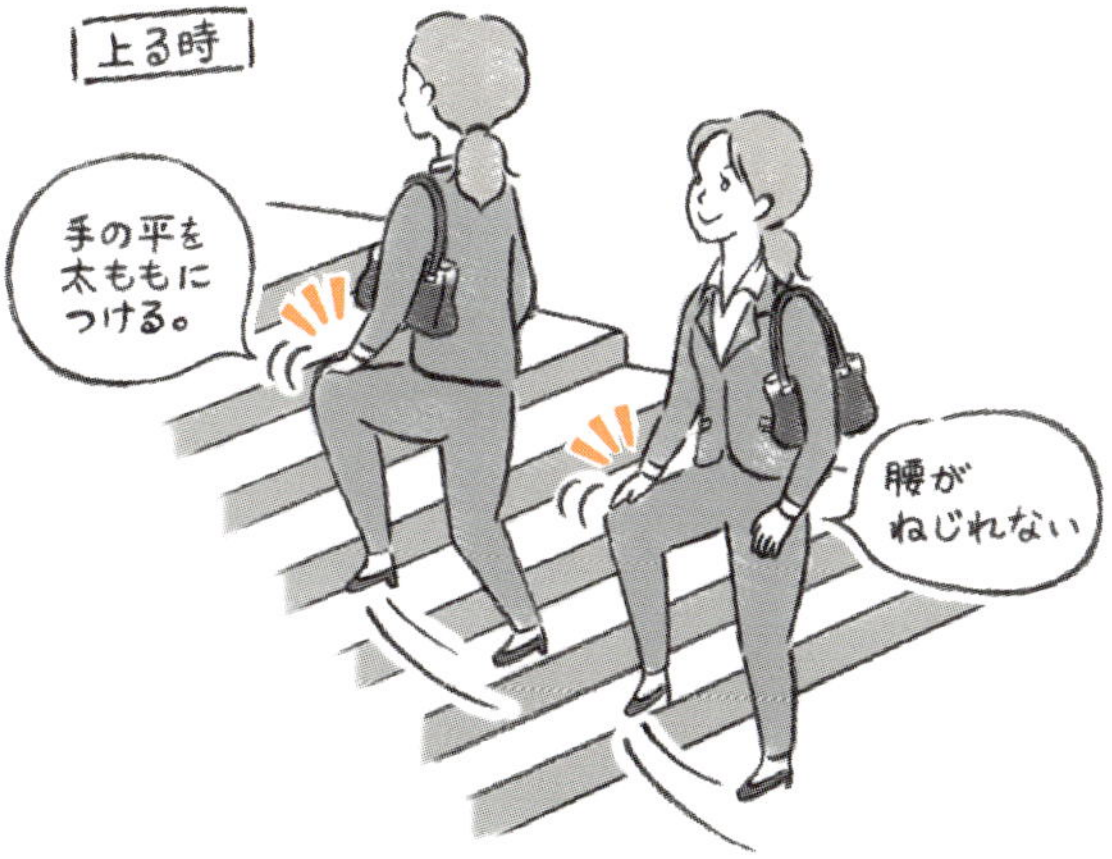
上る時
手の平を
太ももに
つける。
腰が
ねじれない

とで、上半身と下半身が連動し、全身も使いやすくなるのです。脚力だけで上るよりも、全身で上る方がやはり圧倒的にラクなのです。

ポイント2

小指を巻き込む。（駆け足）

太ももに手の平をつけた状態だと、どうしてもスピードが制限されます。駅の階段を駆け上るなど、急いでいる時にはプラスアルファの工夫が必要です。

太ももから手を離し、手の小指を自分のほうに巻き込むようにしながら、同じ側のひざを上げてみてください。

リラックスしていると、自然と小指の動きに引かれるようにしてひざが連動すると思います。小指とひざに糸がついていて、一緒に動くイメージです。手足がバラバラに動いていた状態から、手足が連動し効率的に動く状態に大きく変化していきます。

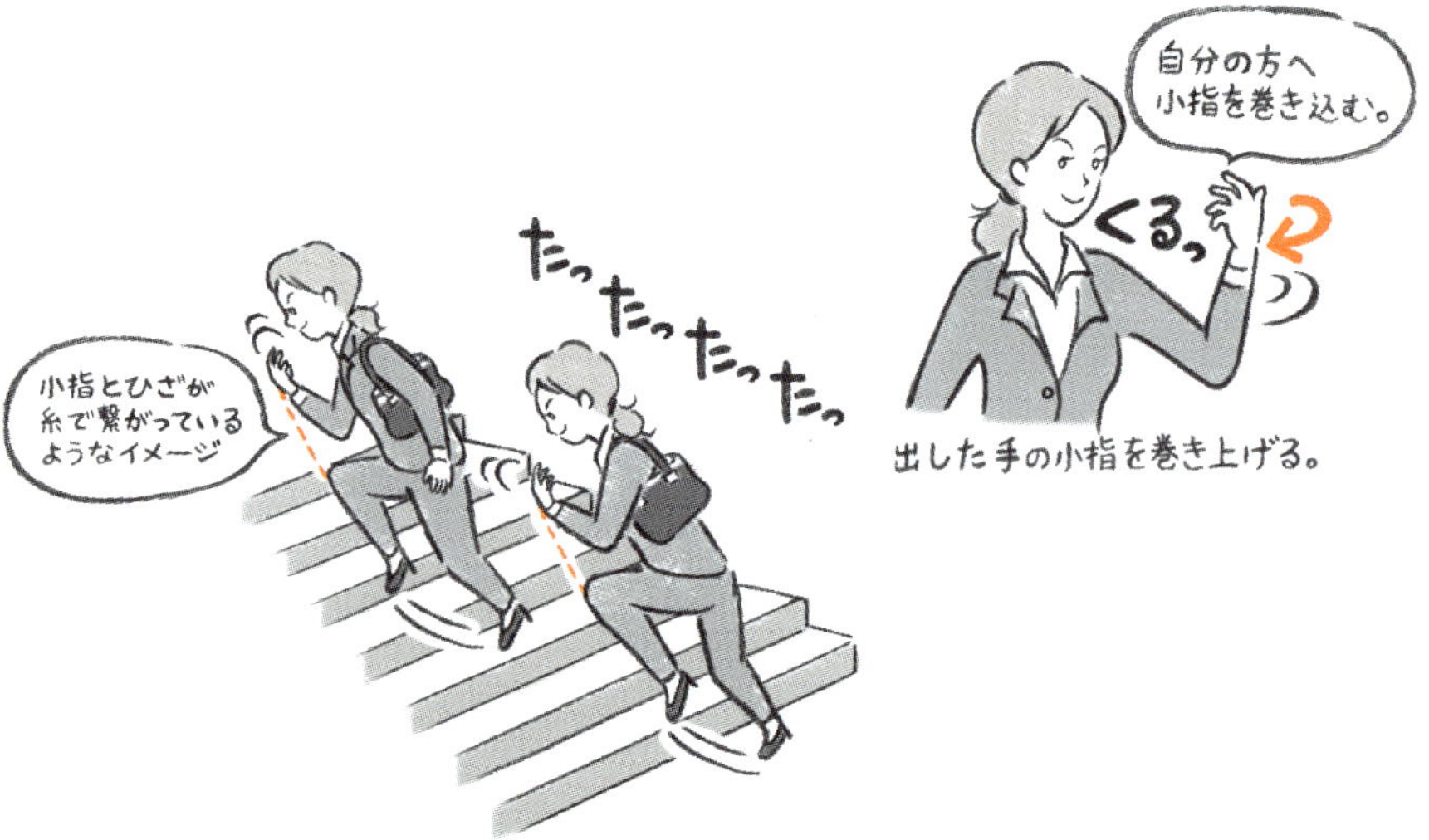

自分の方へ
小指を巻き込む。
くるっ
小指とひざが
糸で繋がっている
ようなイメージ
たっ たっ たっ たっ

出した手の小指を巻き上げる。

ポイント

階段（下り）

手のひらを太ももにつけて下る。

下りる時にも上りと同様の動きが必要です。足だけで動くのではなく、手も使って四足歩行をしている感覚です。手と足が同時に出て、腰をねじらず、全身が上手く動くように、手の平を太ももにつけて下るようにします。この動作は無意識的に行っている人も少なくないので、取り入れやすいかもしれません。

下りは、危険性もあるため、安全第一が最優先です。しかし、だんだん動作が体に馴染んできたら、太ももから手を離し、次のページで紹介する、手の甲で軽く床をパンチするようなイメージも試してみてください。さらに軽やかかつラクに下れるはずです。

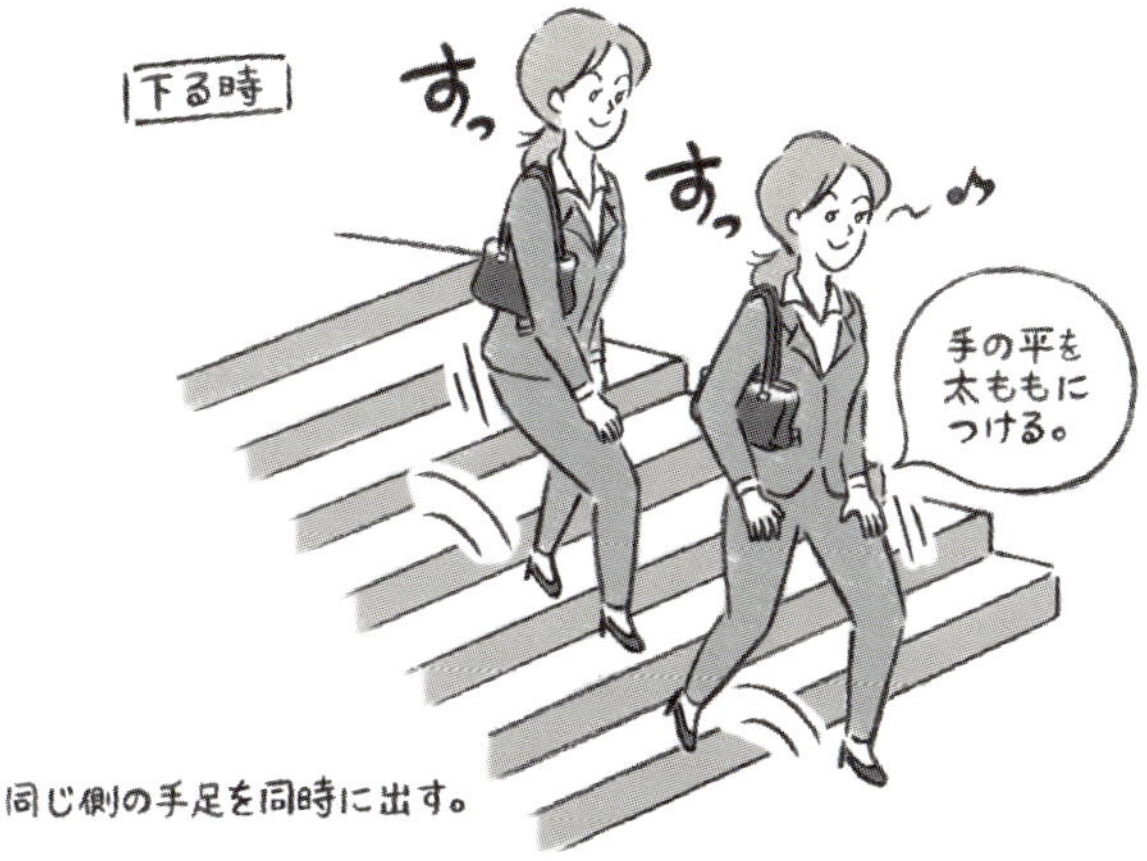
下る時
すっ
すっ
～♪
手の平を
太ももに
つける。
同じ側の手足を同時に出す。

ダッシュ

× つま先で蹴り、脚力で走る。

○ つま先で蹴らず、倒れる力で走る。

終電なのに走り出せない、急いでいるのに点滅している信号を諦めて見送ってしまう。なぜなら、ダッシュができないから……。息が続かない、足があがらない、という経験をしたことがある人は多いはずです。ダッシュがままならない人の多くは、自分の足で一生懸命、蹴っている可能性があります。

実はこの走り方は疲れやすく、力の無駄使いをしている状態です。

そこで、走るときには倒れる力を利用しながら足を前に出していきます。動き方を工夫することで、走り込みをしていなくても、ためらいなくダッシュが出来るようになっていくでしょう。

ポイント 1

地面を蹴らずに倒れる力を利用し走る。

つま先で地面を蹴り、脚力で走るというのが、一般的なイメージだと思います。しかし、その走り方では、すぐに足が疲れてしまい、走るのも面倒になってしまいます。脚力に頼らない省エネ型の走り方を紹介します。**体を倒していきながら、足を出し**、走るという方法があります。倒れる体に引かれるように足が自然と出てくる感覚です。この走り方だと、余計な筋力を使わず、疲れにくい走りができるようになります。

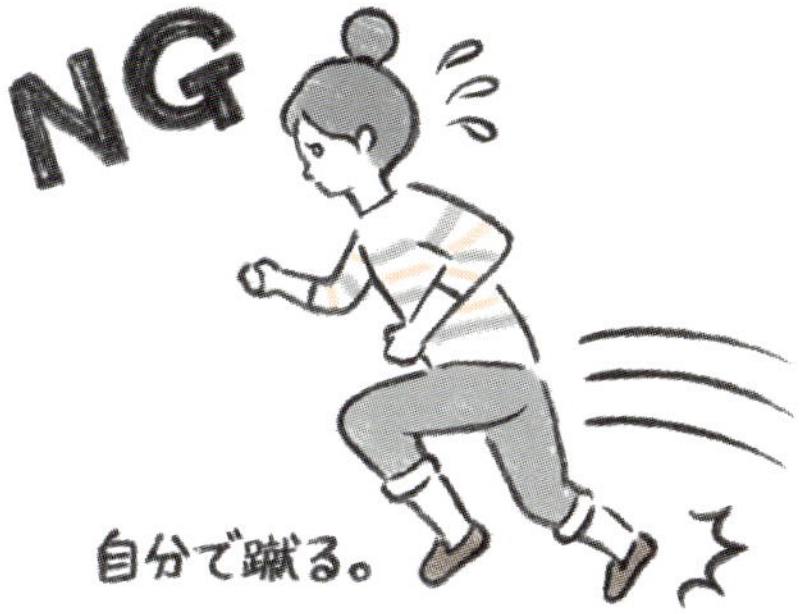
NG
自分で蹴る。

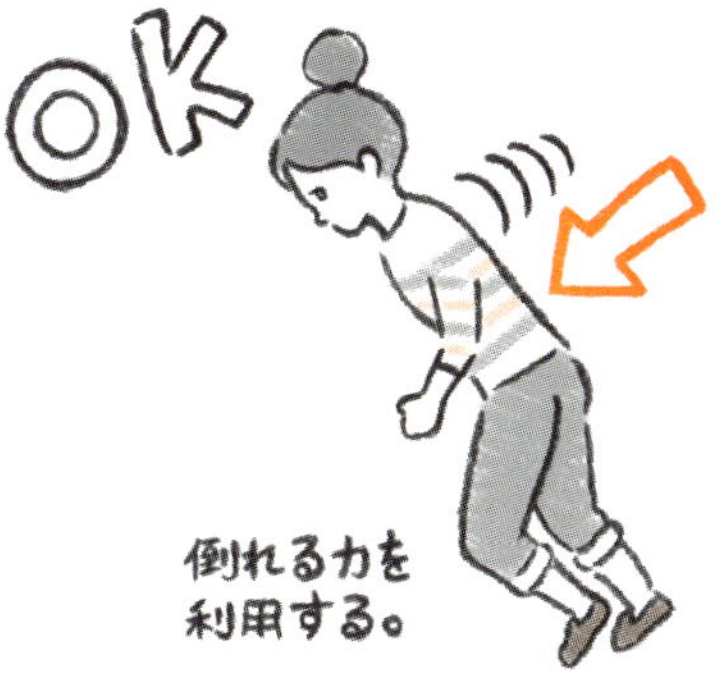
OK
倒れる力を
利用する。

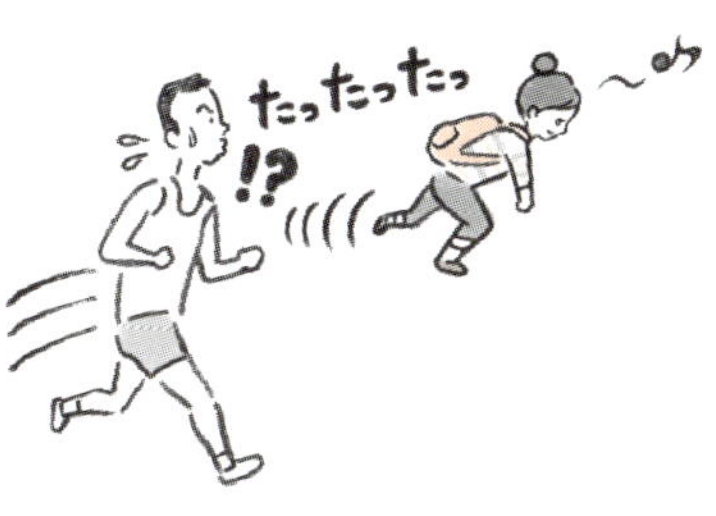
たったたっ
!?

ポイント 2

手と足で同時に床をパンチするように走る。

せっかく倒れる力を引き出しても、手足を交互に振り、腰をねじると、上半身と下半身の動きが途切れ、腰にも負担が集中、呼吸も苦しくなってしまいます。

そこで、先のページの階段の上り下りと同様の考え方で、同じ側の腕と足を同時に出すようにしていきます。その時に拳を軽く握り、地面をパンチするようにすることが、最大のポイントです。

そのことで、腕と足が同時に出しやすくなり、かつ、倒れる力がバランスよく続き、走る力に変換されていくのです。ちょうど、ゴリラが歩き、走る姿をイメージすると良いかもしれません。

このような走り方を実践していくと、自分の中の野生がよみがえってくるかもしれません！

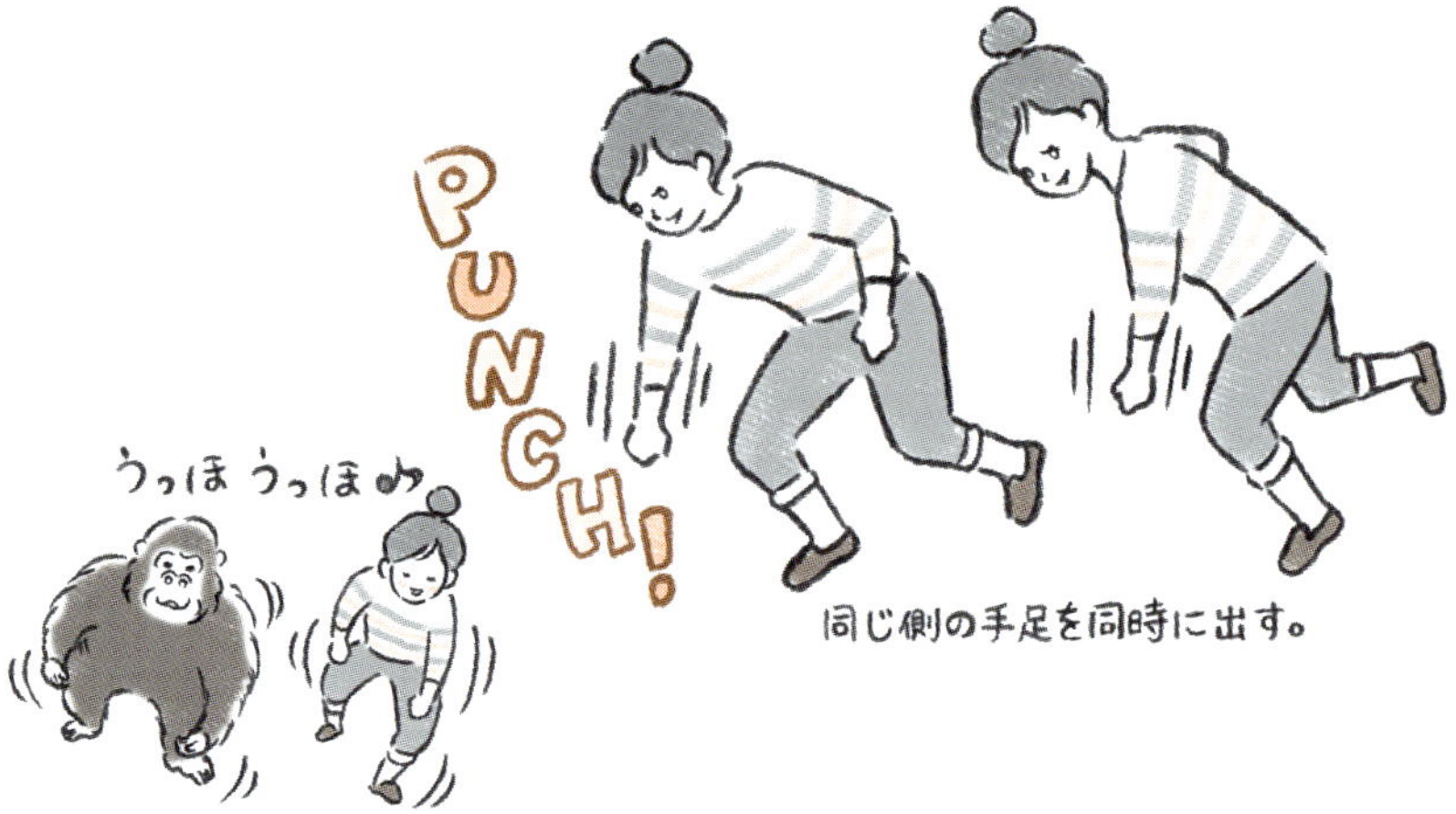

同じ側の手足を同時に出す。

鞄の持ち方

鞄を持つことで、肩や腰に負担がかかる、または痛めてしまい、外出自体がおっくうになることも少なくありません。そんな時にこそ、持ち方を工夫し、楽しく外出できるようにしてみたいものです。

鞄の種類ごとに持ち方のポイントを紹介します。

肩掛けで背負う場合（ディバッグ、リュックサック）

× 腰を反らして背負う。

○ 骨盤と腰骨を真っ直ぐにして背負う。

ポイント

骨盤と腰骨を真っ直ぐにして、腰で背負う。

ディパッグなどの場合、胸を張り、腰を反らした姿勢で背負う人が多いですが、これだと腰に負荷が集中してしまいます。

腰は反らせずに、骨盤と腰骨は真っ直ぐにし、股関節からほんの少しだけ上体を前傾させた姿勢をとります。すると、肩にディバッグがぶら下がっている感覚から、腰と背中に乗せるような感覚に大きく変わります。肩で持たず、腰で持つ。つまり、全身でディバッグを支える背負い方に改善されたのです。

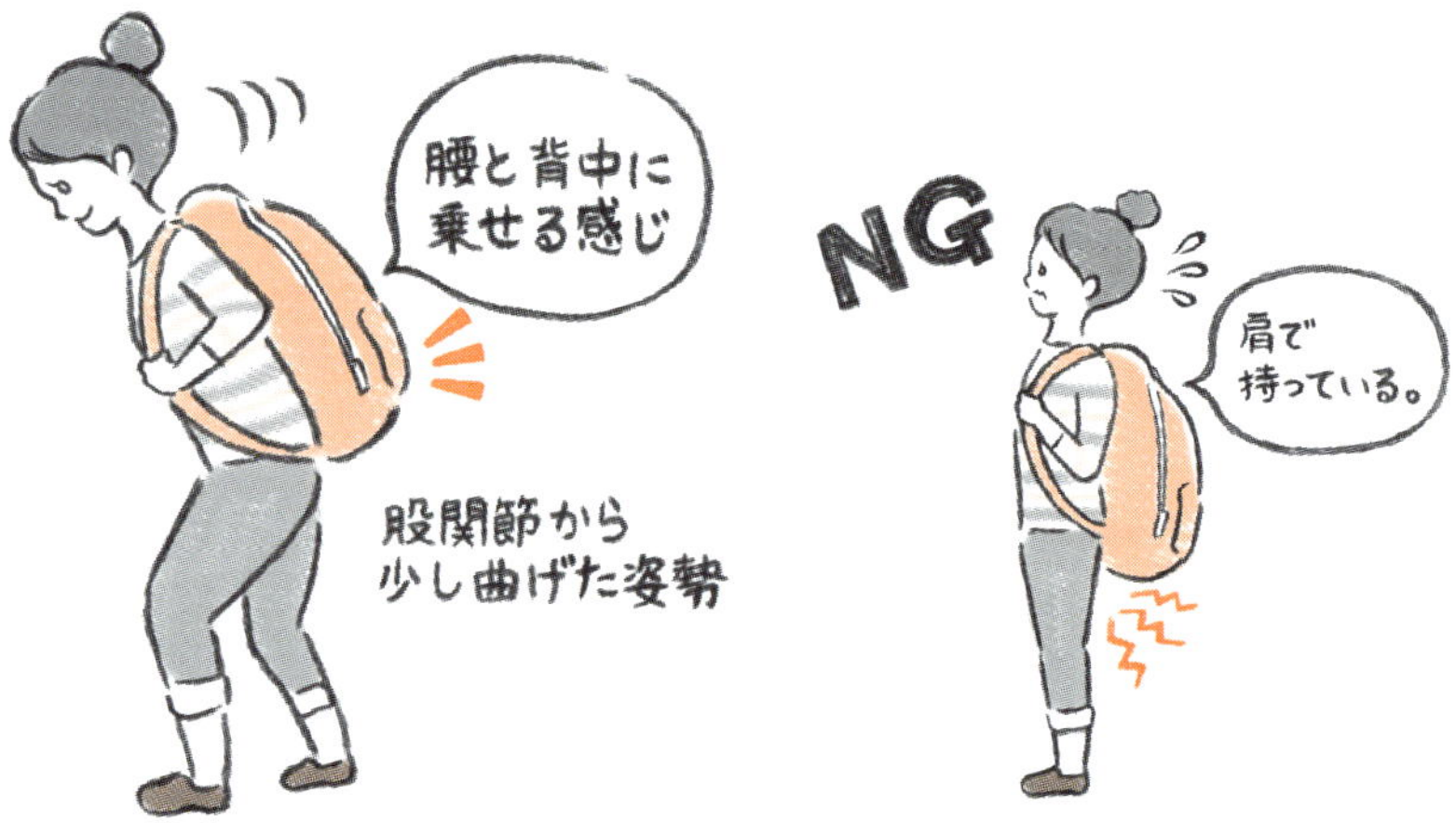
腰と背中に
乗せる感じ
股関節から
少し曲げた姿勢
NG
肩で
持っている。

腕掛けの場合（ハンドバッグ）

× 腕力で持つ。

○ 背中と腕とで持つ。

ポイント
腕だけで持たず、背中と腕とを連動させる。

ハンドバッグの場合、普通に持つとどうしても腕だけで、特に力こぶのできる部分（上腕二頭筋）を中心に持ってしまいがちです。これでは、肩やひじに負担が集中してしまいます。

手の甲を上にして肩甲骨を広げた状態で腕に鞄を掛け

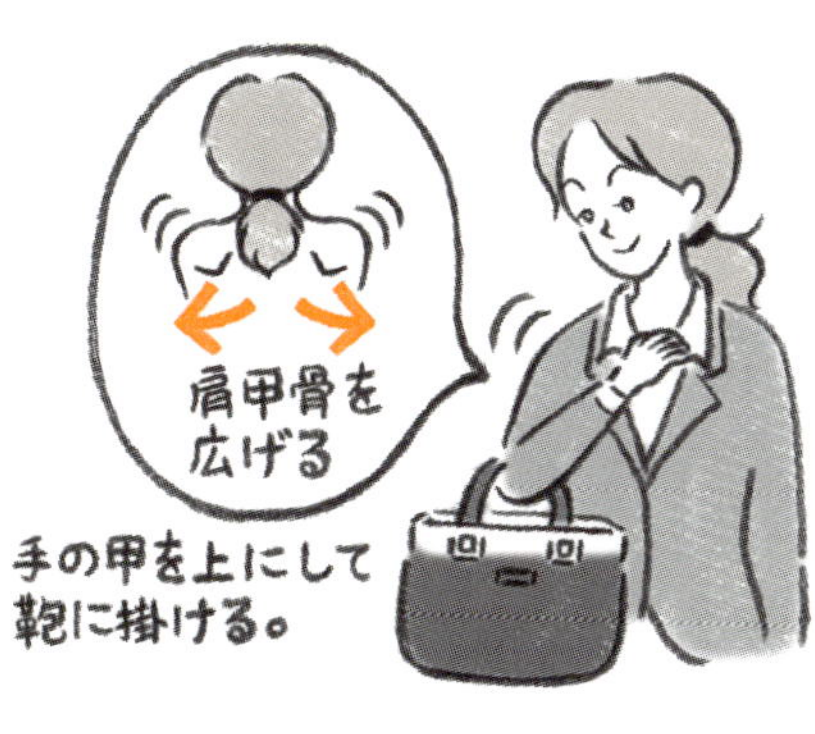
肩甲骨を
広げる
手の甲を上にして
鞄に掛ける。

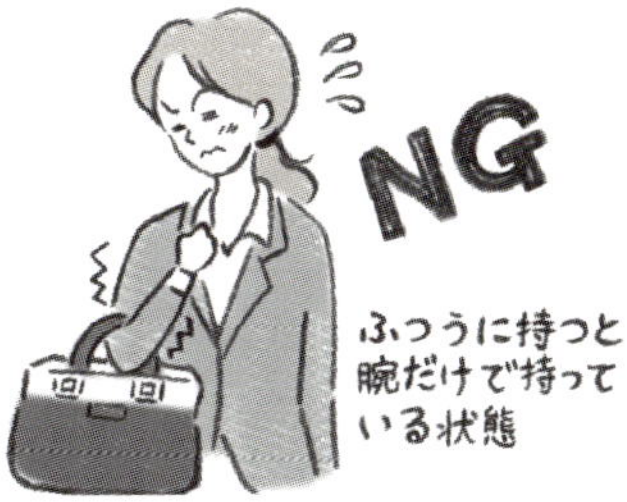
NG
ふつうに持つと
腕だけで持って
いる状態

ると、背中と腕とが連動した状態で持てることになります。

手の甲を上にすることで、肩甲骨が広がり、背中に適度な張りができてきます。この張りが背中の大きな力が腕まで伝わって来ている証拠になります。手の甲を上にしていて疲れてきたら、背中の張りを保った状態のまま、手の平を上に向けます。普通に持っている状態と一見変わりませんが、背中と腕とが連動し、効率の良い持ち方に大きく変化しているのです。

手持ちの場合（ビジネスバッグ）

× 腕力だけで持つ。

○ 背中と腕とを連動させ、ひじの返しを活用し持つ。

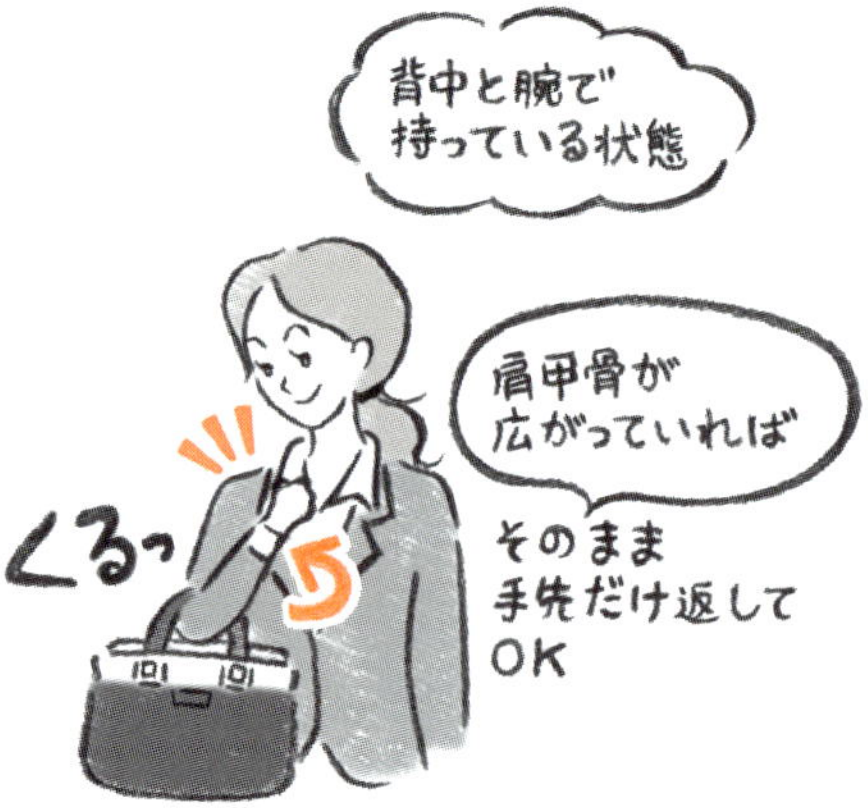
背中と腕で
持っている状態
肩甲骨が
広がっていれば
そのまま
手先だけ返して
OK
くるっ

ポイント

肩甲骨を広げ、ひじを外内に返しながら持つ。

手持ちのバッグの場合、肩、ひじのみならず、特に手首に負担がかかりやすく、腱鞘炎に悩む人も少なからずいます。そこで、手首に負担をかけない工夫として、ひじを外側にむけるようにして持つ方法を紹介します。

ひじを外にむけることによって肩甲骨が自然に開き、背中と腕とが連動しやすい体勢が作られます。

同じ体勢で疲れを感じた時には、ひじを内側にむけた持ち方をして休み、再度ひじを外側に向けます。ひじを内側／外側に返しながら持つと、筋肉も全体的に使えてくるので、負担も分散しやすく、疲れにくく、さらに合理的な持ち方となります。

この持ち方（ひじを返す／戻す）が適切に出来るようになってくると、肩と腕とを牽引的な動きも出てくるので、肩こり改善の効果も期待できるようになります。

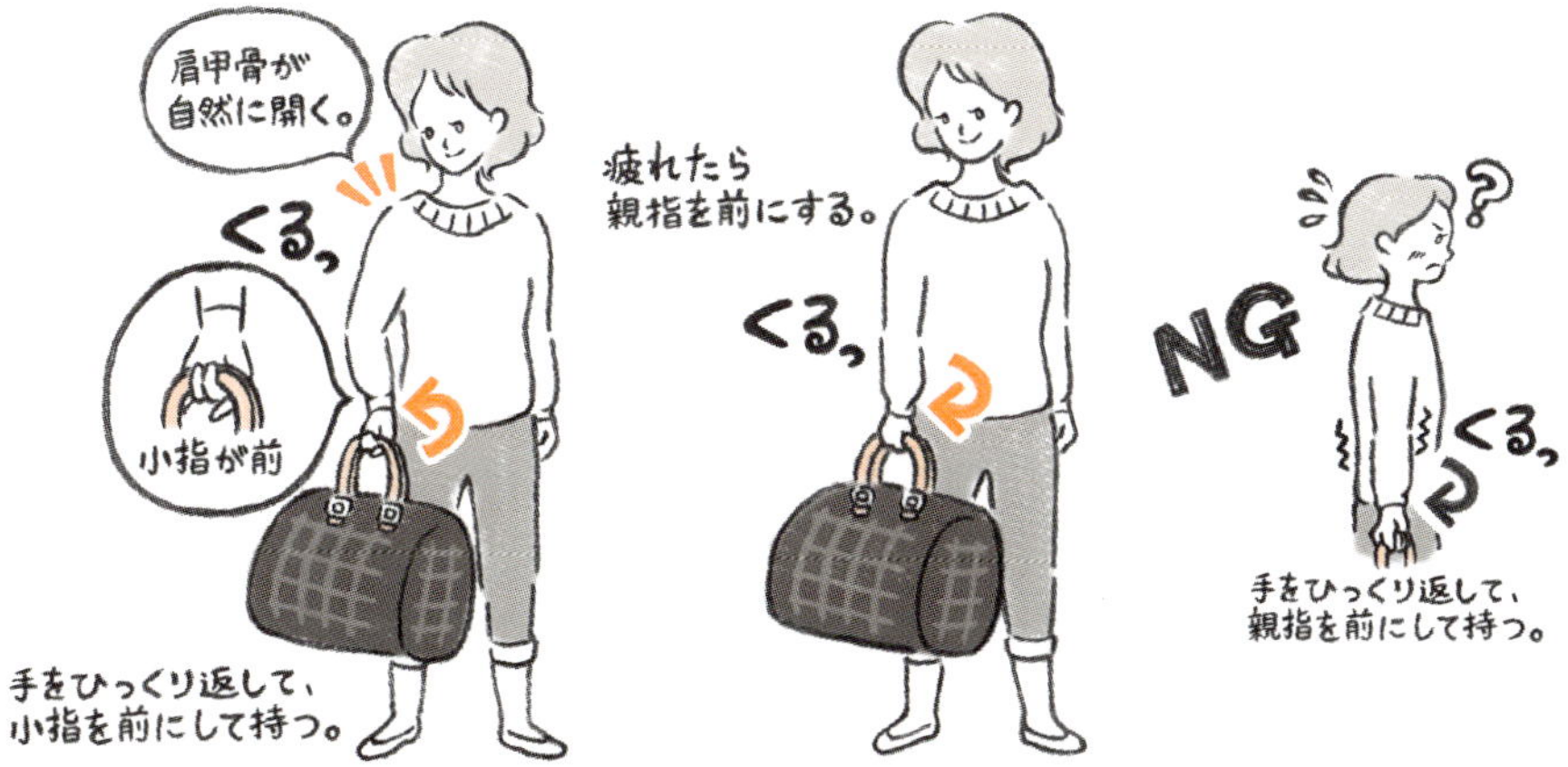
肩甲骨が
自然に開く。
くるっ
小指が前
手をひっくり返して、
小指を前にして持つ。
疲れたら
親指を前にする。
くるっ
NG
くるっ
手をひっくり返して、
親指を前にして持つ。

靴の脱ぎ履き

× つま先が前を向いていると、土台が不安定。

○ つま先の向きによって、土台が安定してくる。

訪問先の玄関でスムーズな靴の脱ぎ履きができず、焦ってしまったことはありませんか？　そんな時、体勢はぐらつき、さらに焦ってしまう悪循環がおこりがちです。

スマートな脱ぎ履きをするためのポイントは、つま先の向きにあります。

ひざを揃えた状態は土台（＝足元）としての面積が小さく不安定になります。そこで、土台の面積を大きくし、安定した状態で靴の脱ぎ履きをしやすくしていきます。

ここでは、３種類の土台のタイプを紹介していきます。

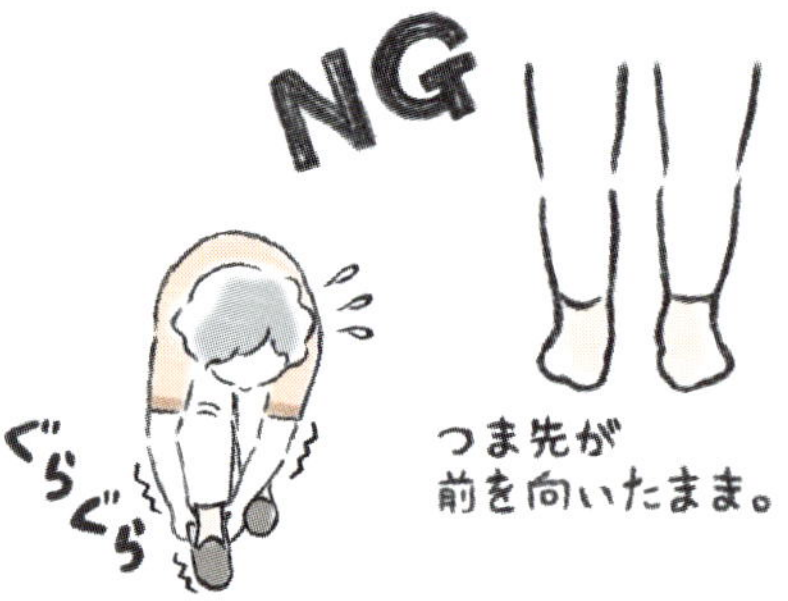

● T字型

前足のつま先をやや広げ、後ろ足のつま先はしっかりと外に向けます。すると、足の向きはT字型になり、土台が広がって安定感が増し、靴の脱ぎ履きがしやすくなります。玄関に腰を下ろした場合だけでなく、中腰で脱ぎ履きする場合に特に便利な体勢です。

また、つま先が広がることは、股関節も広がり、足腰の筋肉も全体的に使えてくる効果もあります。

● 逆ハの字型

両方のつま先を外に広げて、股関節を広げ、中腰、もしくは玄関に腰掛ける方法です。この方法でも、土台が広がり、足腰全体の筋肉全体が使えてきます。実はこの型は草取りのしゃがみ方そのものです。しゃがむ体勢がしっかり取れる人の場合は、

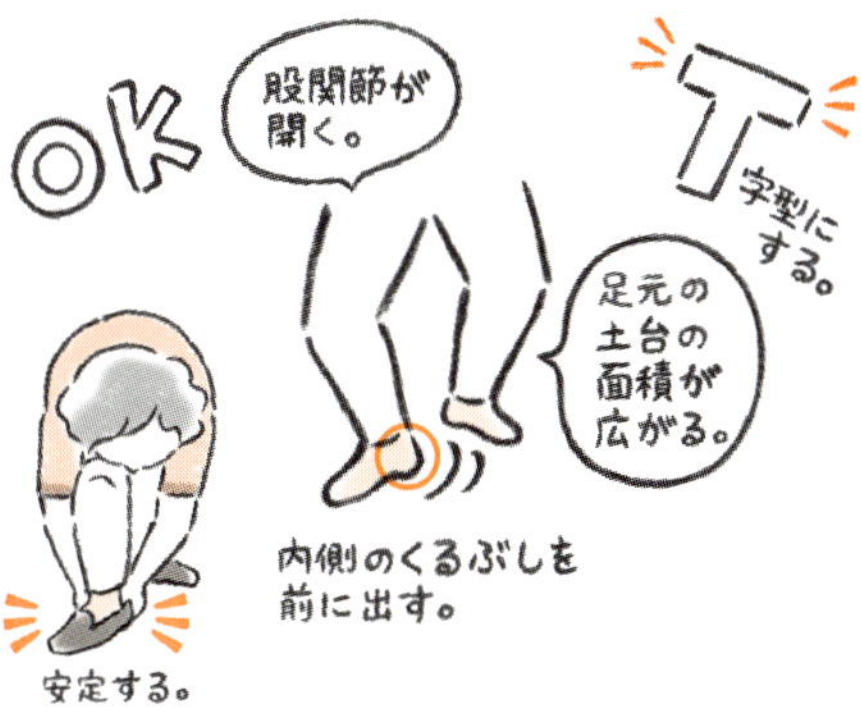
OK
股関節が開く。
T
字型にする。
足元の土台の面積が広がる。
内側のくるぶしを前に出す。
安定する。

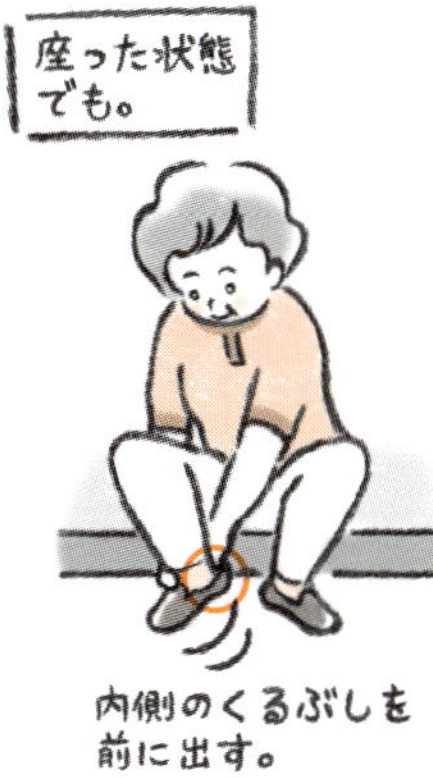
座った状態でも。
内側のくるぶしを前に出す。

靴や靴下の脱ぎ履きに、そのまま応用できるでしょう。具体的には、内側のくるぶしを前に出すようにすると、股関節が広がり、靴だけでなく靴下も脱ぎ履きしやすくなります。

ハの字型

スカートを履いている女性の場合、T字や逆ハの字では、抵抗感があるでしょう。そこで、両方のつま先を内側に向け、内股の姿勢をとります。そして、片方のひざでもう片方のひざを支えるようにすると、さらに安定感が増し、中腰でも脱ぎ履きがしやすくなります。

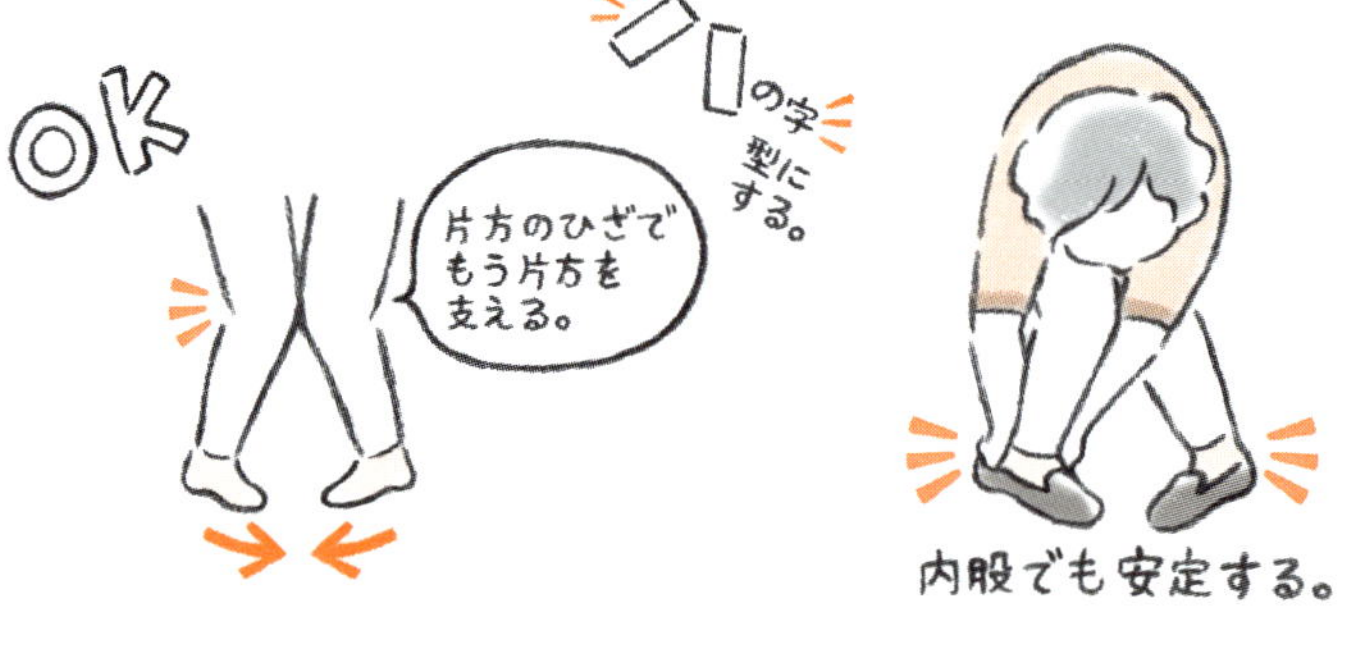
OK
ハの字型にする。
片方のひざでもう片方を支える。
内股でも安定する。

足の使い方の小ワザ

●靴裏を見る

軸足のつま先を広げ、土台を安定させます。見たい側のかかとをひざの上に乗せ、4の字にしてから、軸足のひざを曲げていくと、足裏全体が見やすくなります。

●足を上げる

軸足のつま先を広げ安定させ、ひざを外側に向けながら上げていきます。太ももの外側、内側、裏側と全体がリレーをするように使われることで、股関節が動きやすくなった結果、足がラクに高く上がるようになります。

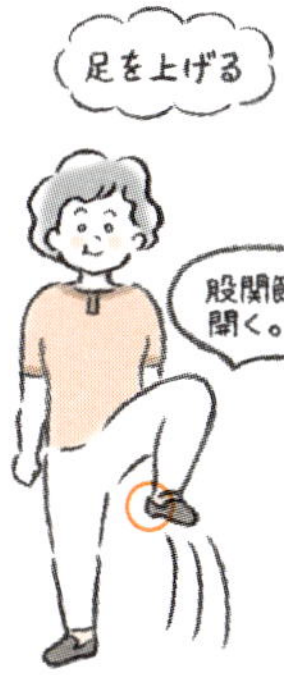

内側のくるぶしを前に出すと
ラクに高く上げることができる。

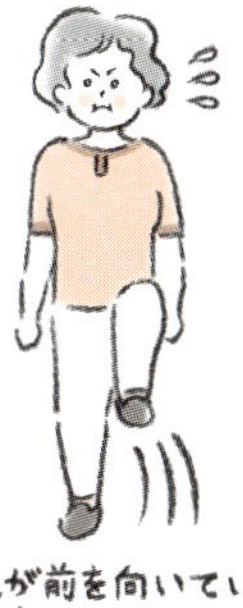

つま先が前を向いていると
あまり高く上がらない。

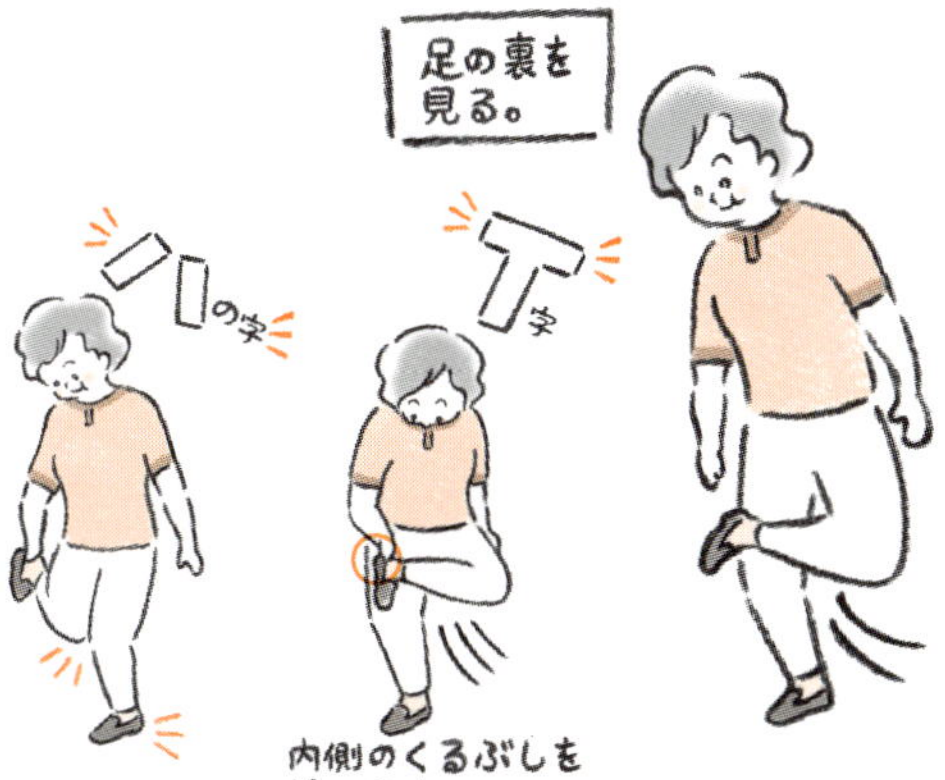

内側のくるぶしを
前に出す。

パソコン作業

× 腕だけでパソコン作業をする。

○ 肩甲骨からパソコン作業をする。

ポイント

肩甲骨を広げ、背中と腕とをつなげる。

日々パソコンでの仕事や作業をしている人は、パソコンの前で姿勢が固定され、腕だけで作業することとなり、肩こりになりやすい傾向にあります。

腕を伸ばし手の平を自分のほうへ向け、ひじを内側に入れた状態から、手の平を返し、パソコンに向かうようにします。肩甲骨が開き、背中と腕とが連動しやすくなり、肩へ負担が

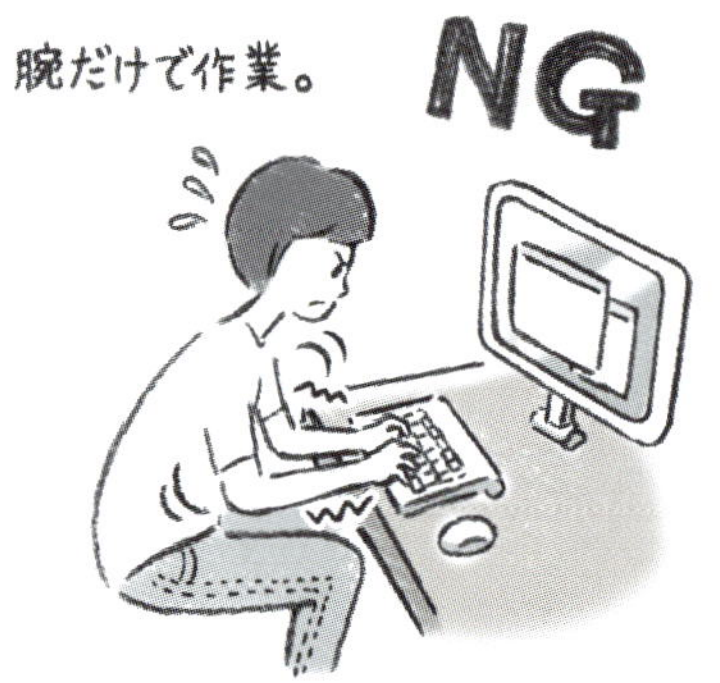

軽減されます。

腕の重さは体重の約10分の1と言われています。60キロの人ならば片腕6キロ、両方で12キロです。パソコン仕事をしているだけでも、相当な負担が掛かり続けているのです。体の使い方を工夫したいですね。

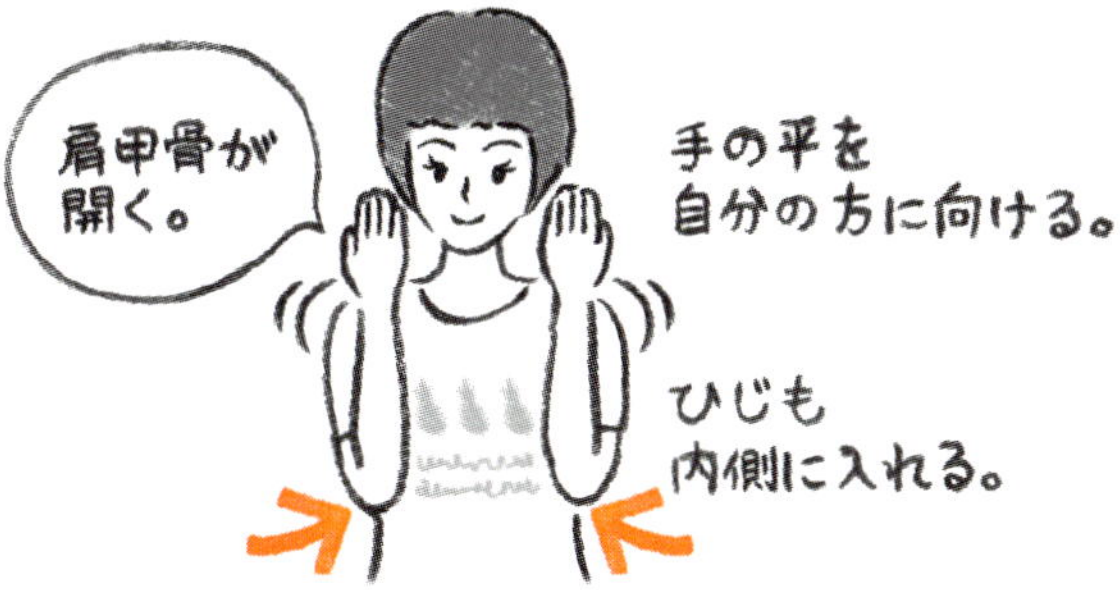
肩甲骨が
開く。
手の平を
自分の方に向ける。
ひじも
内側に入れる。

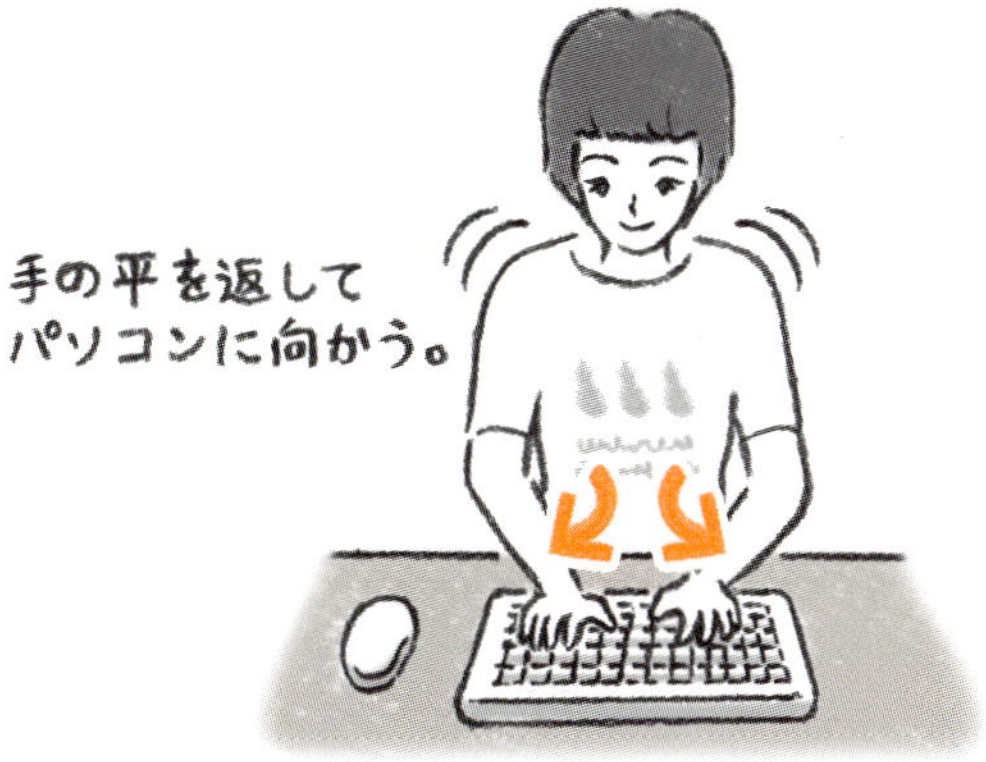
手の平を返して
パソコンに向かう。

長時間読書

× 腕だけで本を持ち、腹から曲がった姿勢で座る。

○ 背中と腕を連動させて本を持ち、骨盤と腰骨が真っ直ぐの姿勢で座る。

腕で本を支えながらの長時間読書はくたびれるものです。ついつい崩れた姿勢になってしまったり、寝転んでしまったり……。

そこでポイントとなるのは、本の持ち方と姿勢の２つです。

ポイント 1

肩甲骨を広げ、背中と腕とを連動。

長時間の読書のときには、ダンボールや布団の持ち方などと同様に、肩甲骨を中心に背中と腕とを連動させて上手に使

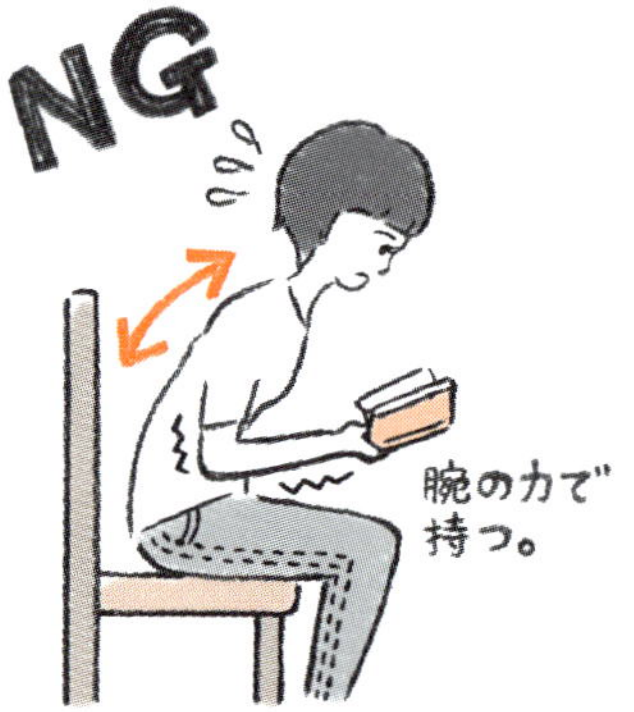

いましょう。

肩甲骨を広げ、背中に適度な張りを作った状態で本を持ちます。本を持っている側のひじを内側に入れ（=肩甲骨を開き）、もう一方の手の甲をひじに添える姿勢も、長時間の読書に向いています。

このことで、左右に肩甲骨が広がり、背中と腕とが連動した状態がラクに取れるようになります。その際、ひじに添える手の甲を中指と薬指を曲げる「キツネの手」の形にすると、手首から手の甲がやや反った状態がラクに保てます。そこにひじを入れると、ひじが滑らず固定出来るようになります。

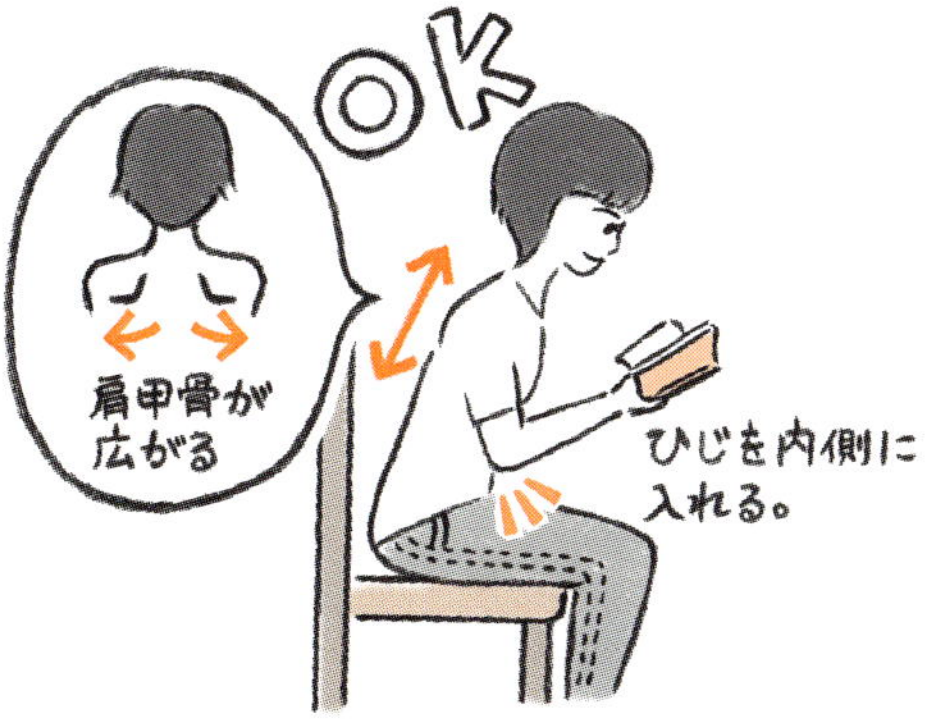
OK
肩甲骨が広がる
ひじを内側に入れる。

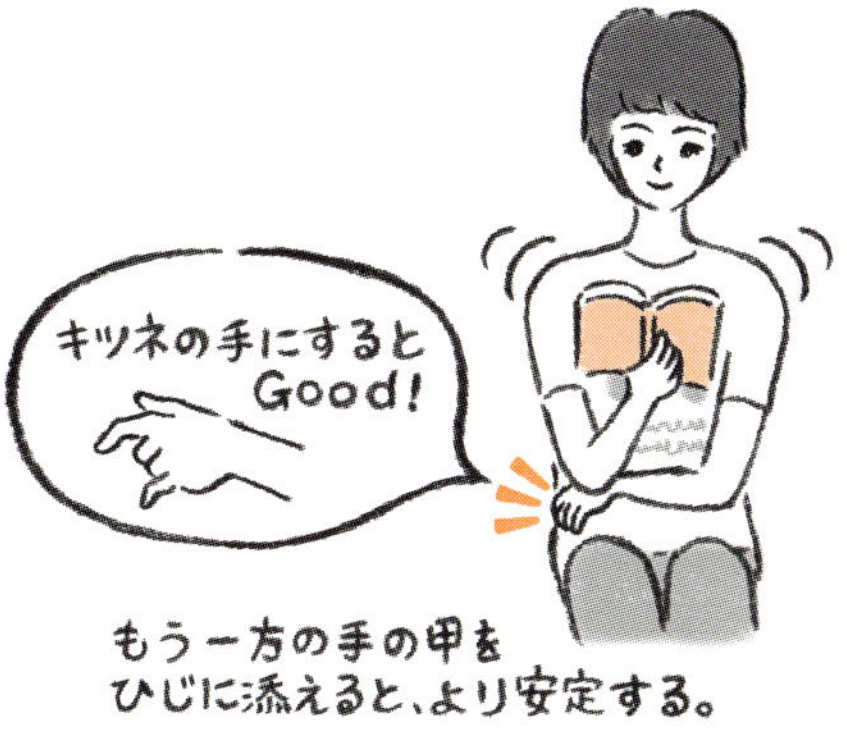
キツネの手にするとGood!
もう一方の手の甲をひじに添えると、より安定する。

ポイント 2

骨盤と腰骨を真っ直ぐにして座る。

いくら本の持ち方が良くなっても姿勢が崩れたら、元も子もありません。腹から曲がらないように椅子には座るのが、疲れないポイントです。肩の力は抜き、リラックスした状態で骨盤と腰骨を真っすぐにします。ちょうど「だるま落とし」のように、骨盤の上に真っ直ぐ腰骨が積み上がっていることをイメージすると良いでしょう。

そして、いくら良い姿勢でもずっと同じ姿勢でいると疲れるので、つま先、ひざなどを動かし、股関節をほぐしながら、時々姿勢を変えてみましょう。

●iPadなどのタブレット

本と同じように、この持ち方で疲れ方がかなり変わります。本よりも重いタブレットも多いので、よりこの方法が必要になってくるでしょう。

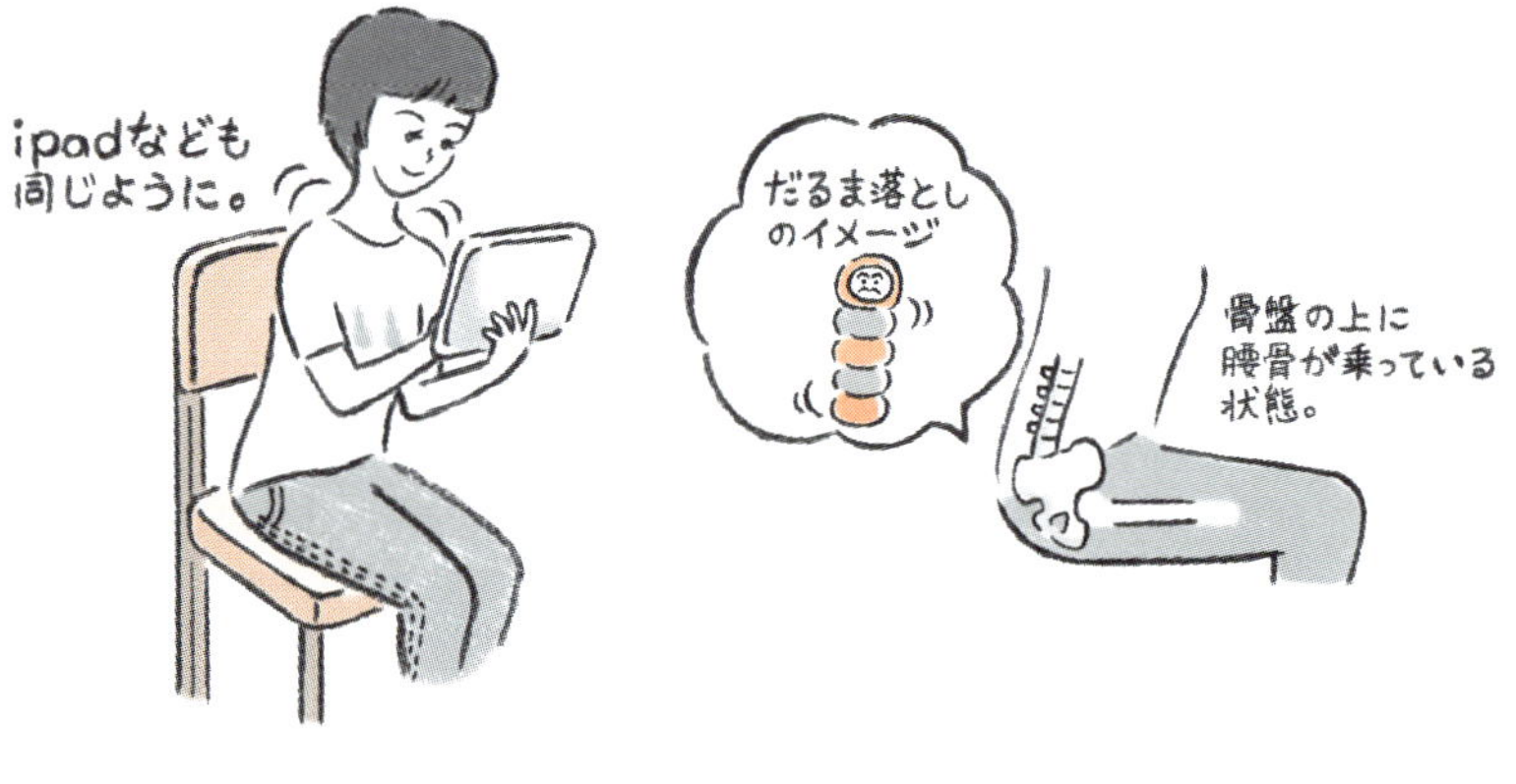
ipadなども
同じように。
だるま落とし
のイメージ
骨盤の上に
腰骨が乗っている
状態。

椅子の座り方

× 腹から曲がった姿勢で座る。

○ 骨盤と腰骨は真っ直ぐにし、椅子の脚を浮かせる。

長い会議などで、椅子の前脚に重心をかけ後脚を浮かせている人を見かけますが、これは無意識的に姿勢を整えようとしている証拠です。一見、行儀の悪い動作に見えますが、実は、体はなかなか賢いのです。ポイントは、姿勢のポジショニングと股関節の動きにあります。

椅子を傾けた座り方

ポイント 1

椅子を傾けると、ベストな姿勢が保ちやすい。

長時間座っていると、徐々に腹から曲がり、姿勢が崩れてきます。そんな時、椅子の後ろ脚を上げると、骨盤と腰骨が真っすぐになり、ベストな姿勢が戻ってきます。こういった体勢をとろうとするのは、私達の体の自然な防御反応かもしれません。

ただ、ずっとこの体勢のままバランスを取るのは難しいので、浮いた脚に分厚い雑誌を挟むと、良い姿勢を保ちやすくなります。

会社などでは不適切だと思うので、一旦、姿勢ポジションを整えるための方法として、意識的に使うことをおすすめします。

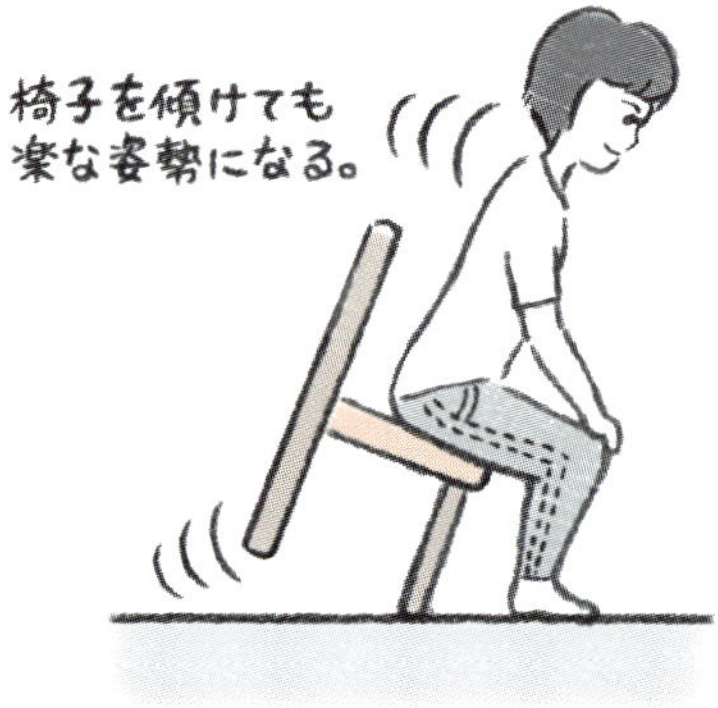
椅子を傾けても
楽な姿勢になる。

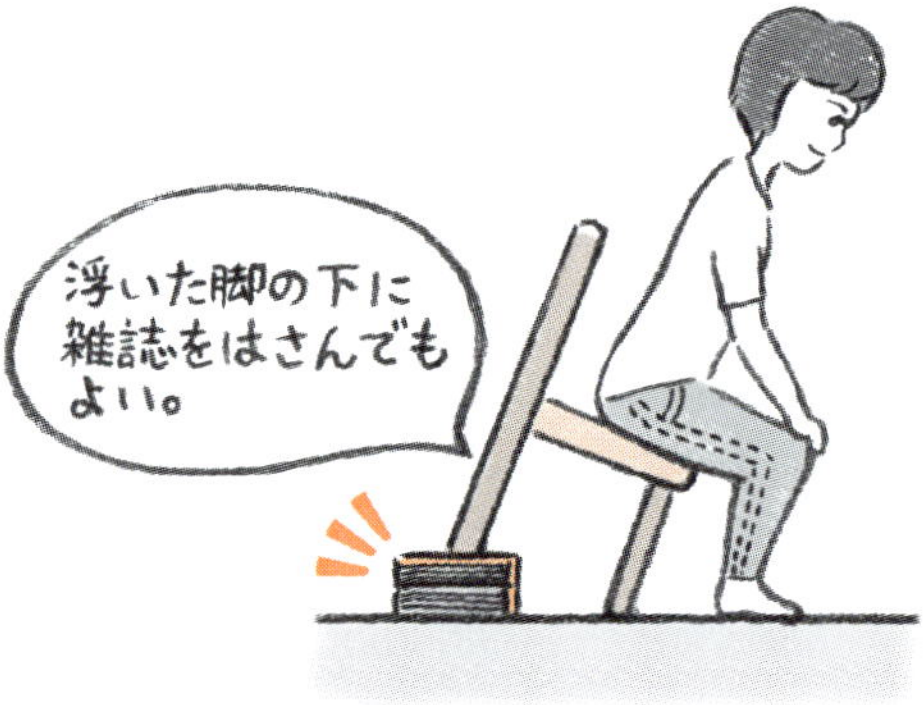
浮いた脚の下に
雑誌をはさんでも
よい。

ポイント 2

股関節を動かして姿勢を調整。

そもそもなぜ姿勢が崩れるかと言えば、それは股関節の動きが引き出しにくくなっているからです。姿勢は股関節の動きで調整されるものですが、同じ体勢で座っていると疲れてくるので、後ろや前に体が倒れてきます。そこで、腹が曲がり、腰が反り、姿勢が崩れてしまうのです。この時、股関節は前後にしか動いていません。

そこで、股関節を前後だけではなく、開き、閉じ、回し、左右対称に、非対称にと、様々に動かしてみましょう。すると、股関節周りがほぐれ、結果として、骨盤と腰骨が真っ直ぐなベストな姿勢が取りやすくなってきます。

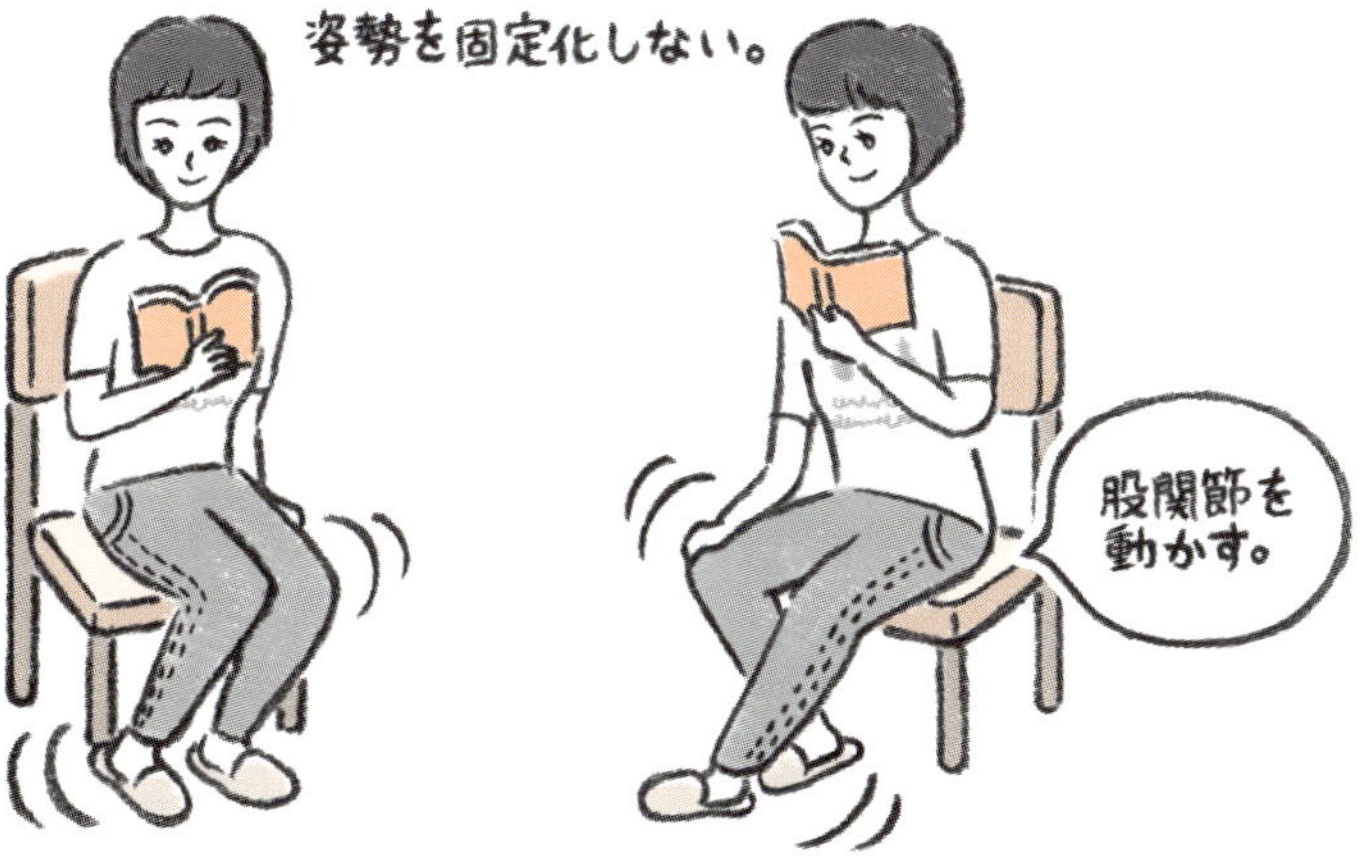
姿勢を固定化しない。
股関節を動かす。

タクシーの乗り降り

×　頭から乗ろうとする。

○　前傾しながら、お尻から乗る。

ポイント

お尻を中心に乗り降りする。

車の乗り降りをスマートにするのは、けっこう難しいことです。体の一部に余計な負荷をかけずに、綺麗な乗り降りをしたい時には、お尻をうまく使いましょう。

乗る時には、ついつい、頭から入ろうとしがちですが、体を回転させながらお尻から座ります。

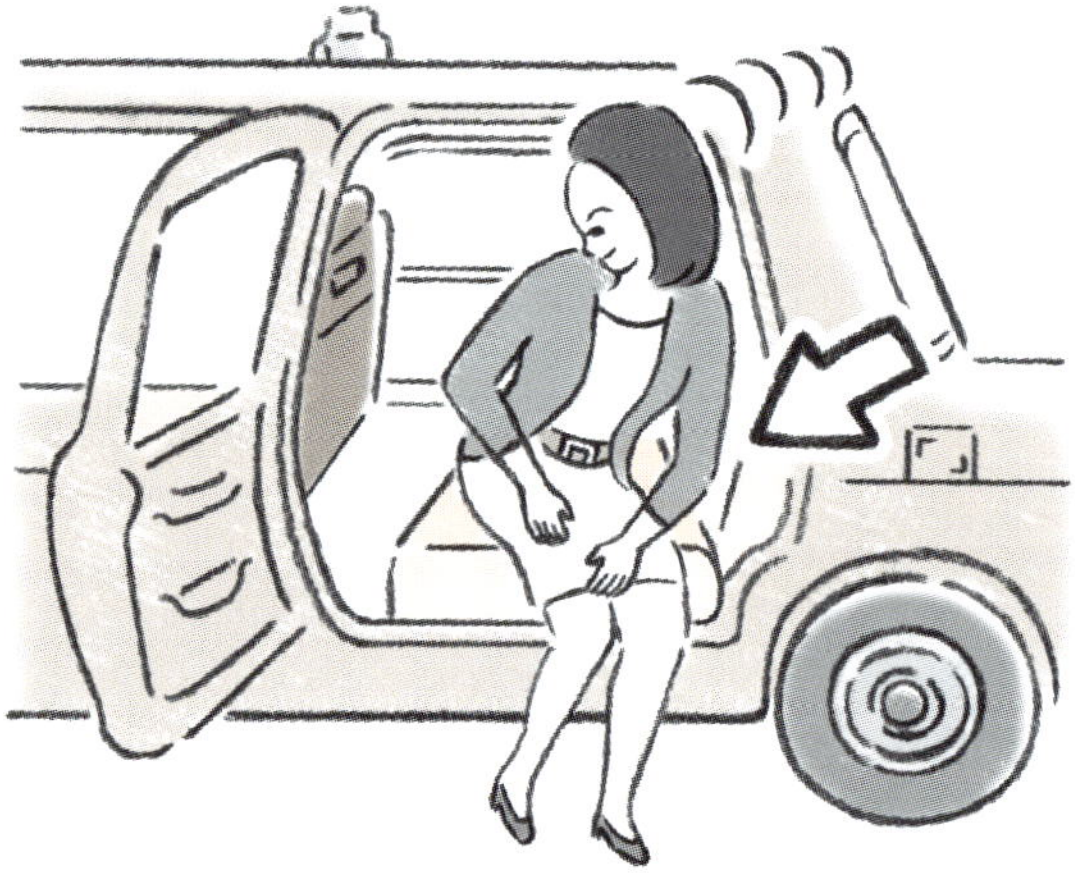

お尻から入る。

すると、自然と上半身が前傾し、股関節、ひざも曲がり、気が付けばシートにお尻が座っています。

滑らかで無駄のない動作は、タイトスカートや和装の女性にもぴったりです。

降りる時にも、同様にお尻を中心に動作を始めます。お尻を軸に回転しながら、上体を前傾させ、股関節・ひざを曲げて両足を下ろし、降りていきます。

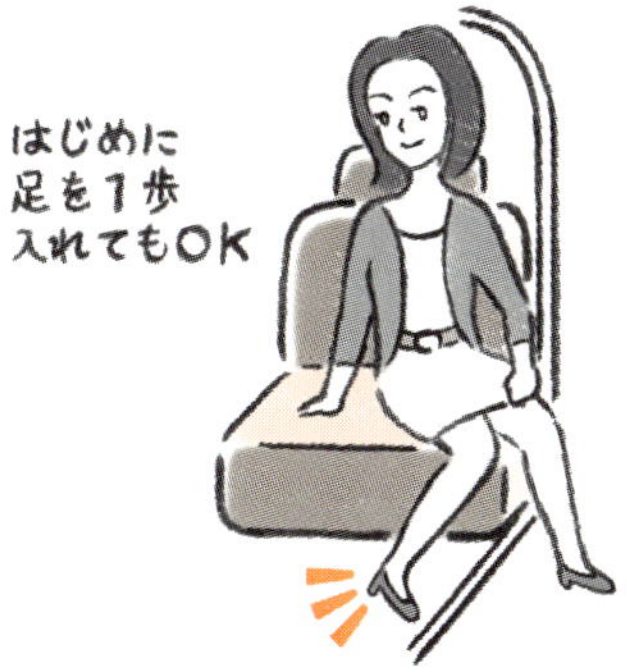
はじめに
足を1歩
入れてもOK

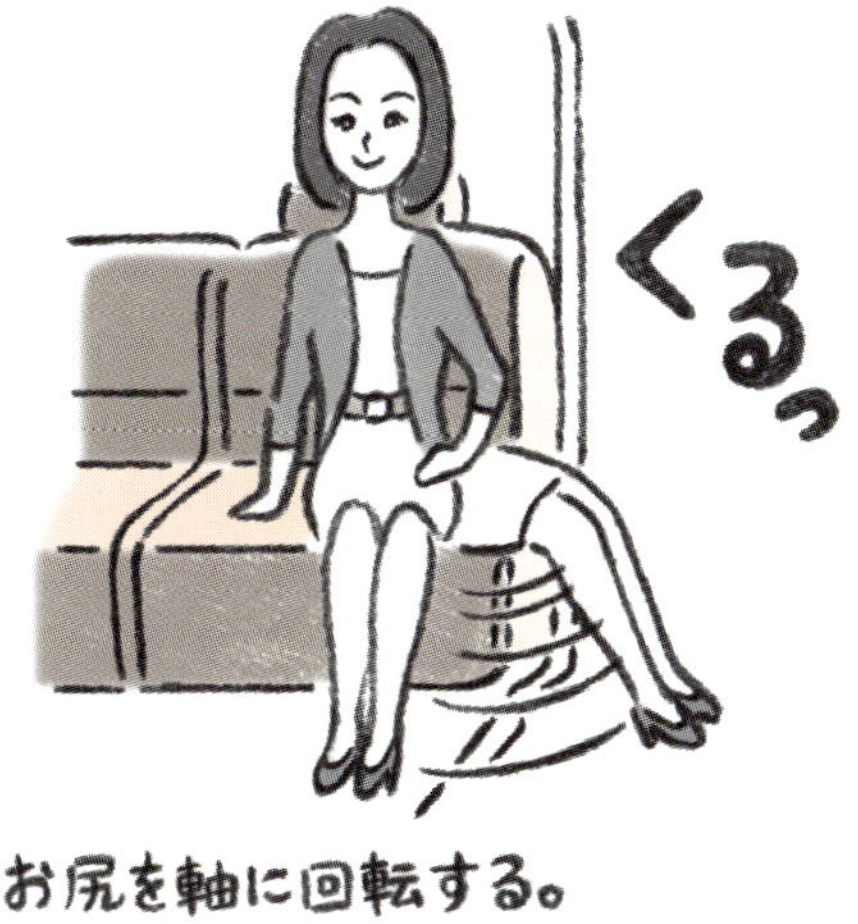
くるっ
お尻を軸に回転する。

くしゃみ

✕ 体を固めてくしゃみをする。

◯ どこかに手を触れてくしゃみをする。

くしゃみをした瞬間に、腰にギクッと激痛がはしり、動けないのはもちろん、息さえも吸えないほどの痛みを経験したという話を聞くことがあります。ぎっくり腰です。

これはくしゃみをする瞬間に、体を固めてしまうため、腰に負荷が集中してしまうことが原因ではと考えています。

私が行った動作解析の実験では、立った状態でくしゃみをした時に腰にかかる負担は、体重72キロの人の場合で瞬間的に４５０キロ。実に体重の６倍もの負荷がかかってしまいました。

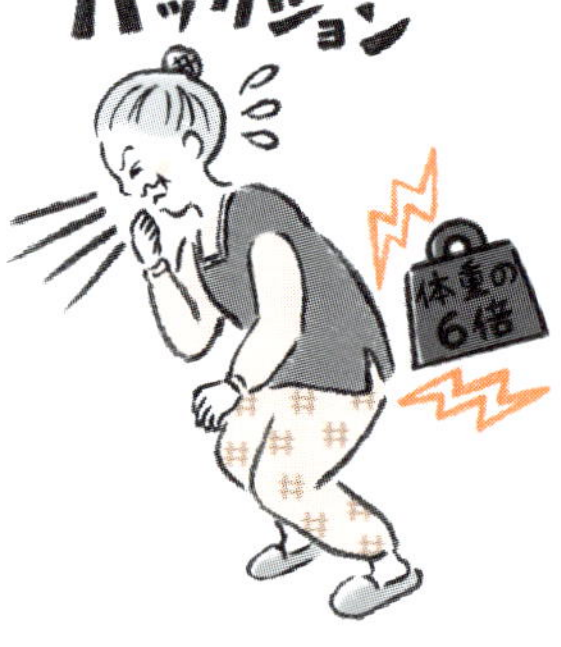

そこで、負荷を分散させるべく、椅子の背もたれに両手をかけて、くしゃみを誘発したところ、マイナス400キロの負担減。わずか50キロしか負荷がかからなかったのです。あまりに劇的な差で、議論も起こりましたが、背もたれに手をかけたことで、腹筋と背筋が固まらず、相互に働くことで、負担を打ち消しあったのではという推論に達しました。もちろん、実験方法や被験者の動きなど様々な要因で、数値の変化は起こるでしょうから、これらはあくまでも目安です。

ただし、体は固めるよりも、動けるように柔らかに保っていたほうが負荷は分散させやすいというのは、明確な事実でしょう。

これらの事実を踏まえ、くしゃみが出そうになったらひざや机、壁など何かに触れておく。そのことで、体が固まらず、負担も分散し、腰への負担を大幅に減らすことにつながるのです。

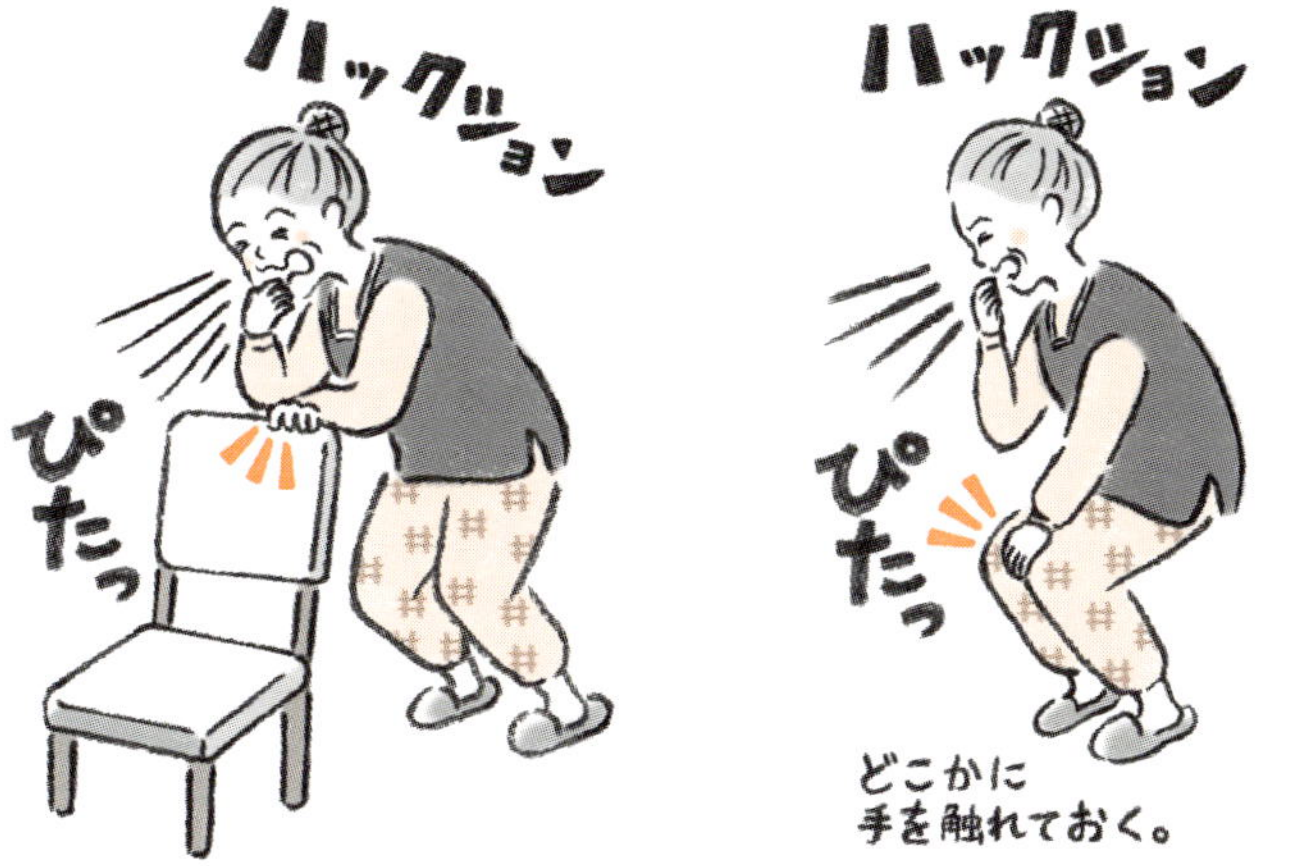

米袋を持つ

× 腕だけの力で持とうとする。

○ 米袋と一体化して持ち上げる。

重たくて大きな米袋のような物を、腕の力だけで持ち上げるのは大変です。ついついためらってしまうことも。そんな時、無理なくラクに米袋を持ち運べたら、自分の体にさらなる自信が持てるかもしれません。

そのためのポイントは２つあります。抱え方と物との一体化です。

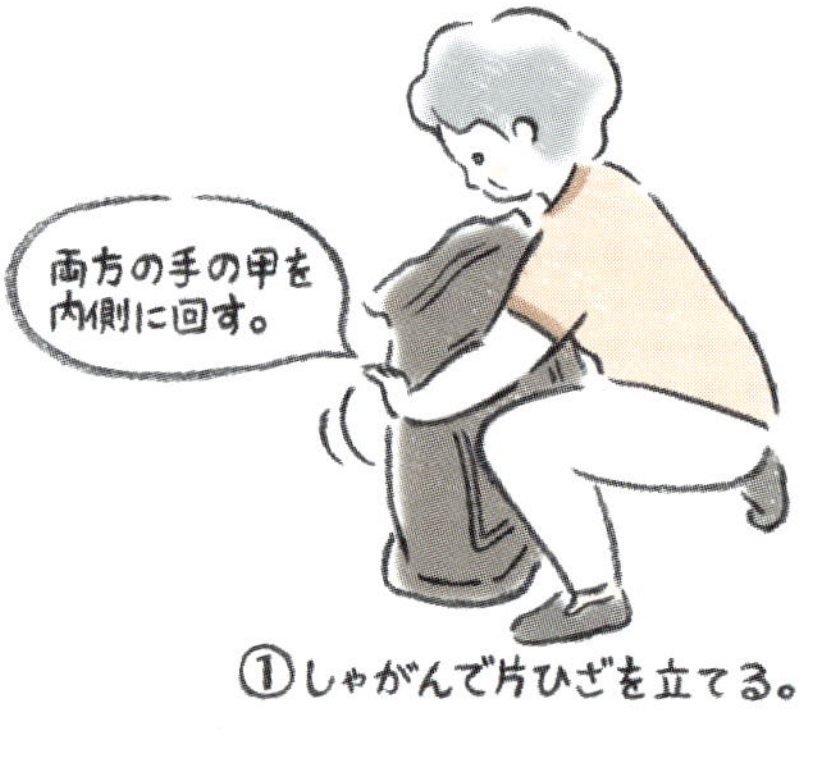
両方の手の甲を
内側に回す。

①しゃがんで片ひざを立てる。

ポイント1

背中の適度な張りを保ち抱える。

いきなり、袋の端を持って吊り上げるように抱える人が少なくありませんが、それでは力の無駄遣いになります。そこで、片ひざを立て、しゃがみ、米袋に近づきます。手の甲を内側にして米袋の上下に回すことで、肩甲骨が広がり、背中に適度な張りが生まれます。その張りを保ちながら、手首から先を返し、手の平から抱えるようにします。

ポイント2

米袋と一体化して持ち上げる。

いくらしっかりと抱えても、持ち上げる時に吊り上げてしまうと、一気に重くなってしまいます。そこで、抱えてから持ち上げるまで、米袋と一体化することをしてみましょう。

最初のポイントはいきなり持ち上げず、いったんひざの上に米袋を乗せることです。

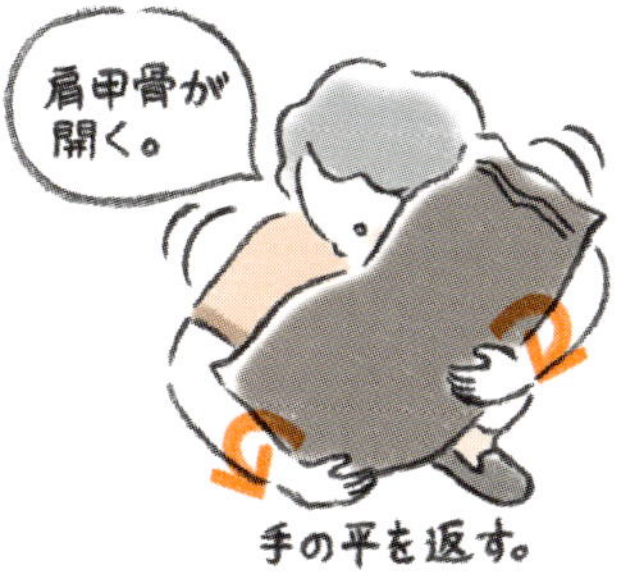
肩甲骨が
開く。
手の平を返す。
②体全体で包み込むように持つ。

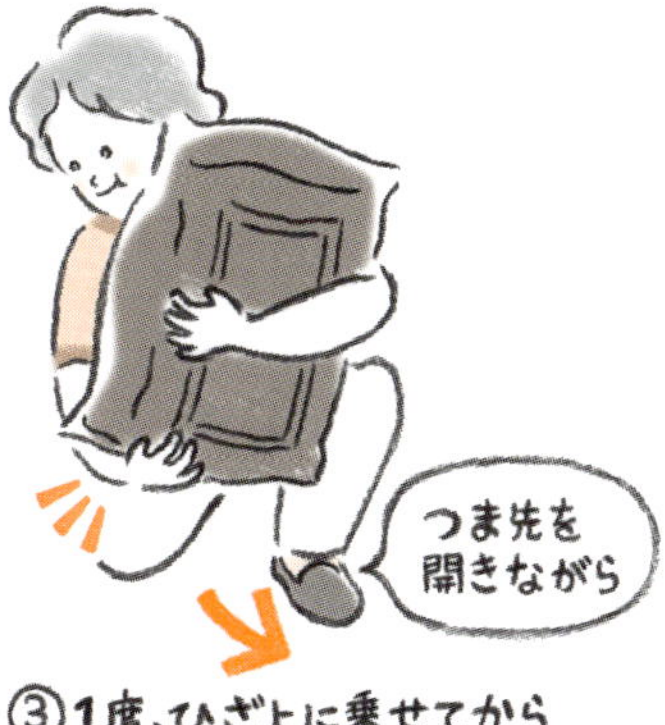
つま先を
開きながら
③1度、ひざ上に乗せてから立ち上がる。

このことで、米袋と離れず、一体化が保てます。ただ、力任せに乗せるのではなく、しっかりと米袋を抱えたら、股関節から上体を後方に倒します。すると、倒れる力で米袋が自然と持ち上がり、その間にひざの上に乗せるようにします。

次に、持ち上げる時は、立てたひざのつま先を外に広げながら、つま先の方向に顔を向けるようにして立ち上がっていきます。すると、やや上体が前傾してくることで、お尻も上がりやすくなります。

つま先が広がることで、股関節周りの大腿の筋肉が全体的に使われるため、パワーも出しやすくなります。そして、もう片方の足もつま先を広げて立てていくことで、同様の効果が得られます。

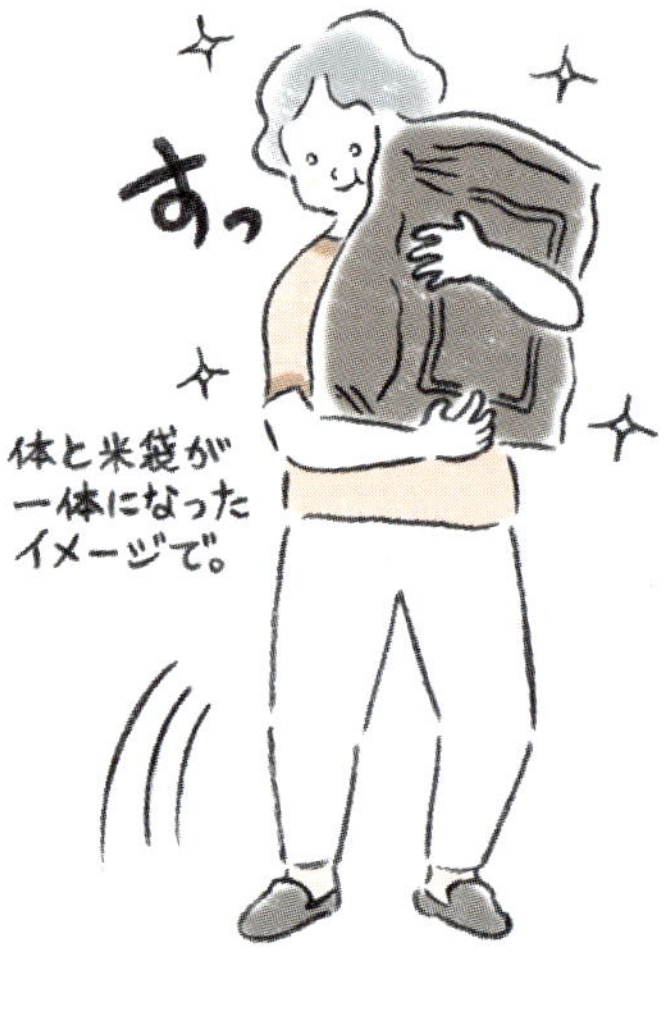
すっ
体と米袋が
一体になった
イメージで。

大型ペットの抱きかかえ

× 腕の力で抱え上げる。

○ 指の使い方で背中の力を引き出し、抱える。

大型犬などを抱える時、なかなか大変だという声を聞きます。

力任せに抱えるのではなく、優しくソフトに抱えるためには工夫が必要です。

指の使い方を工夫してみましょう。全身の力が引き出せ、ラクに抱えることが可能になります。また、抱えて立ち上がる時も股関節の動きを引き出すことで、足腰の力も使えてくるのです。

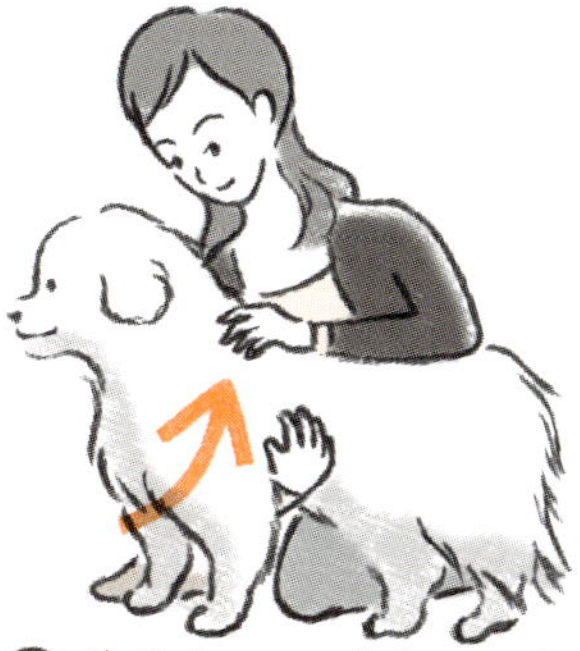

①前足部分に腕を入れる。

ポイント1

指の使い方で全身の力を引き出せる。

まず、前足部分に腕を入れ、両腕でしっかり犬の胴体を包み込みます。

次に両手の中指と薬指を巻き込むようにすることで、腕から肩、背中の緩みが取れて、背中に適度な張りが生まれてきます。この張りが、背中と腕とが連動している証拠です。この張りを保ったまま抱え上げると、腕力だけに比べてかなりラクに出来るようになります。犬としても、負担なく抱え上げられているので、おとなしくしているはずです。

注意点としては、中指と薬指に力を入れて巻き込まないようにすることです。これだと中指と薬指が胴体に食い込むようになり、かえって逆効果です。中指と薬指を中心に巻き込む意識で行なうのは背中の張りを引き出すためです。抱えた手は、普通に抱

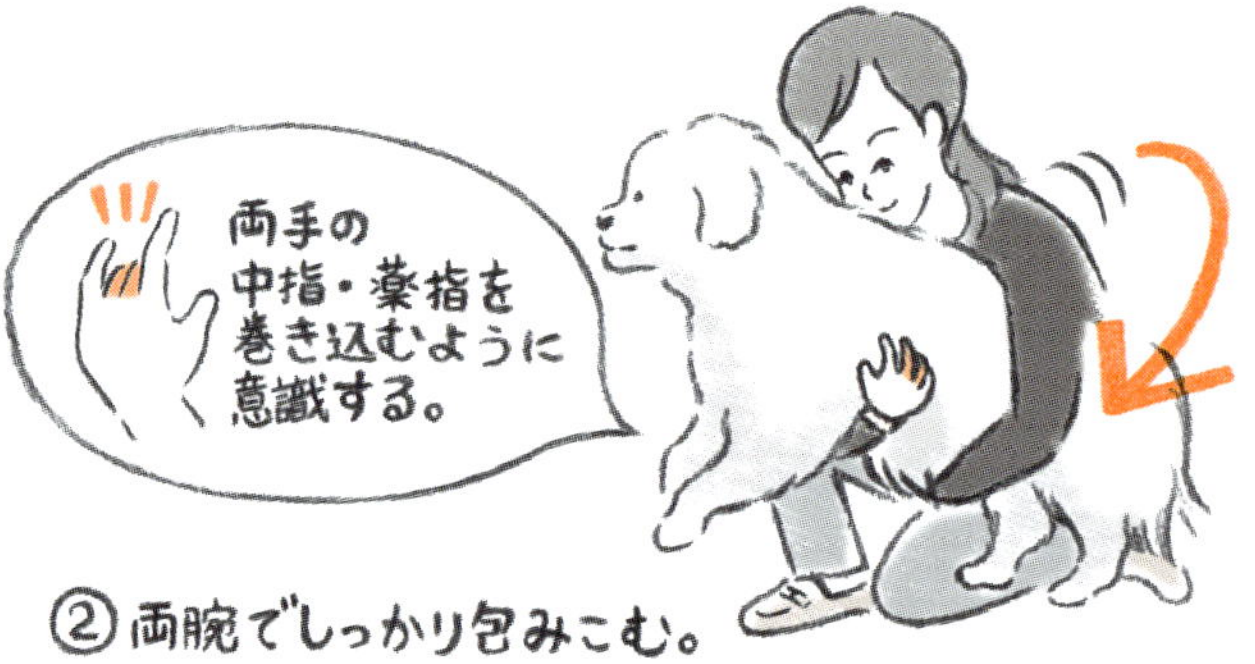

両手の
中指・薬指を
巻き込むように
意識する。

②両腕でしっかり包みこむ。

えている状態と変わらずに保つようにします。

ポイント2

腰を上げ、つま先を閉じながら立ちがる。

抱えてから立ち上がる時は、真上に立ち上がるのではなく、腰を上げながら、つま先を閉じるようにして立ち上がります。

腰を上げることで、自然に上体が前傾し、足元にかかる重さが軽減されます。そのことで、犬を抱えた状態でも、股関節からつま先を閉じる動作が引き出しやすくなり、足腰の筋力も使えるようになり、ラクに立ち上がることが可能になります。

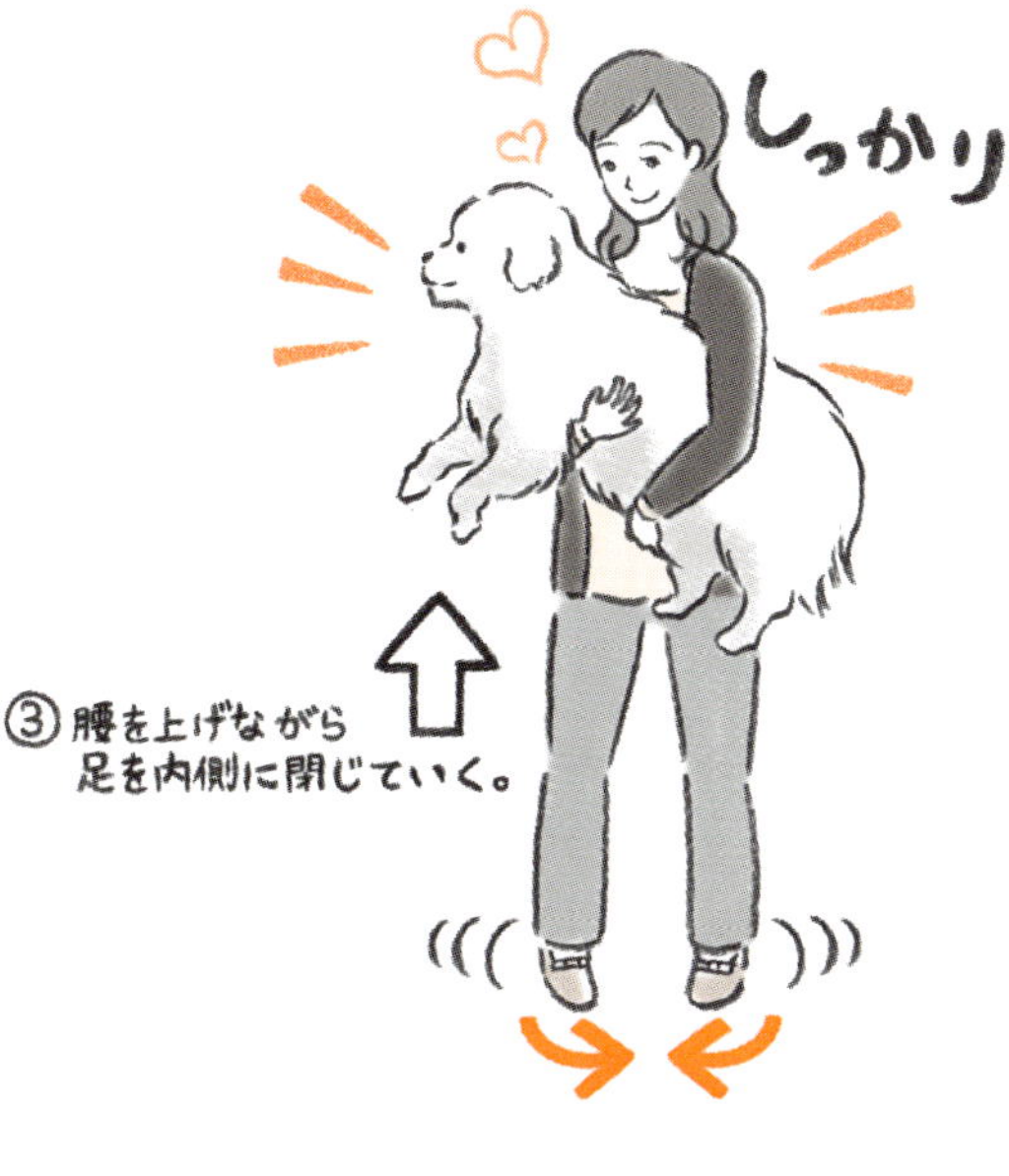
しっかり
③腰を上げながら
足を内側に閉じていく。

寝相

✕ 仰向け、横向きだけで寝る。

○ うつぶせ寝で腰への負担が軽減。

腰痛だと寝ることで更に腰への負担が増してしまい、苦労するという悩みをよく聞きます。また、腰痛こそないものの、寝ているといつの間にか腰への負担が集中し、かえって疲れてしまうという声も聞きます。そこで、腰への負担が減る寝方を2種類試してみましょう。

ポイント1

仰向けはひざを曲げて腰の負担を軽減。

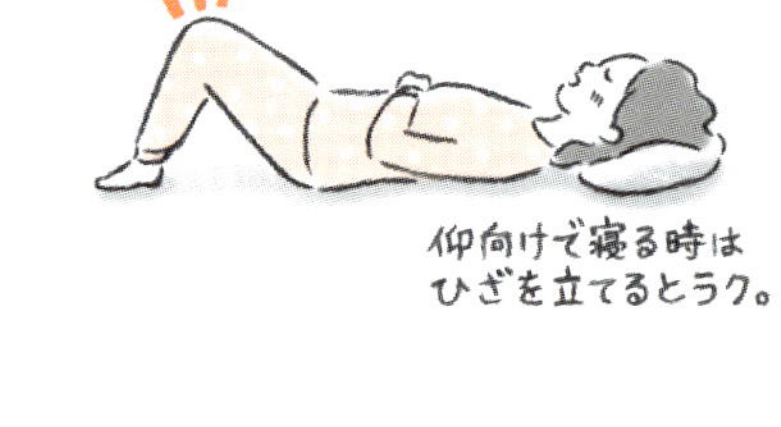
NG
腰に負担がかかる。
仰向けで寝る時は
ひざを立てるとラク。

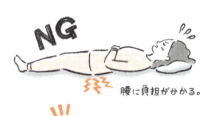

仰向けでひざを伸ばした状態で寝ていると、だんだん腰が重くなり、負担が集中してくるのを感じます。多くの人が実は無意識的に、両ひざを曲げる体勢をとるようになります。すると、腰が一気にラクになってきます。

ひざを伸ばした状態では、腰が反り、負担が集中しています。両ひざを立てると、骨盤と腰骨が真っすぐになることで、腰の反りがなくなり、結果として腰への負担が激減するのです。

ポイント2

うつぶせ寝で腰の負担を軽減。

うつ伏せ寝は伏臥位（ふくがい）とも呼ばれます。仰向けだと、自分の体重自体が腰にかかってきますが、うつ伏せで寝ることによって、腰への負担はほとんどかからなくなります。また、呼吸や内臓機能も活発になりやすい特長があります。そのことから、便秘の解

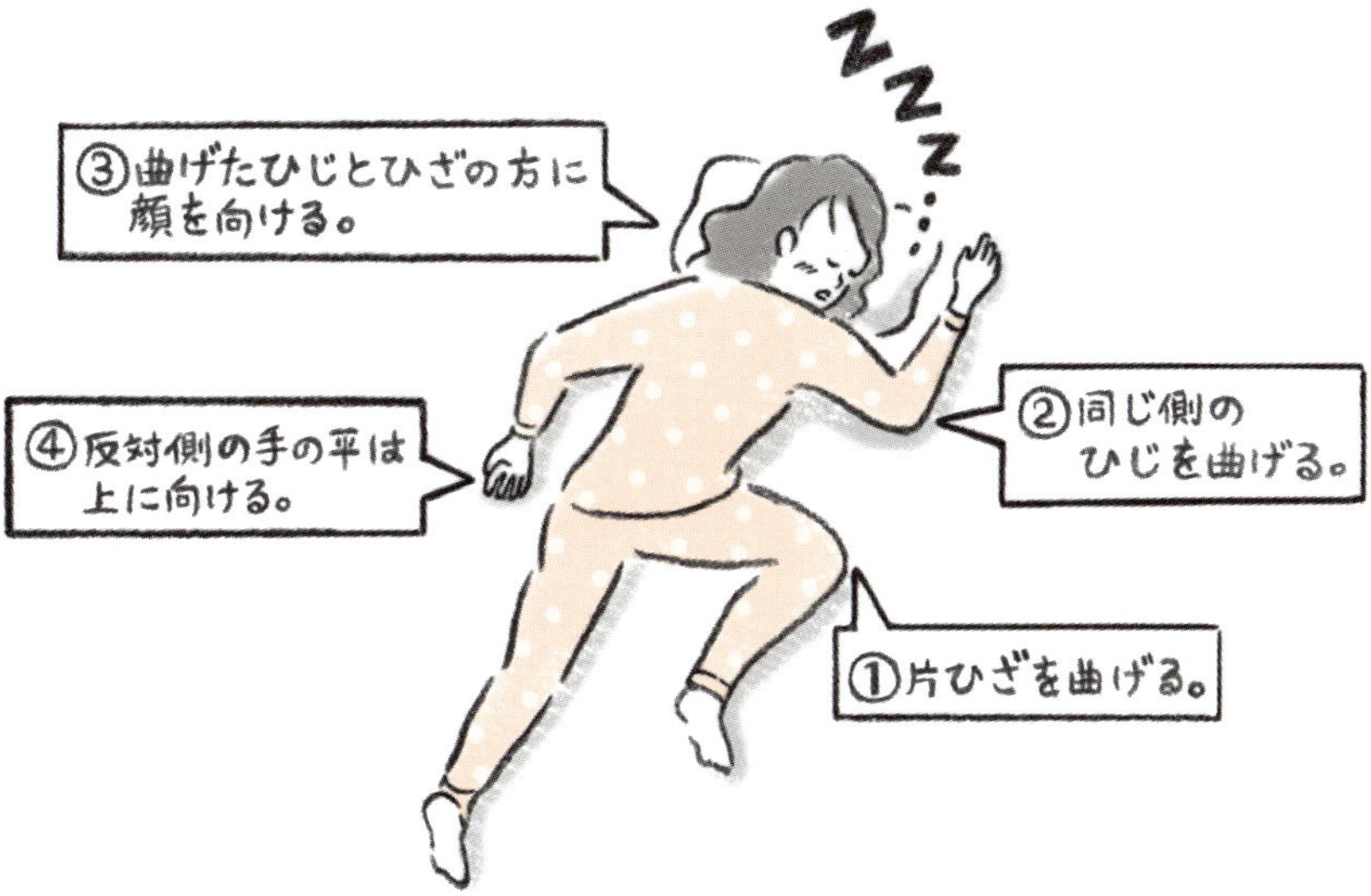
ZZZ…
③曲げたひじとひざの方に顔を向ける。
②同じ側のひじを曲げる。
④反対側の手の平は上に向ける。
①片ひざを曲げる。

消、腰・肩・背中への負荷の分散、呼吸のラクさ、ストレッチ効果などが期待できます。

ポイント3

あごを上げて横に向けると寝違えない。

うつ伏せ寝をするときに気をつけたいのが、首のポジショニングです。いきなり横に向けると、首の筋肉が必要以上にねじれ、負担がかかります。

そこで、**あごを少し上に向け、頭蓋骨が回転していく意識で横に向け**ると、首のねじれが起こりにくくなります。

頭蓋骨をつなぐ一番上の首の骨は輪っか（リング）状になっています。二番目の首の骨は軸状になっていて、頭蓋骨と首の骨がつながっています。軸を中心にリングが回転して頭蓋骨が左右に動いてきます。あごを少し上に向けることにより、軸を中心にリングが回りやすくなり、結果として、首がねじれず横を向くことが出来るようになります。

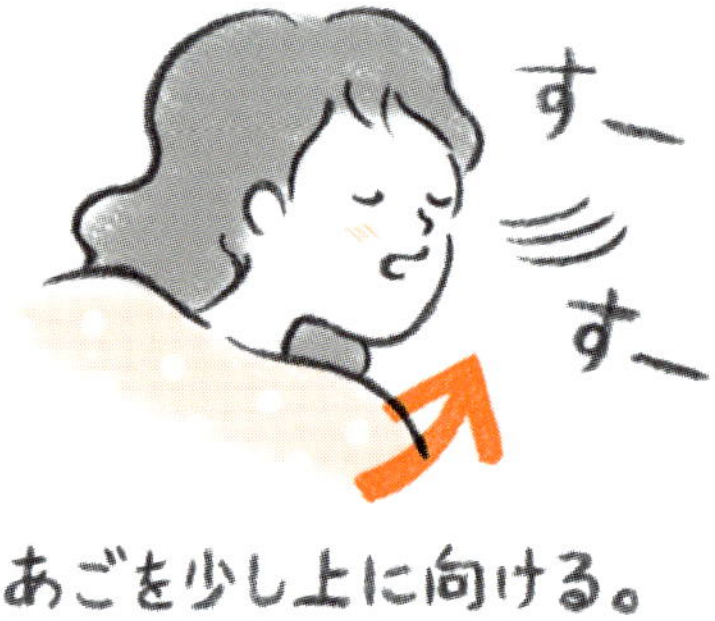
すー
すー
あごを少し上に向ける。

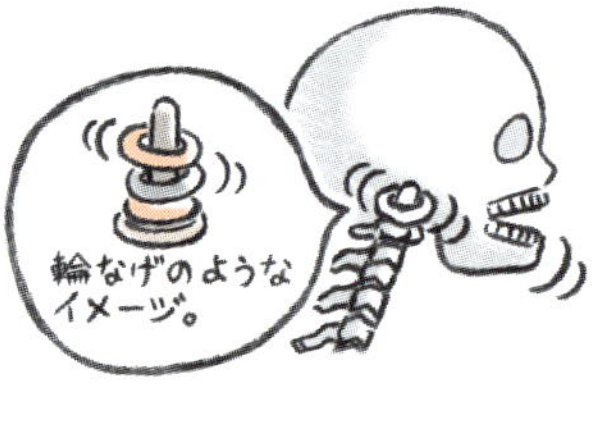
輪なげのような
イメージ。

ポイント4
寝姿を固定させない。

寝姿がいつも固定されていると、負担がかかる場所も固定されやすく、結果として、休む以上に疲れてしまうということが起こりやすくなります。そこで、寝姿を固定しないという意識で寝てみましょう。リラックスして、少し負担がかかってきたなと思ったら、いろいろなポーズの寝姿をとり、負担を分散させてみましょう。

赤ちゃんや子どもたちは無意識にそういう動作をしています。いろいろ試してみてください。そのうち、眠りに落ちた時にも寝姿が固定されなくなるようになることでしょう。

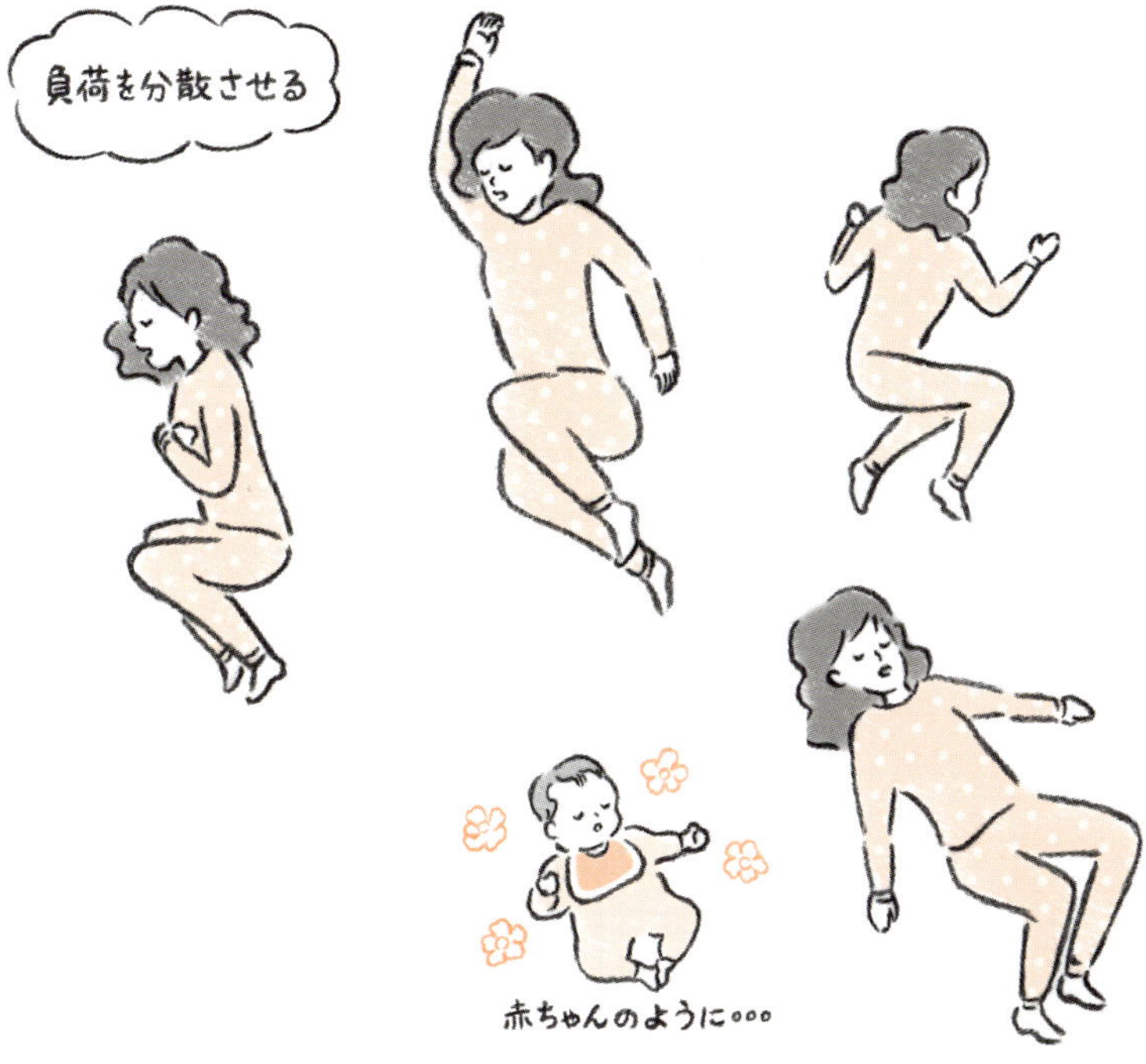
負荷を分散させる
赤ちゃんのように。。。

長時間散歩

× つま先で蹴ってかかとから着く。

○ 足裏全体を地面に着ける。

楽しいはずの散歩が、すぐに辛くなるという人もいるかもしれません。なんだか、かかとや足首、ひざが痛くなる、すぐに疲れるなどなど、悩みは様々です。歩き方を工夫すれば、足を痛めることなく、疲れずに長時間歩けるようになってくるでしょう。

ポイント1

地面との接触圧力を変えずに歩く。

かかとから接地し、つま先で蹴るという歩き方では、

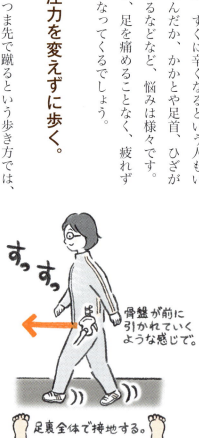

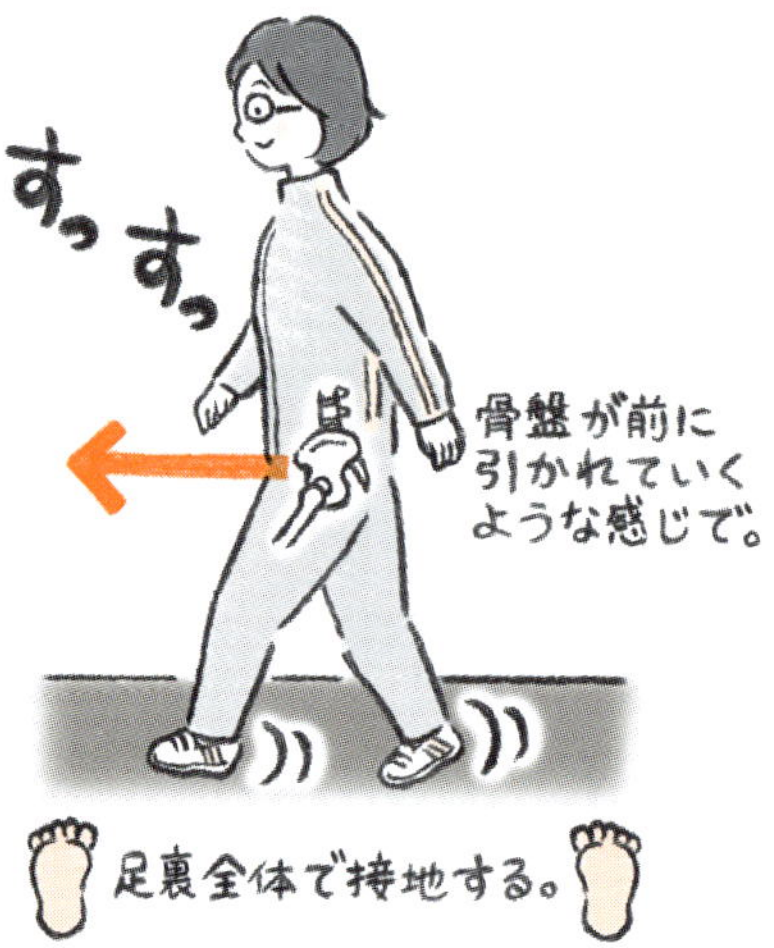
すっすっ
骨盤が前に引かれていくような感じで。
足裏全体で接地する。

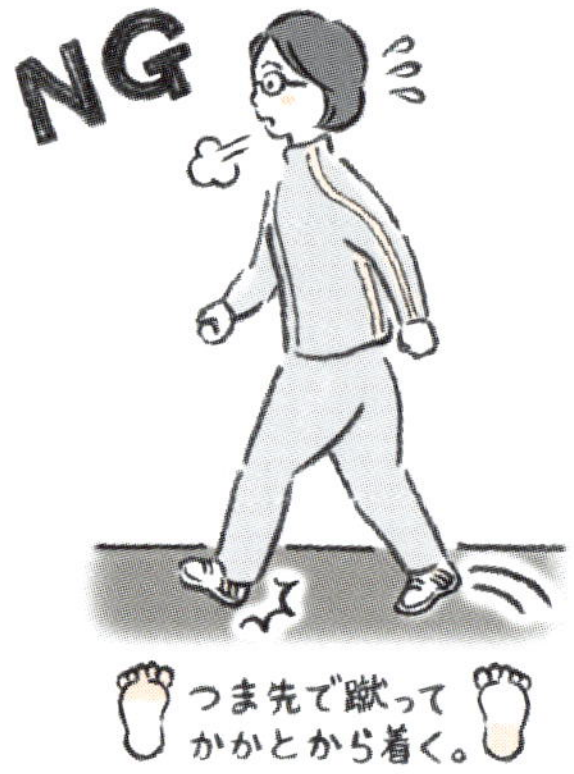
NG
つま先で蹴ってかかとから着く。

一歩の中でかかとやつま先に2回も全体重がかかり、衝撃を受けてしまいます。見た目はかかとから接地し、つま先で蹴るような歩き方でも、常に地面との接触圧力を変えないように歩いてみます。芝生の上をふんわりと歩くイメージを持ちながら歩いてみると、自然と負担のかからない歩き方になってきます。または、アスファルトの上を裸足で歩く、あるいはスリッパで歩くというイメージでも有効です。

ポイント2

骨盤に引かれるように歩く。

脚力で歩くと、疲れやすくなります。そこで、骨盤に引かれながら歩くという感覚を試してみましょう。骨盤は重心の位置です。つまり、重心の移動に足が自然とついてくる感覚です。

伝統芸能の世界では、足で歩くな、腰で歩けということが言われますが、その正体は骨盤=重心の移動を中心とした歩行と言えるのかもしれません。

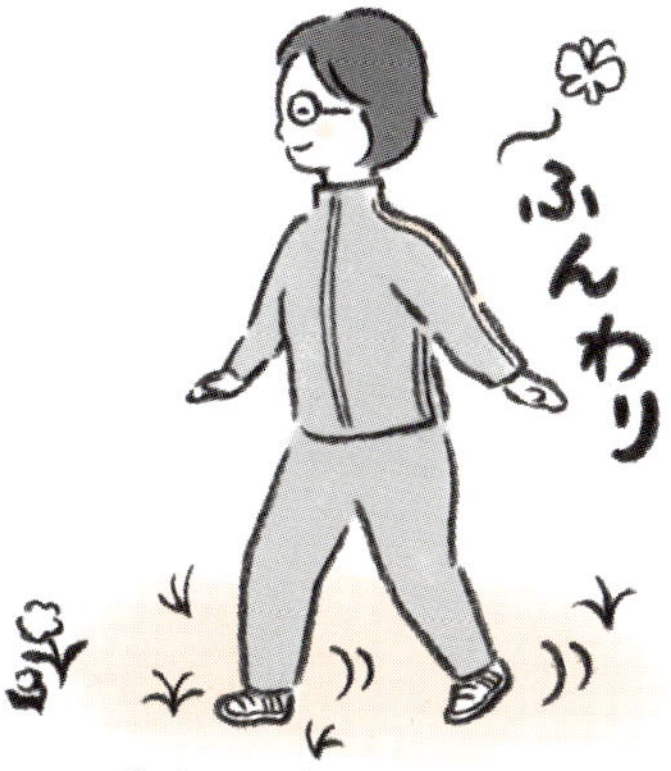

芝生の上を
ふんわり歩くイメージで。

雪かき、雪道歩き

雪かき

×　手の平でスコップを持つ。

○　柄の下を手の甲から持つ。

不慣れな人にとって雪かきは大変な作業です。
見た目もわかりやすく、すぐに取り入れることが可能な雪かきのポイントを紹介します。

ポイント1

スコップの柄の下を手の甲からで持つ。

雪かきのポイントはスコップの持ち方にあります。すくい部に近い柄部分を、手の甲を上にして持つ方法がおすすめです。

この方法だと、自然に肩甲骨が開いた状態でスコップを使うことになるので、背中と腕とが連動し、無理なく大きな力を出せます。また、スコップの柄と前に出している足の動きを合わせることで、体と一体化してラクに力が出せるようになります。

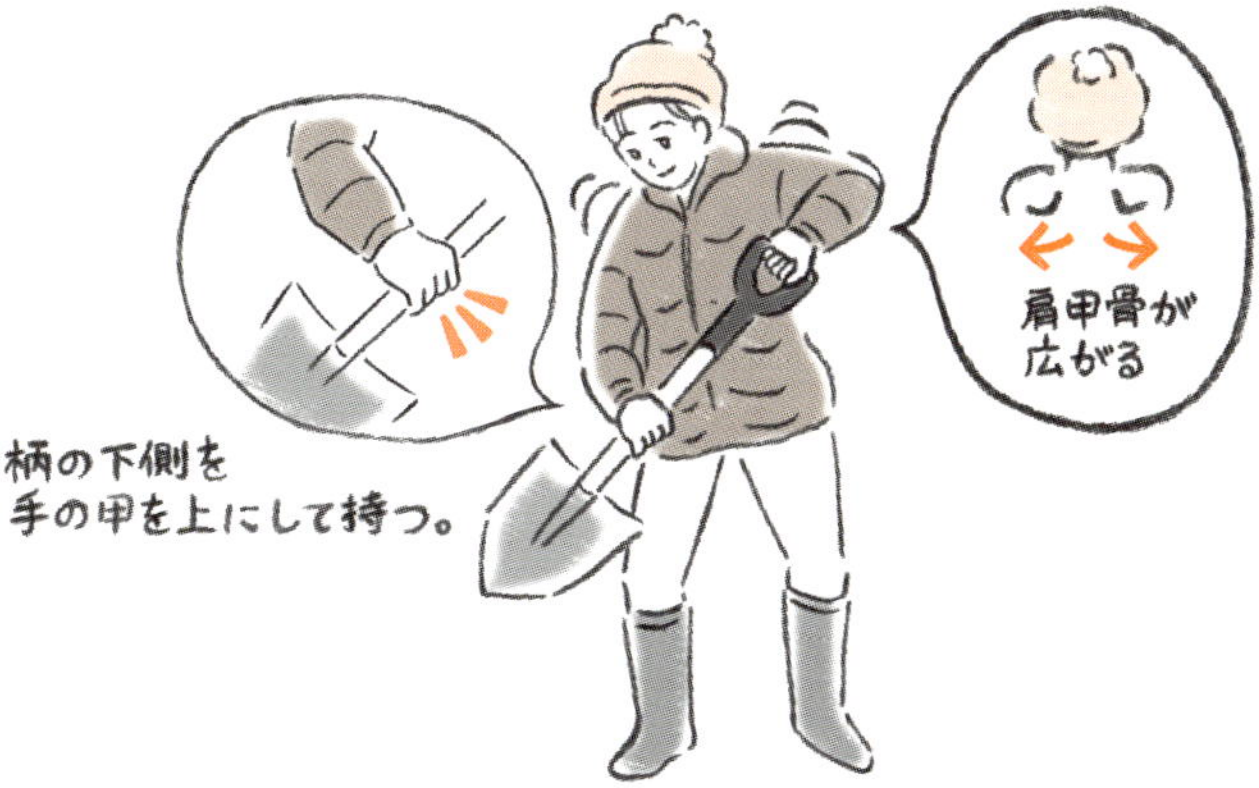
肩甲骨が
広がる
柄の下側を
手の甲を上にして持つ。

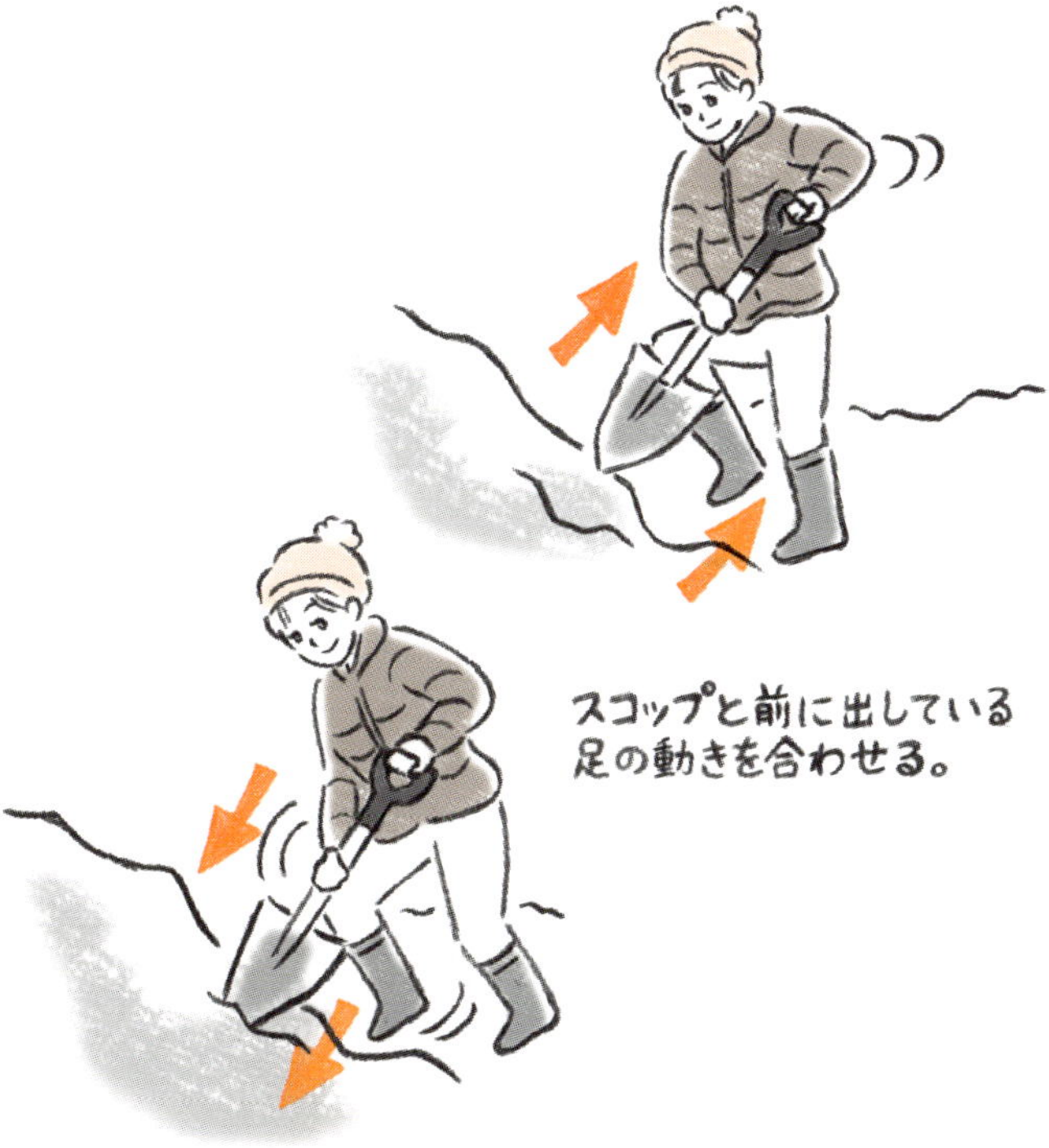
スコップと前に出している
足の動きを合わせる。

雪道の歩き方

× かかとから接地して、つま先で蹴って歩く。

○ 地面との接触圧力を変えないように歩く。

雪道を安全に歩くには絶対に踏みしめないことです。かかとからついてつま先で蹴る、という普通の歩き方は、アイスバーンになっている路面では滑りやすく転倒のリスクも高まります。

ポイントは散歩と実は同じで雪道との接触圧力を変えないように歩くことです。より正確に言うならば足裏全体で接地するようにして、ふんわりふんわり歩くことで、接地面積も広がり、安定しやすくな

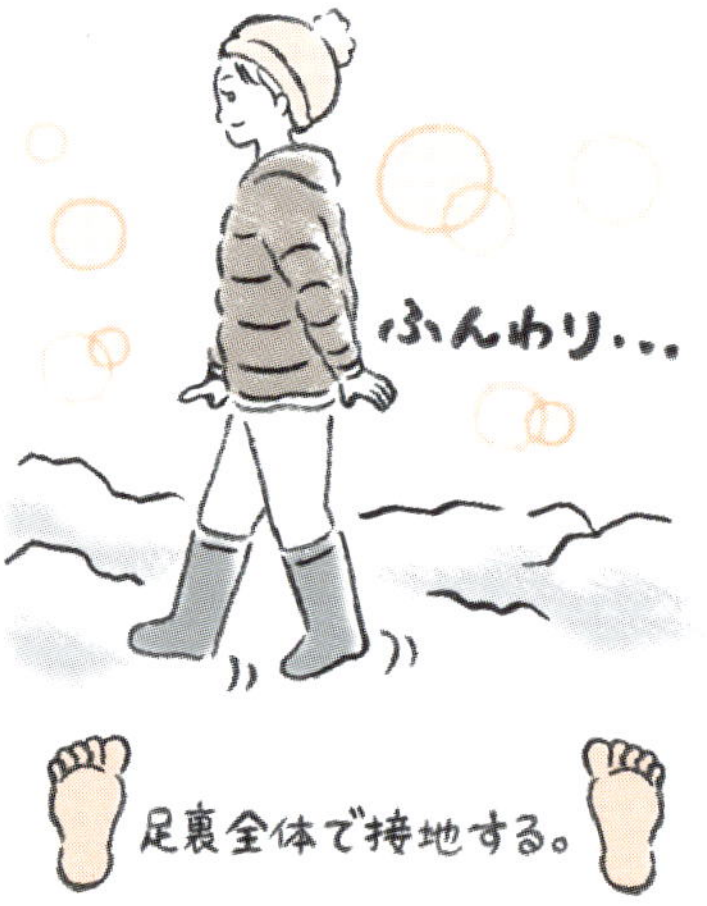

ふんわり…
足裏全体で接地する。

ります。

そして、手の使い方も重要です。両手の平を下に向けて、手の平から接地するようなイメージにすると、両手両足で歩く感覚となり、バランスも取りやすくなります。同側の手足を出しながら（階段の上り下りの時と同じ）、さらに歩幅を小さく取ると「ふんわりふんわり」という感じになります。

体を固めずに、あえて軽く揺れながら、両手足4本を使ってバランスを取りましょう。軽く揺れることで、不意に起こる動きにも瞬時の対応がしやすくなるのです。

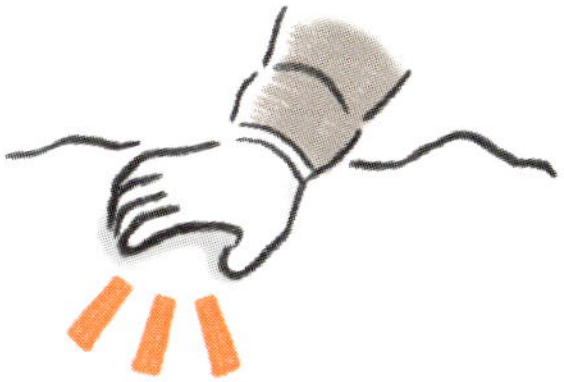
手の平から
接地するイメージで。

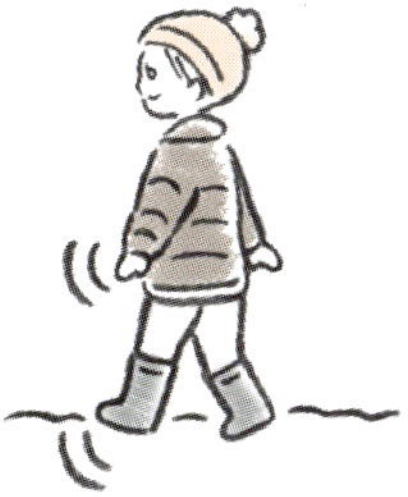
同じ側の手足を出す。

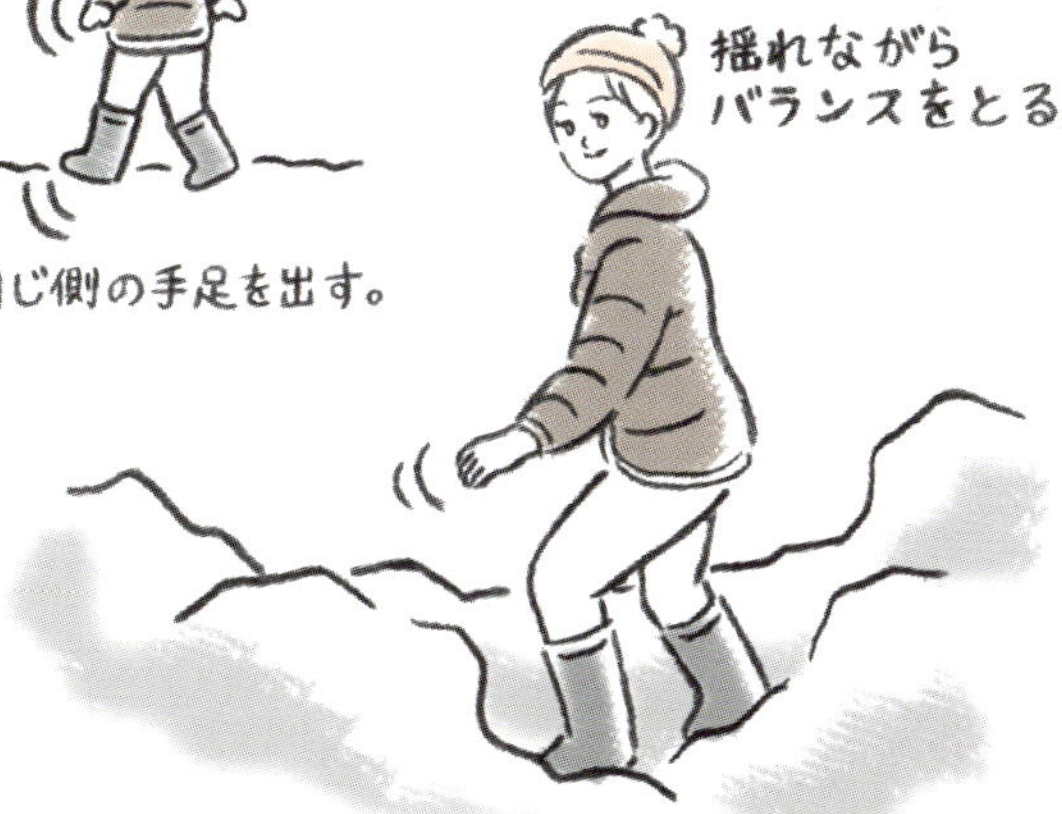
揺れながら
バランスをとる。

酔っ払いの移動

×　力任せに抱え上げる。

○　倒れる力でラクに移動する。

玄関先や、床にしゃがみこんでしまった酔った人を、移動させなくてはならない場面に遭遇したことがある人は、意外に多いのではないでしょうか。そんな時、相手の背後から抱えて力任せに持ち上げようとしても、持ち上がらず、腰を痛めることにもなりかねません。また、強く抱えるために相手の肋骨を痛めたりすることもあります。

そこで、腕力に頼らず、倒れる力を引き出して安全かつラクに移動できる方法を紹介します。

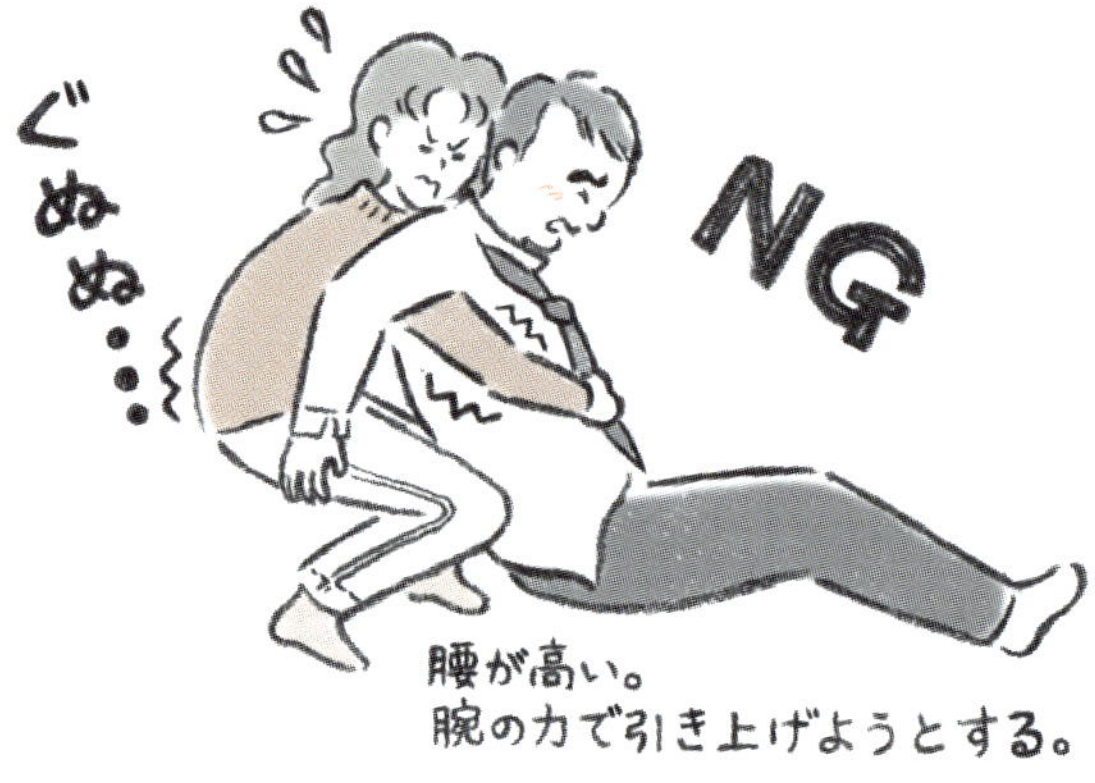
ぐぬぬ…
NG
腰が高い。
腕の力で引き上げようとする。

ポイント1

背中から抱え、一体化。

漠然と相手を抱えると、腕の力に頼りがちになります。そこで、手の甲を内側に向けて相手の骨盤に腕を回していきます。背中の肩甲骨が広がり背中に適度な張りが生まれることで、背中と腕とが連動してきます。

背中の適度な張りを保ちながら、手首から先を返し、手の平から抱えるようにします。こうすることで、背中の大きな力が腕まで伝わりやすくなるのです。

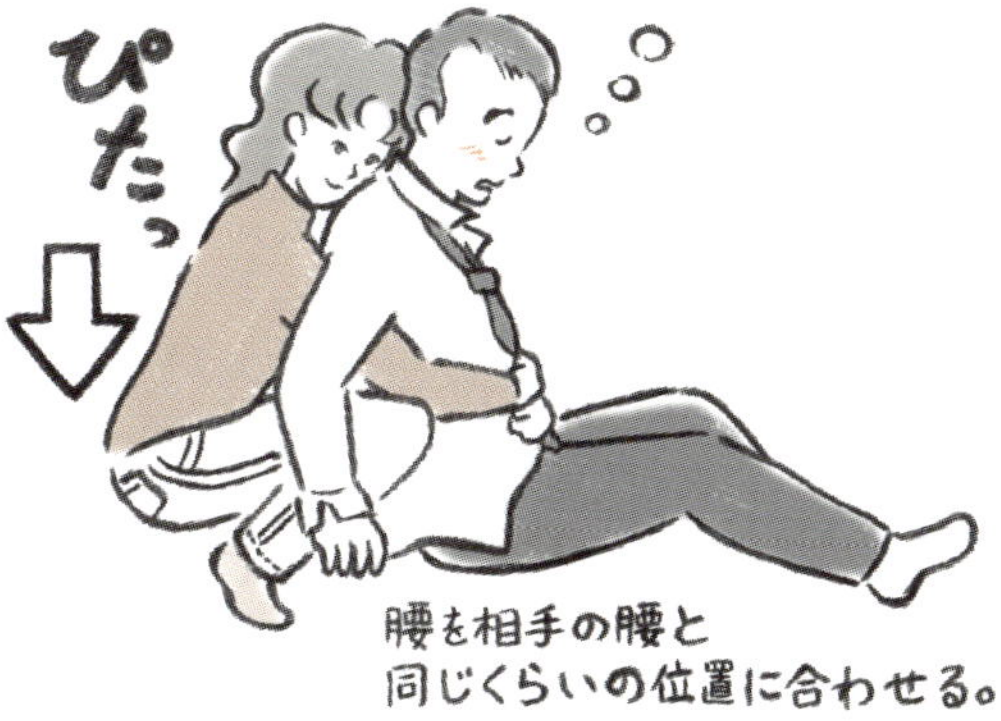
ぴたっ
腰を相手の腰と
同じくらいの位置に合わせる。

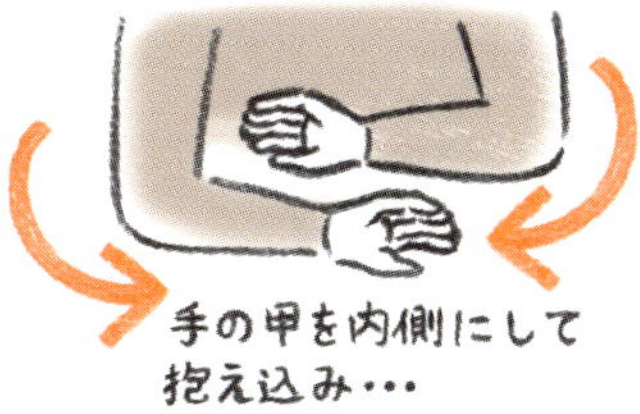

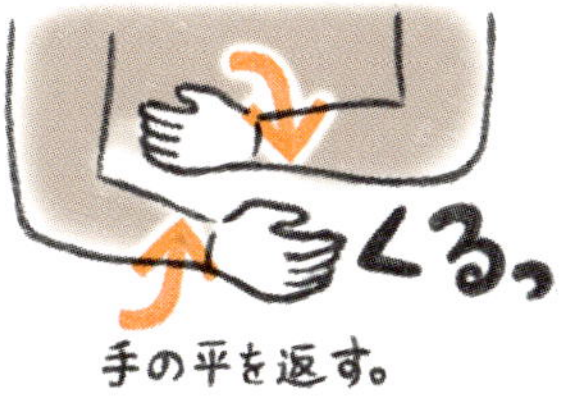

ポイント 2

上に持ち上げず、尻餅をつきながら後ろに引く。

いくらしっかり抱えても、腕だけの力で相手を引くのは大変なことです。そこで、しゃがんだ状態から、尻餅をつくように後ろに倒れていきます。すると、自分が倒れる力により、相手をラクに引くことが出来るようになっていきます。

この時、相手との間に隙間がある状態で抱えていると、力が伝わりにくく、引きにくくなります。やはり、隙間なく、相手と一体化した状態でこそ、倒れる力が伝わりやすく、引きやすくなるのです。

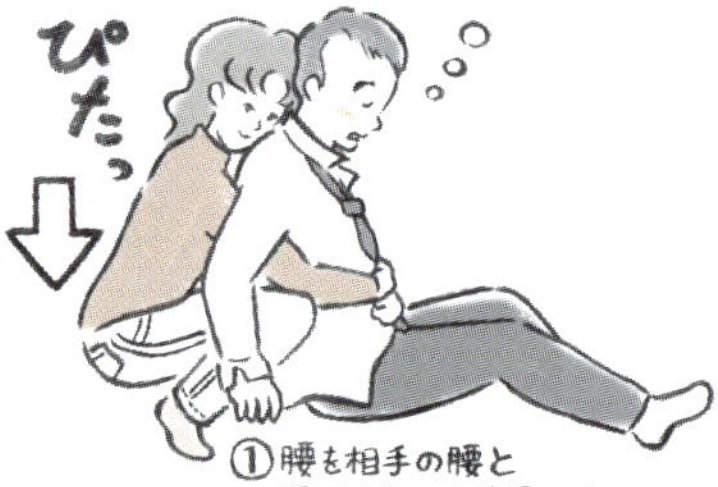
ぴたっ
①腰も相手の腰と同じくらいの位置に合わせる。

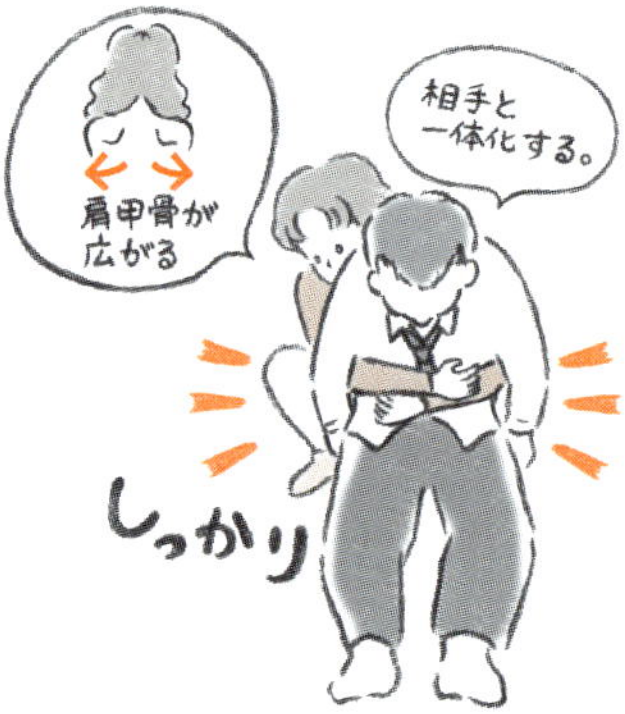
肩甲骨が広がる
相手と一体化する。
しっかり
②包み込むように抱える。

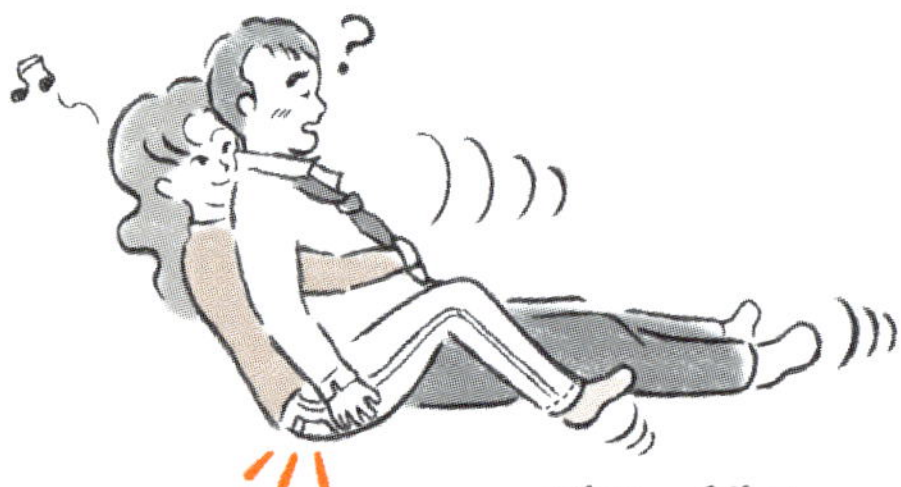
ずるずる…。
③尻餅をつきながら徐々に下がっていく。

トイレの姿勢

×　腹から曲げるとふんばれない。

○　骨盤と腰骨を真っ直ぐにすると、しっかりとふんばれる。

便秘気味ということで、お腹をマッサージしたり、下剤を飲んだりと、何かと苦労している人は少なくありません。そんな時、トイレに座る際の姿勢を工夫することで、排泄しやすくなる可能性があります。最大のポイントは、腹を曲げない姿勢にあります。

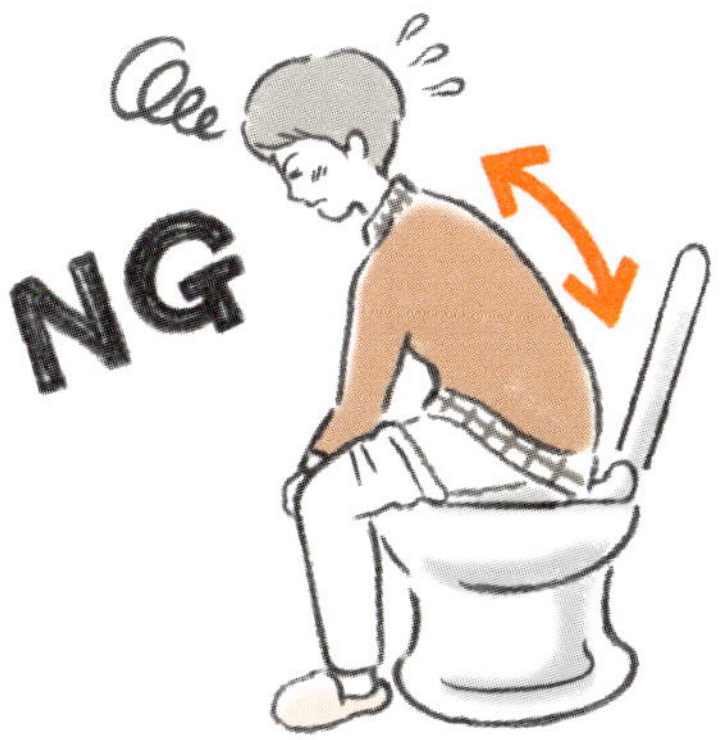

お腹が曲がっている。

洋式便座の座り方

×　腹部を曲げて座る。

○　背・腰をまっすぐに座る。

ついつい、クセとして腹から曲がる姿勢をとりがちですが、それでは、腹圧がかけにくく、腸も動きにくくなり、排泄がしにくくなりがちです。

そこで、腹を曲げない姿勢をとるようにします。つま先を外側に開きながら座面にしゃがむと、股関節がゆるんで、前傾しやすい状態になります。

腹から曲げず、骨盤と腰骨はまっすぐにして、股関節から前傾し、両ひざに両ひじをつき姿勢を保ちます。すると、

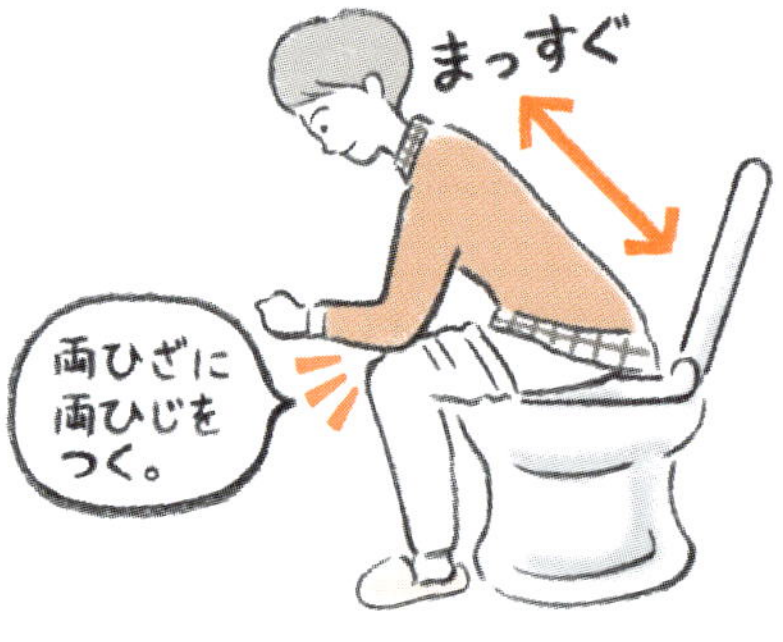
まっすぐ
両ひざに
両ひじを
つく。

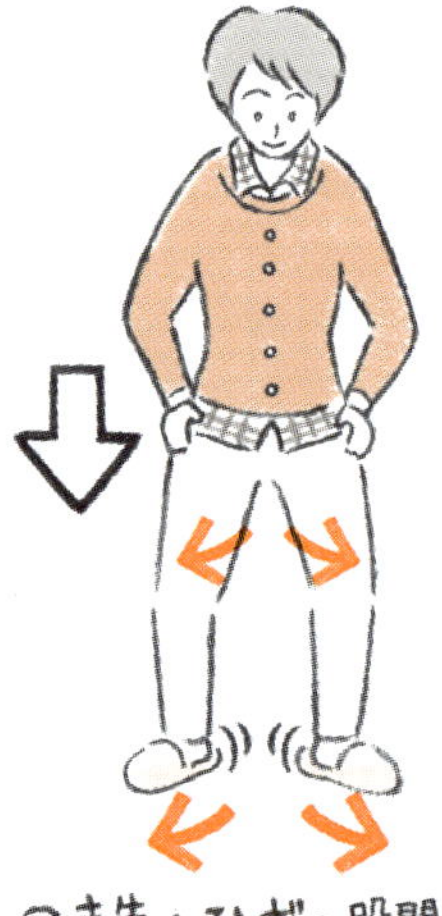
つま先・ひざ・股関節を
開きながら座る。

腹圧がかけやすくなり、排泄もしやすい状態になります。

和式便座のしゃがみ方

和式便座でのしゃがみ方も基本は同じです。腹は曲げずに、骨盤と腰骨は真っ直ぐに保ち、つま先とひざ、股関節を外側に開きながらしゃがみます。

腹が曲がらないことで、腹圧もかけやすく、ふんばりやすい体勢となれるのです。

少し長い時間しゃがんでいると、立ち上がることが辛くなる場合もあります。そんな時には、お尻を上げながらつま先、ひざ、股関節を内側に閉じていくようにして立ちがるようにします。こうすることで、足腰全体の力や動きを引き出せ、ラクに立てるようになります。

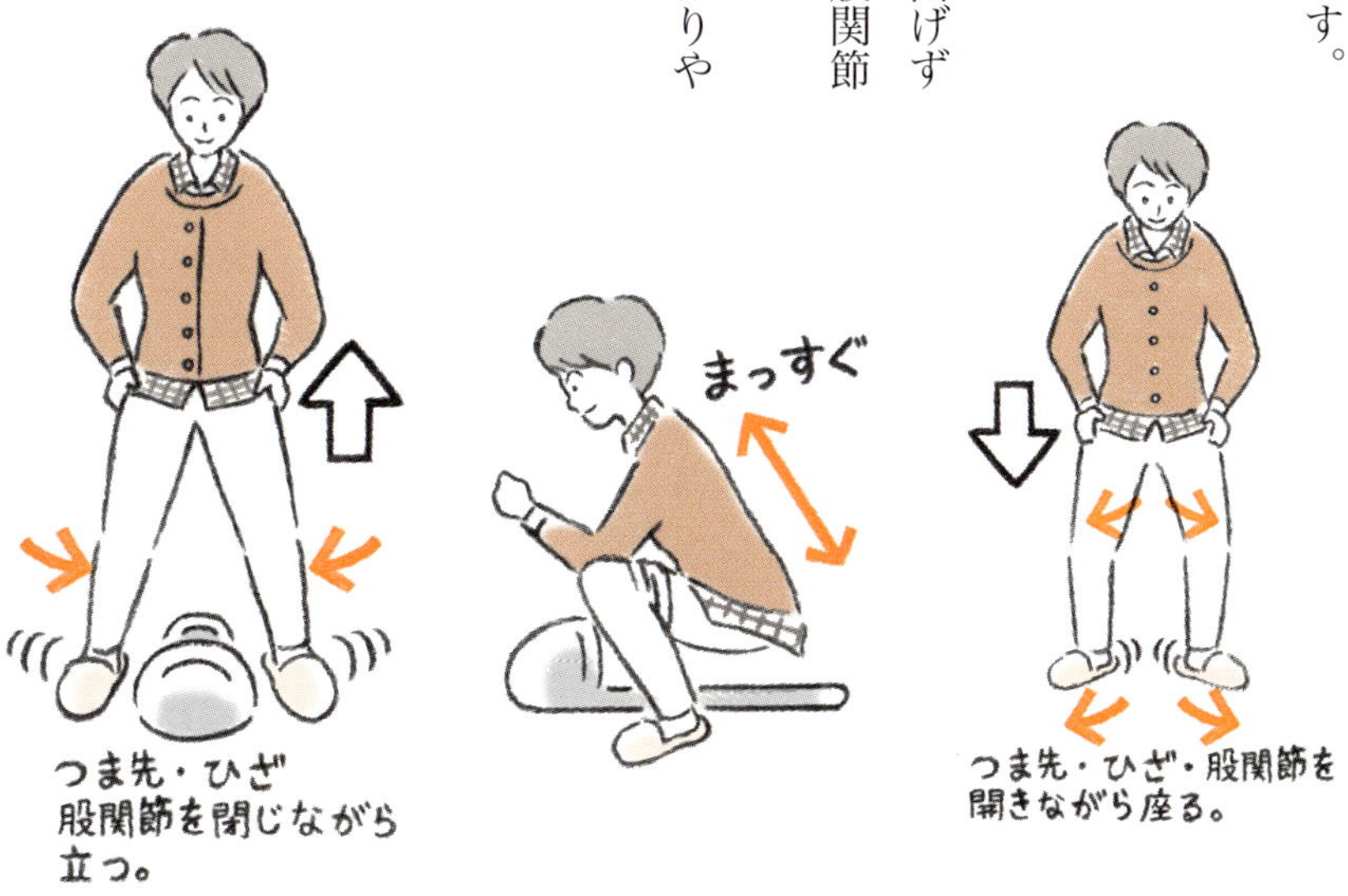
つま先・ひざ
股関節を閉じながら
立つ。
まっすぐ
つま先・ひざ・股関節を
開きながら座る。

4章

疲れない体の使い方 子育て編

子育てはすべての場面で体力勝負、というわけでもありません。体の使い方を工夫すれば、今よりラクになることも多くあります。体への負担を少なく、そして安全に。体の使い方を見直して、ラクで楽しい子育てを。

赤ちゃんの抱っこ

✕ 腰を反らして抱っこする。

○ 腰を反らさず、お腹から包み込むようにする。

子育て中の人なら誰でも経験する、赤ちゃんを抱っこする時の肩、腕、腰の辛さ。腕力がないから仕方がないと諦める前に、疲れない、痛めないポイントをしっかり押さえれば、ママも赤ちゃんもラクで心地良い抱っこが実現できるようになります。

ポイント

胸、腹から包み込むように抱っこする。

赤ちゃんを抱く時に腰が反ってしまうのはＮＧ。赤ち

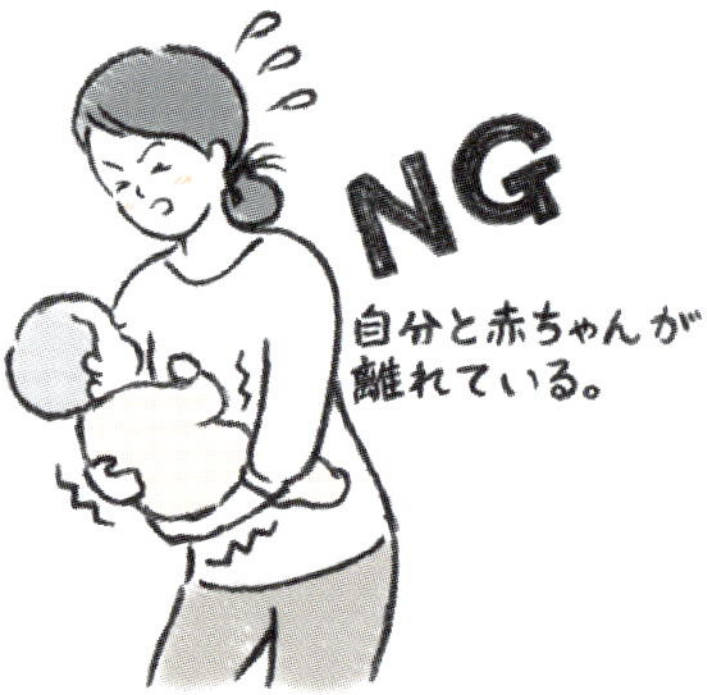
NG
自分と赤ちゃんが
離れている。

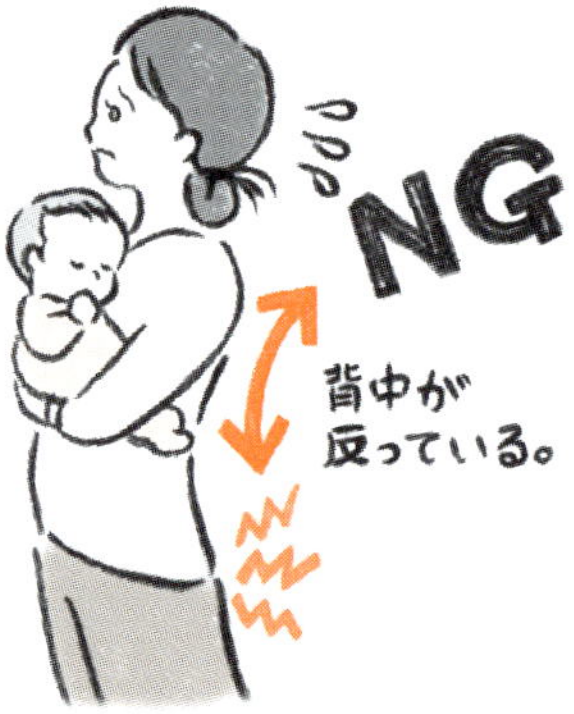
NG
背中が
反っている。

ゃんの重心が外に飛び出してしまうことで、赤ちゃんと自分、二人分の重さが腰にかかってしまいます。

そこで、あえて逆の姿勢をとります。胸からお腹を少しくぼませた姿勢で、その中にすっぽりと赤ちゃんを抱えるようにします。すると、赤ちゃんと自分の骨盤が直線上に重なり、一体化されるので、重さが軽減される感覚となります。

実は、胸から背中を丸めた姿勢を取ると、肩甲骨も広がり、背中に適度な張りが生まれ、背中と腕とが連動した状態で抱っこができるのです。

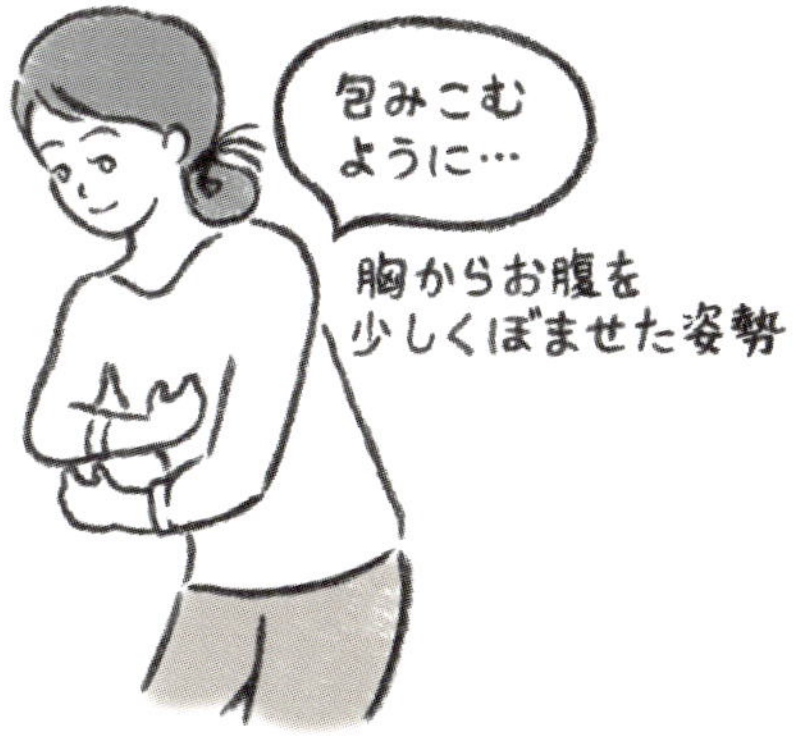
包みこむ
ように…
胸からお腹を
少しくぼませた姿勢

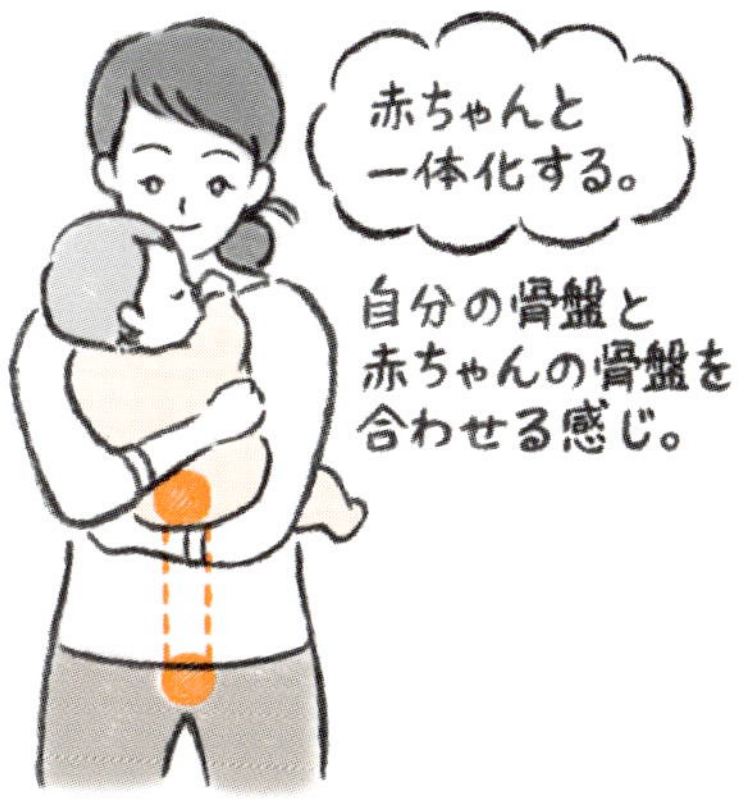
赤ちゃんと
一体化する。
自分の骨盤と
赤ちゃんの骨盤を
合わせる感じ。

子どもの片手抱っこ

× 腰が反り、腕の力で抱っこする。

○ 指先、手首を巻き込んで、全身で抱っこする。

片手であっても、基本は両手での抱っこと同じです。腰を反らせながら腕の力で子どもを抱えるのは、不安定でとても危険です。

姿勢は胸からお腹をくぼませるようにします。

そして最初は手の平から普通に抱え、自分の指先、手首を巻き込むようにしていきます。すると、腕、肩、背中の緩みが取れて、肩甲骨が広がり、背中と腕が連動し、負担なく大きな力が出せ、片手抱っこもラクになっていきます。

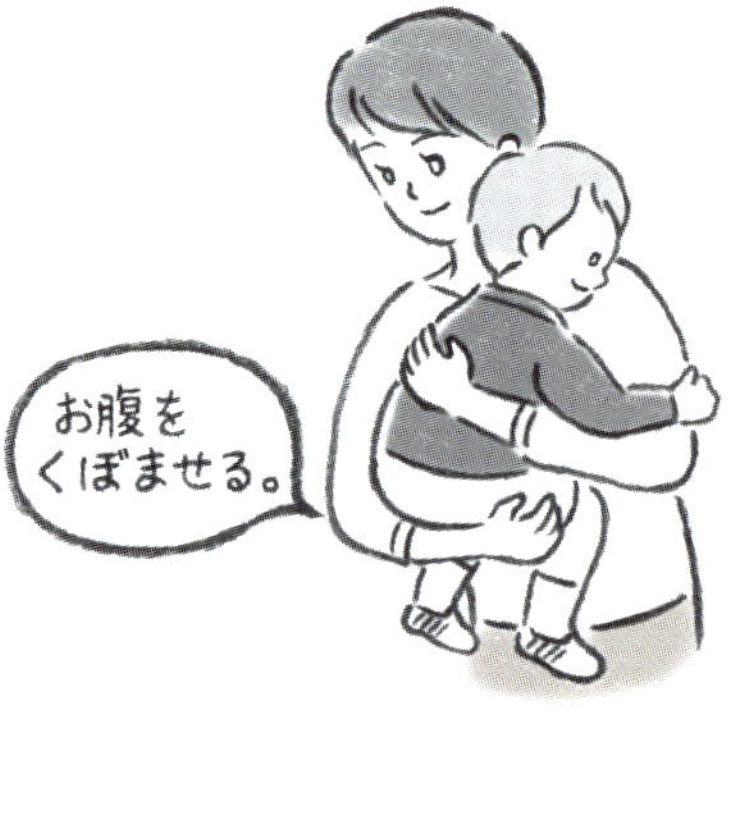
お腹を
くぼませる。

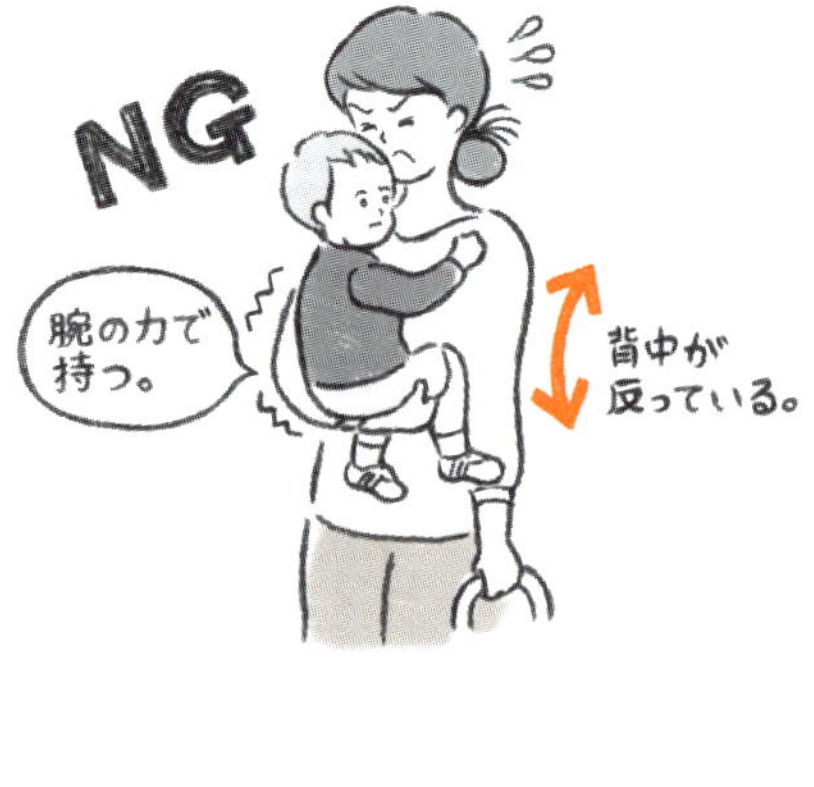
NG
腕の力で
持つ。
背中が
反っている。

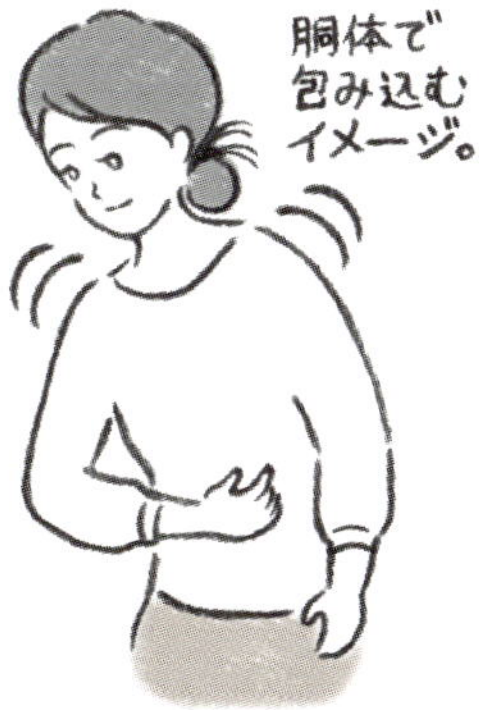
胴体で
包み込む
イメージ。

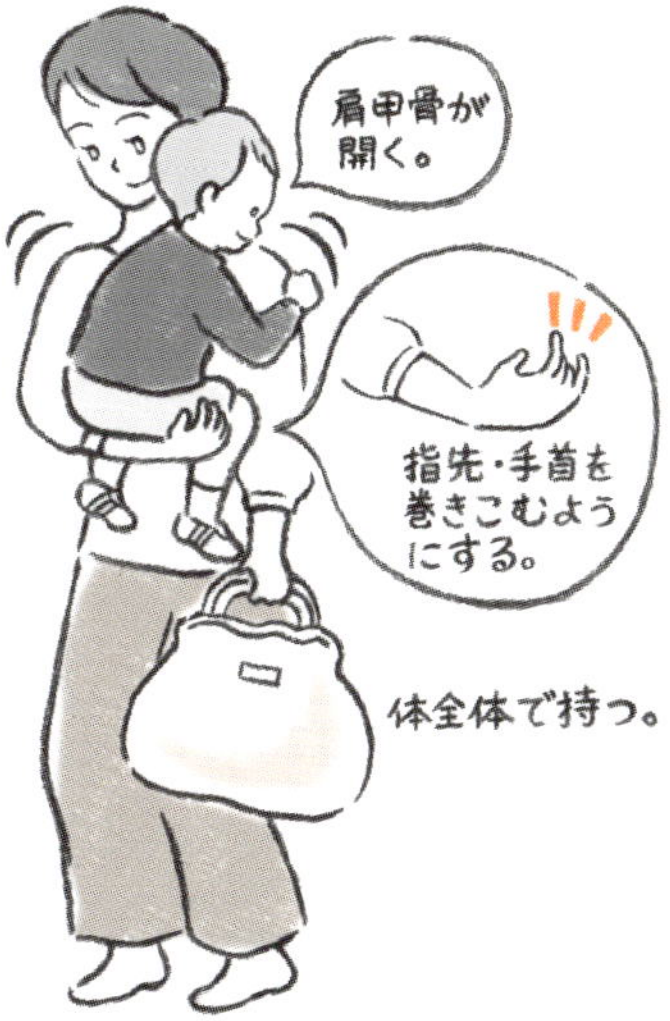
肩甲骨が
開く。
指先・手首を
巻きこむよう
にする。
体全体で持つ。

もう一つのポイントは、腕ではなく自分の胴体で包み込むというイメージを持つことです。

その際、腕は添えているぐらいの感じです。自分の胴体が手の平、手の平は指というイメージを持てると、体の使い方が変わってくると思います。

この動作が上手く出来るようになった人は、二人一緒の抱っこも可能になってきます。もちろん、十分に練習し、安全面に配慮して行うようにしましょう。

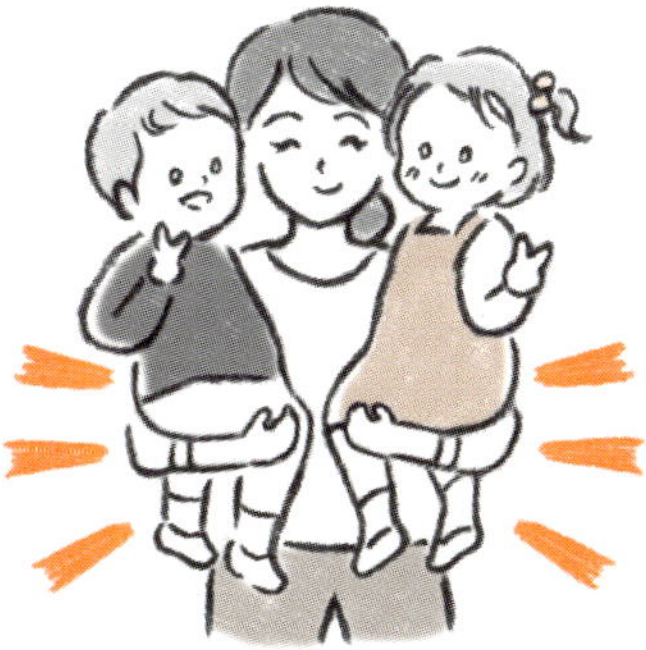

赤ちゃんの抱き起こし

× 腕力と腰で抱え上げる。

○ 一体化し、螺旋を描いて抱き上げる。

敷布団に寝た赤ちゃんを抱き上げる時、ついつい、「どっこいしょ」と吊り上げてしまい、肩、腰に負担がかかり、辛くなるという人も少なくありません。
抱え方と立ち上がり方の2つを改善することで、もっとラクに抱き上げられるようになります。

ポイント 1

しっかり抱えて一体化。

赤ちゃんと一体化するためには、まず、つま先、ひざ、股関

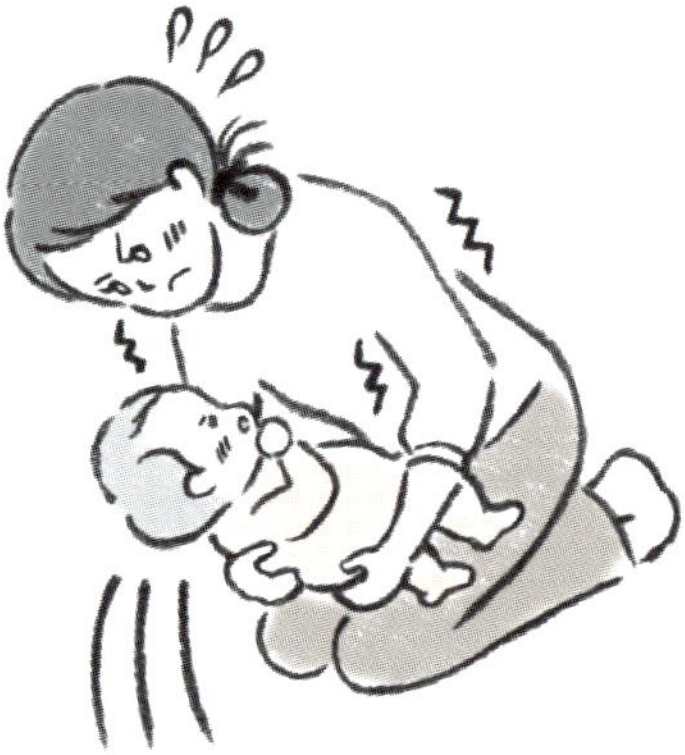

節を外側に開きながら腰を落として構えるようにします。このことで、赤ちゃんにしっかりと近づくことが出来るようになります。

そして、片方の手の甲を上に向けて、赤ちゃんの頭の下に差し入れ、背中の張りを保ったまま、手の平を返し、もう片方の手を赤ちゃんのお尻の下に入れ、同様の動作をし、包み込むように抱きます。

このことで、背中と腕とが連動し、負担なく抱っこが出来るようになります。

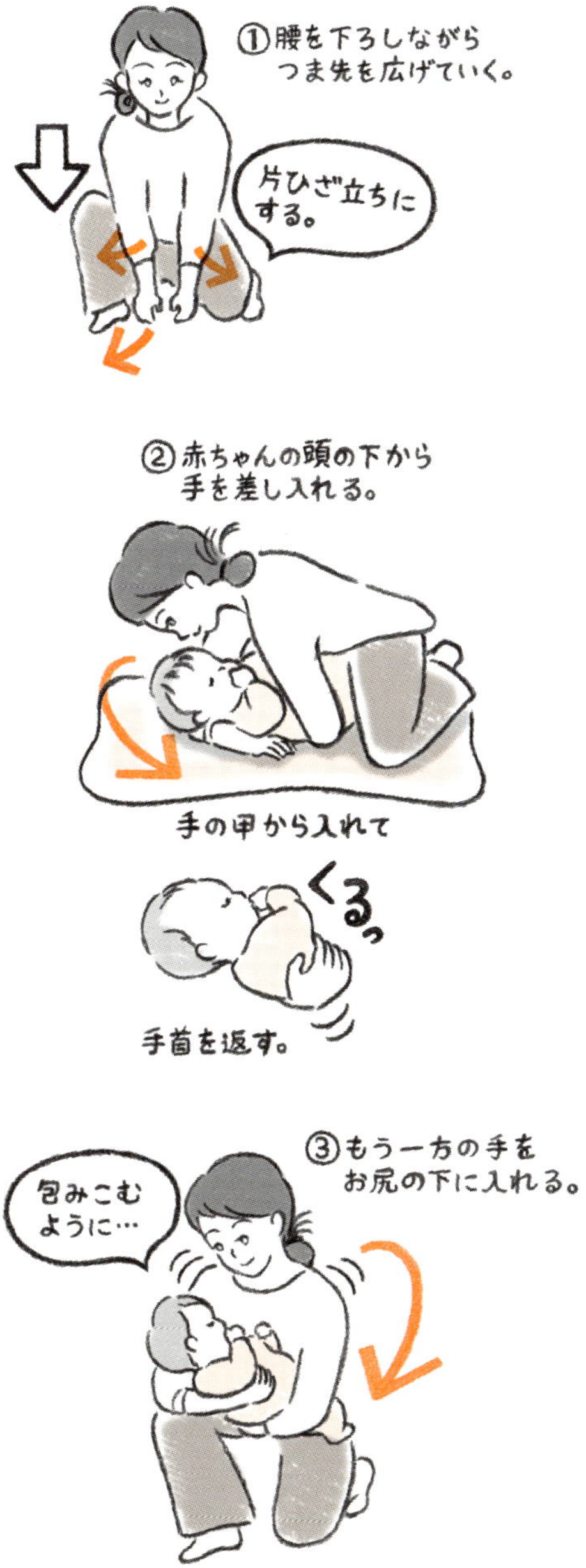

ポイント
2

螺旋を描いて立ち上がる。

一体化して抱えられたら次は立ち上がる工夫をします。まず、片ひざ立ちしているほうのひざを外側に開き、次いで床につけていたほうのひざを床から離します。

左右交互に**ひざを外側に向けることで、股関節が開き**ます。

あとは螺旋を描くように回転しながら立ち上がりましょう。

太ももの前、内、裏側と足全体を使うことになるので、力も出しやすく、負担も分散され、疲れを感じにくくなります。

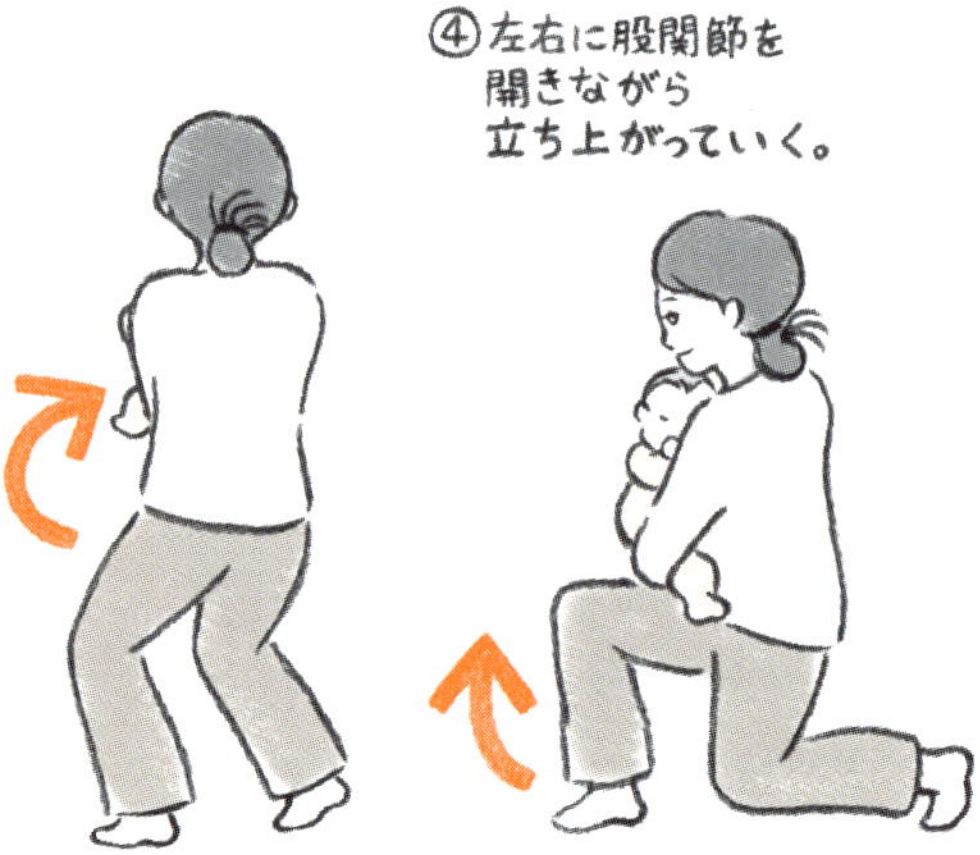
④左右に股関節を
開きながら
立ち上がっていく。

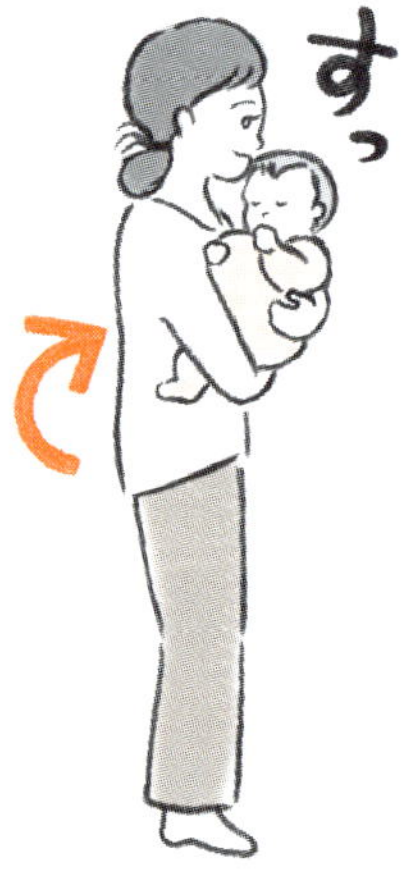
すっ

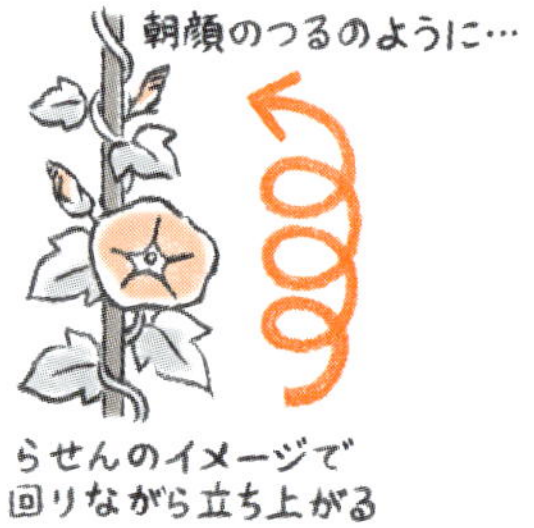
朝顔のつるのように…
らせんのイメージで
回りながら立ち上がる

小学生のスポーツ

徒競走、騎馬戦、立位体前屈、垂直飛び

徒競走

× 脚力で頑張って走る。

○ 重心の移動によって走る。

「運動会で少しでも我が子が速く走るには」、そんな質問をよく受けます。誰もが一等賞が取れるという方法は残念ながらありません。けれどそれまでの自分と比べると、疲れにくくスピードも出せる走り方を体感できるポイントはあります。

ポイント

骨盤の真ん中にある仙骨を押してあげる。

仙骨というのは体の中心（重心）に位置します。

仙骨に縦に握った拳を当て、「1、2の3」のタイミングで押し出します。

すると、骨盤につられて、足が自然と走り出すようになるのです。「足で走る」というよりも「移動する重心に足がついていく」という感じです。これは、脚力で走るよりも、疲れにくく、スピードにも乗りやすく合理的な走リ方に変化したことを示しています。

漠然とした走り込みではなく、走りの技術を求める練習方法といえるでしょう。

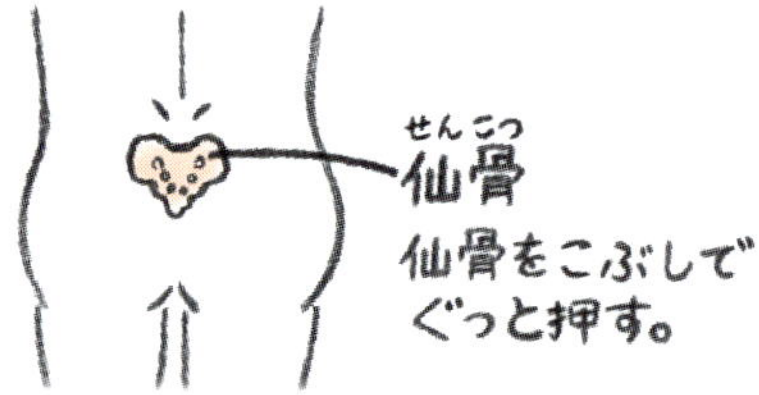
仙骨《せんこつ》
仙骨をこぶしでぐっと押す。

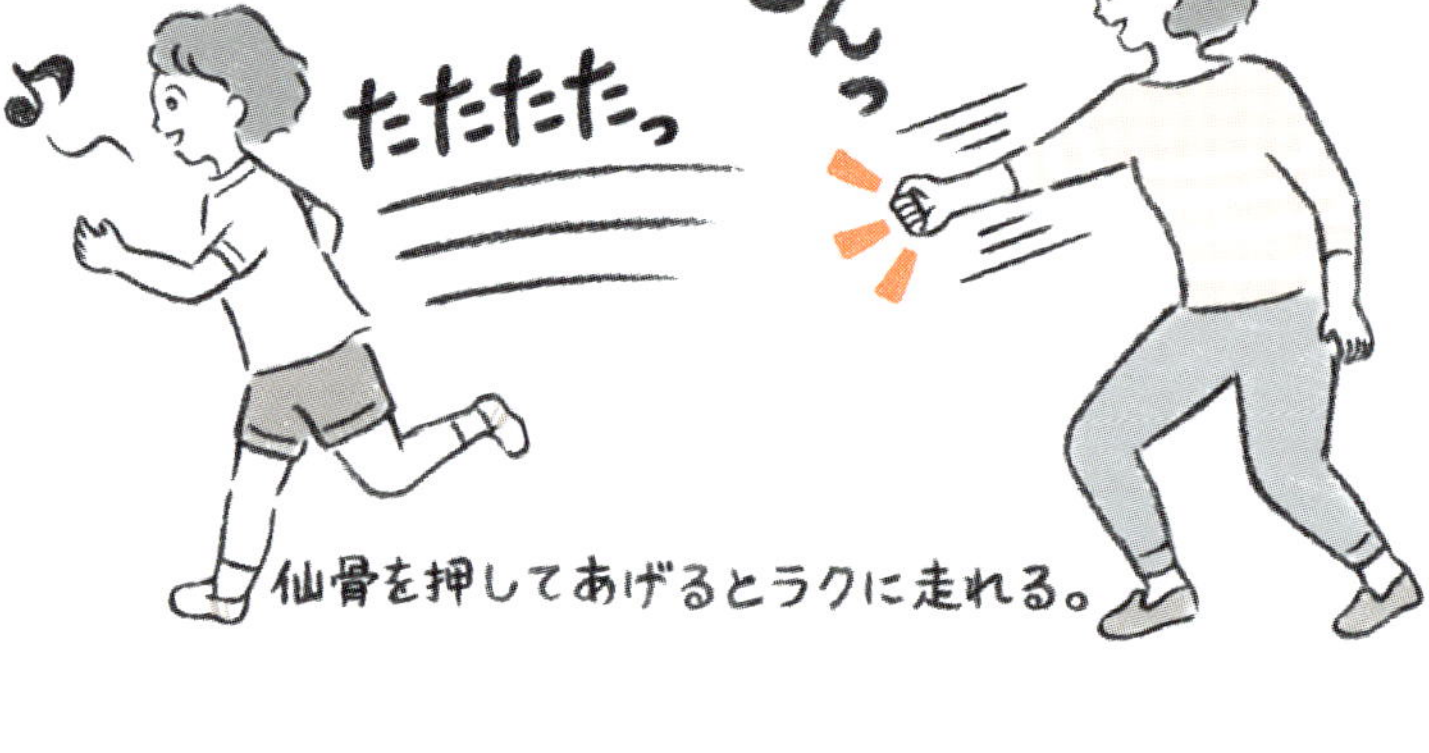
とんっ
たたたたっ
仙骨を押してあげるとラクに走れる。

組み体操

× 腕力で支えようとする。

○ 背中を中心に全身で支える。

組み体操の時に、腕力がなくて相手の体を支えられない、という相談を受けることがあります。腕立て伏せをして腕力を鍛えるのが王道かもしれませんが、それには長期間の地道なトレーニングが必要です。

しかし、そんなトレーニングをせずとも上手に体が使えれば、今の体力のまま、いきなりパワーアップということも、十分に可能です。

ポイント

肩甲骨を広げて、背中の力を引き出す。

普通に手の平を組むだけだと、力こぶができる部分（上腕二頭筋）を中心に腕だけの力になりがちです。

そこで、手の甲を上にして手指を組み、肩甲骨を広げた状態から手首を返し、手の平を上にするという動作をします。

すると、腕だけではなく、背中を中心にして相手を全身で支えられるようになります。

支え方の見た目は同じですが、中身の質はまるで違います。

腕の単独プレーから、背中と腕とを中心としたチームプレーに変化したことで、ラクに相手を支えることが出来るようになったのです。

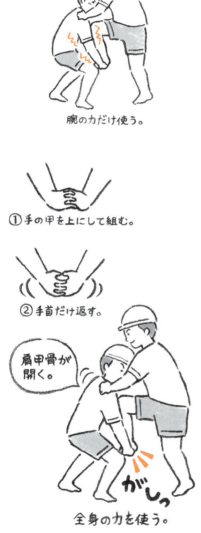

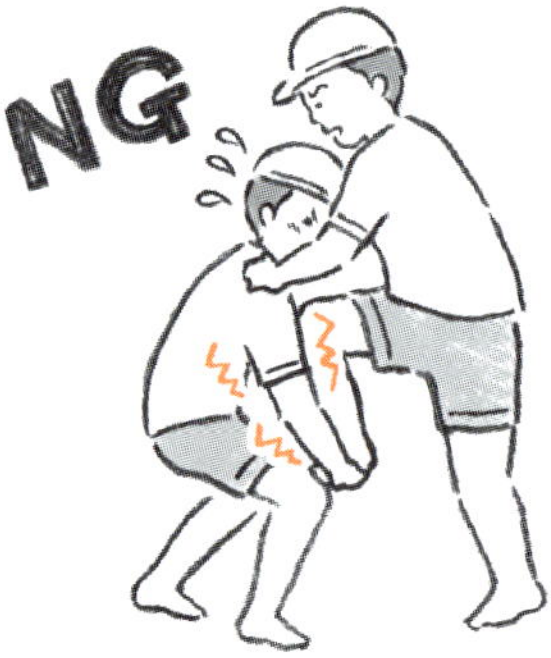

腕の力だけ使う。

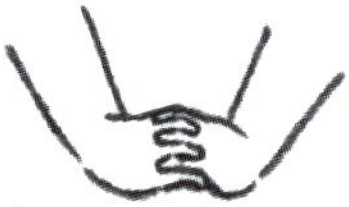
①手の甲を上にして組む。

②手首だけ返す。

全身の力を使う。

騎馬戦

✕ 胸を張って腕力で構える。

○ 胸を張らず、全身で構える。

組み体操の手の組み方は騎馬戦にも応用が出来ます。

手の平を外側にむけて肩甲骨を広げた状態を保ったまま騎手の足を受けましょう。

腕だけの力から、背中と腕とが連動することで、相手の重さもラクに支えることが出来るようになります。

動き回ることもラクになり、結果として有利に戦えるようになります。

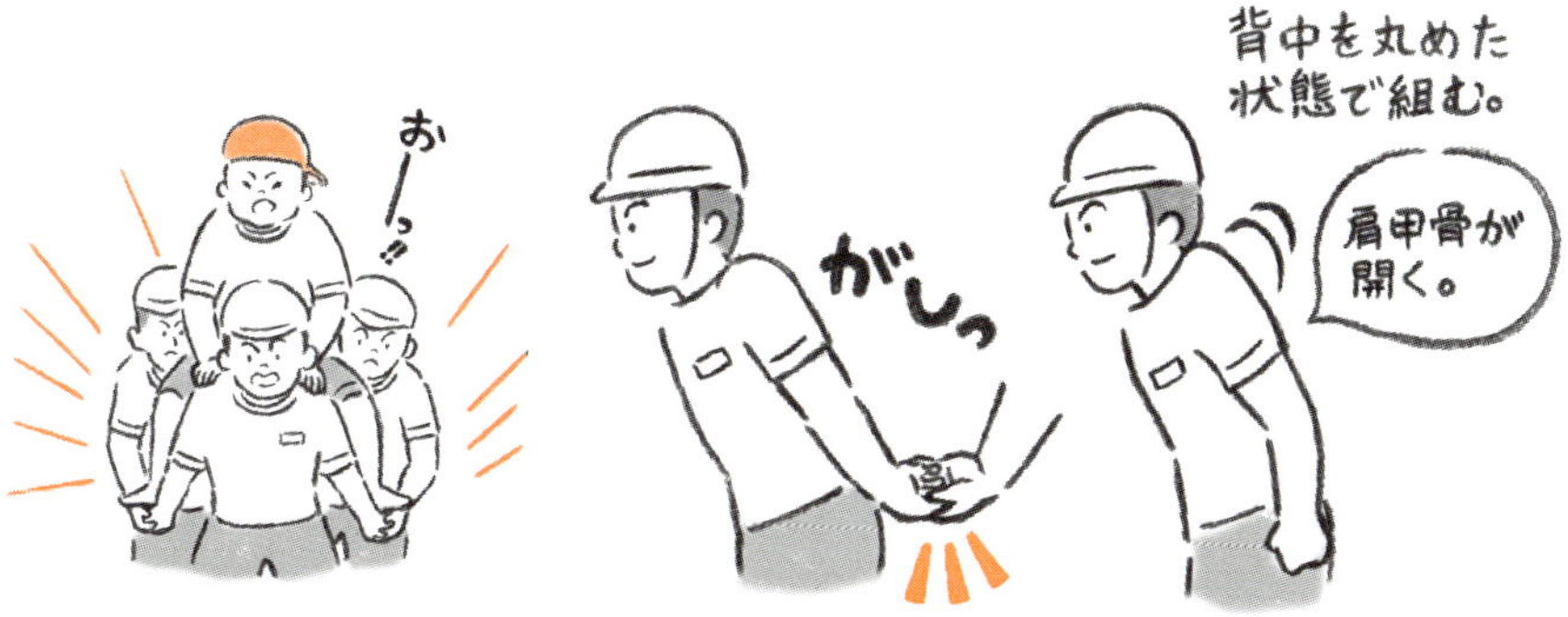
おーっ!!
がしっ
背中を丸めた状態で組む。
肩甲骨が開く。

立位体前屈

× 太ももの裏側を伸ばして対応。

◯ 腕を長く使うことで対応。

立位体前屈は柔らかさの指標となるものですが、体が固いというお子さんも少なくないため、苦手意識も出やすいものです。通常は太ももの裏（ハムストリングス）をストレッチするなどして、床に手をつけようと頑張ります。

しかし、ストレッチをせずとも、床に手が届きやすくなるワザがあります。

ポイント

腕を大きく回し、肩甲骨が動いた分だけ腕が伸びる。

そのまま手を床に向ける前に、ここではひと工夫します。立った状態から、水泳のバタフライをするように両腕を大きく回し、床に手を向けていきます。すると、上手な人ならば、届かなかった手が床に届いているでしょう。また、床には届かなかったものの、普通に行なった時よりは、かなり床に近くなったはずです。

なぜかと言えば、腕を大きく動かしたことにより、背中の肩甲骨も大きく動き、肩甲骨の動いた分だけ腕が長く使えたからです。つまり、太ももの裏側の柔らかさは変わらずとも、腕が長く使えた分だけ、手が床に届くようになったのです。

このワザは一見裏ワザ的に思われがちですが、下半身だけでなく、上半身の柔らかさを含めた、全身の柔らかさを引き出す、正統派の動作ともいえるでしょう。

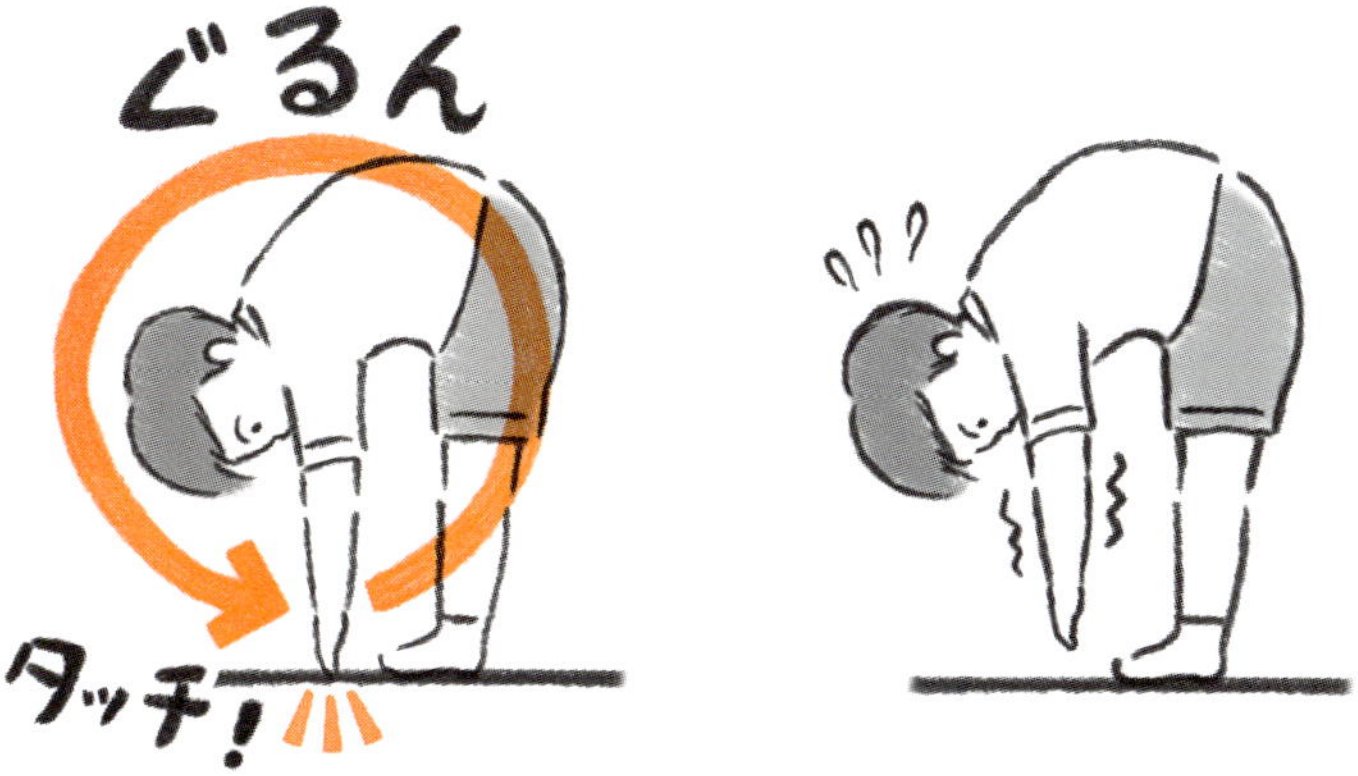

腕を大きく、ぐるっと回す。

垂直跳び

✕ 脚力に頼ったジャンプ力。

○ 腕を長く使うと高いところに手が届く。

前のページの腕を長く使うワザを応用すると、ジャンプ力を鍛えなくても、高いところまで手が届くようになります。スポーツテスト前日に練習するだけでも、普通に垂直跳びをするよりも、効果が得られやすくなります。

ポイント

腕を大きく回して跳ぶと、高いところに手が届く。

普通は脚力でジャンプするものですが、これだとジャンプ力のみに結果が左右されます。

しかし、腕を大きく回し、肩甲骨のスライド分だけ腕を長くしながらジャンプすると、確実に高いところに手が届くようになります。

腕を回しながらジャンプする人もいますが、それは、体が無意識的に腕を長く使えるように動いたからといえるでしょう。

立位体前屈がバタフライのイメージなら、垂直跳びはクロールのイメージで行ないましょう。片方の腕は上に伸ばし、もう方の腕は下に伸ばす。まさにクロールの動きそのものです。

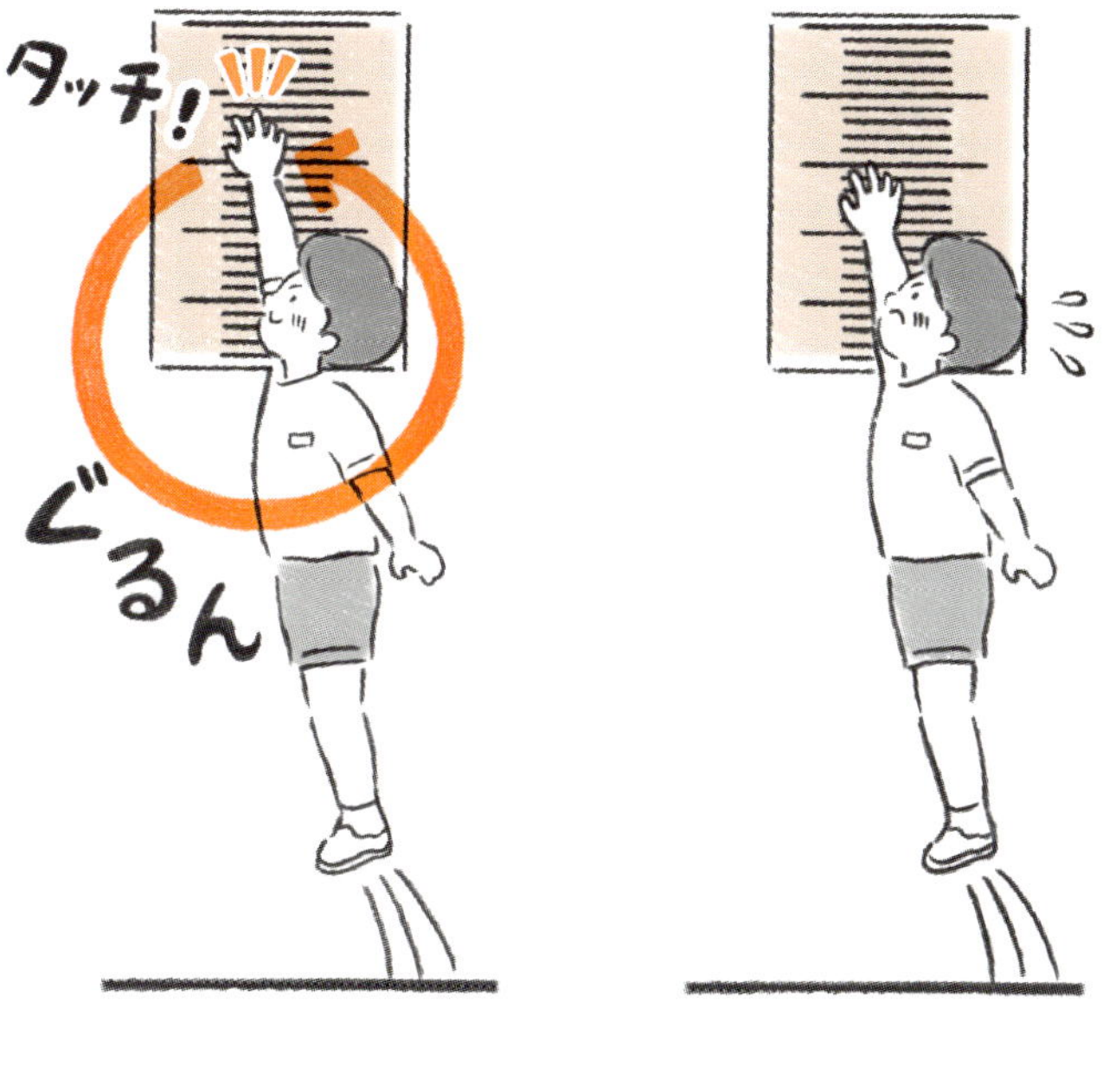

岡田慎一郎（Shinichiro Okada）

1972年生。理学療法士、介護福祉士、介護支援専門員。身体障害者、高齢者施設に勤務し、独自の身体介助法を模索する中、武術研究家の甲野善紀氏と出会い、古武術の身体運用を参考にした「古武術介護」を提案したところ大きな反響を呼んだ。近年は介護、医療、リハビリ、育児支援・教育など、幅広い分野で身体を通した発想と実践を展開させ、講演、執筆、企業アドバイザーなど多岐にわたる活動を行う。著書に『古武術介護入門〜古の身体技法をヒントに新しい身体介助法を提案する〜』（医学書院）、『親子で身体いきいき古武術あそび』（NHK出版）など多数。

公式ホームページ　http://shinichiro-okada.com/

体の使い方を変えればこんなに疲れない！

2015年12月10日　第一刷発行
2016年 1月25日　第二刷発行

著 者	岡田慎一郎
イラスト	津田 薫
デザイン	清水佳子
DTP	高 八重子
発 行	株式会社産業編集センター 〒112-0011 東京都文京区千石4-39-17
印刷・製本	株式会社シナノパブリッシングプレス

ISBN978-4-86311-127-1　C0077